临床护理技能

主 编 王 芳

副主编 蒋运兰 秦元梅 李 春 陈燕华

编 者（按姓氏笔画排序）

王 芳（成都中医药大学）	陈思宇（成都中医药大学）
云 洁（成都中医药大学）	陈燕华（西南医科大学）
石 镜（成都中医药大学）	范润平（成都中医药大学）
刘 婧（成都中医药大学）	罗莎莎（成都中医药大学）
刘芮寒（成都中医药大学）	岳 燕（成都中医药大学）
刘晓春（成都中医药大学）	周 颖（成都中医药大学）
安雪梅（成都中医药大学）	赵 容（西南医科大学）
孙 姝（成都中医药大学）	钟 远（河南中医药大学）
李 春（广州中医药大学）	秦元梅（河南中医药大学）
李林玲（成都中医药大学）	蒋 慧（成都中医药大学）
肖 璐（西南医科大学）	蒋运兰（成都中医药大学）
吴 蓓（广州中医药大学）	程桂兰（四川大学华西医院）
吴小婉（广州中医药大学）	楚 鑫（成都中医药大学）
张 丽（河南中医药大学）	黎贵湘（四川大学华西医院）

人民卫生出版社
·北京·

版权所有，侵权必究！

图书在版编目（CIP）数据

临床护理技能 / 王芳主编. —北京：人民卫生出版社，2023.2

ISBN 978-7-117-34156-1

Ⅰ. ①临⋯　Ⅱ. ①王⋯　Ⅲ. ①护理学　Ⅳ. ①R47

中国版本图书馆 CIP 数据核字（2022）第 229434 号

人卫智网	www.ipmph.com	医学教育、学术、考试、健康，购书智慧智能综合服务平台
人卫官网	www.pmph.com	人卫官方资讯发布平台

临床护理技能
Linchuang Huli Jineng

主　　编：王　芳

出版发行：人民卫生出版社（中继线 010-59780011）

地　　址：北京市朝阳区潘家园南里 19 号

邮　　编：100021

E - mail：pmph @ pmph.com

购书热线：010-59787592　010-59787584　010-65264830

印　　刷：北京华联印刷有限公司

经　　销：新华书店

开　　本：710×1000　1/16　　印张：21

字　　数：400 千字

版　　次：2023 年 2 月第 1 版

印　　次：2023 年 2 月第 1 次印刷

标准书号：ISBN 978-7-117-34156-1

定　　价：59.00 元

打击盗版举报电话：**010-59787491**　**E-mail：WQ @ pmph.com**

质量问题联系电话：**010-59787234**　**E-mail：zhiliang @ pmph.com**

数字融合服务电话：**4001118166**　**E-mail：zengzhi @ pmph.com**

前 言

医学生在今后的临床工作中会用到许多护理专业知识及技能,如无菌观念及无菌技术、各种动静脉穿刺、留取标本、分级护理、医疗护理相关的文书书写,导尿技术、安置胃管等。近几年执业医师资格考试也逐渐增加了护理技能项目。为了适应临床需求及执业医师资格考试要求,国内许多医学院校在非护理学专业开设了护理技能课程,并取得了较好的效果。然而,目前还没有专门针对医学生的护理技能教材,使用的教材大多是护理学专业的《基础护理学》教材,内容较多,因医学生的护理技能课的课时有限,所以针对性、实用性不强。因此,很有必要编写一本医学生用的《临床护理技能》教材。

《临床护理技能》这本教材,针对医学生到临床工作时需要掌握的护理知识及技能和执业医师资格考试的内容进行编写,主要涵盖预防和控制医院感染相关内容、医务人员职业防护、动静脉穿刺、静脉输血、各种标本的采集、氧疗技术、男女导尿、安置胃管及鼻饲、吸痰、分级护理、护理与医疗相关文书书写等理论和技能操作方法。本教材同时配套了操作视频,便于师生学习掌握。

编 者

2022 年 12 月

目　录

临　床　护　理　技　能

第十章　中医护理技术 ………………………………………291

第一章

绪 论

在临床工作中，医生不仅要掌握临床医学知识，也要熟悉护理基本技能，才能更好地完成医疗工作，为患者提供优质安全的医疗服务。为了适应临床医疗工作的需要，将护理技能知识融入医学生课程中，有利于拓展其知识层面和提高综合技能，有利于将来到临床能更好地开展工作。

一、课程的地位及基本任务

（一）课程的地位

临床护理技能是一门综合性、技术性和实践性很强的课程，其培养目标是提高医学生的临床综合技能。临床综合技能是医学生步入临床后应该具备的基本技能和基本素质，也是衡量医学人才素质的重要指标，强化医学生临床技能培养是全球医学教育的最低目标。因此，开设临床护理技能这门课程能适应临床教学教育的新趋势和新要求，也可以有效解决当前临床技能教学中存在的"重理论、轻实践"的问题，也是开展卓越医生教育培养计划、培养卓越医生的关键点和突破点。护理操作课程对医学生的作用是非常重要的，其价值体现为可以给患者提供安全优质的医疗服务。

（二）课程的基本任务

对医学生开设临床护理技能课程，其基本任务就是为了培养医学生良好的医德医风和职业情感，使医学生树立整体观念，熟悉并掌握临床护理技能中所体现的基本理论知识和操作技能，并将所获得的理论知识和临床技能运用和服务于临床医疗实践中，更好地履行医学工作者的职责和职能，同护理人员一道实现"促进健康、预防疾病、恢复健康和减轻痛苦"的目标，为患者提供更好的医疗服务。

有不少临床医学生在进入临床实习或工作前，并不清楚医生与护士的工作关系和职责，这不利于医护人员临床工作的顺利开展。而在医学生进入临床实习前开设临床护理技能这门课程，系统的理论知识讲解能让医学生们对"护理"工作有一个感性的整体认识，技能操作可以让学生们明白护理人员具体的临床工作，明白现在新型的医护关系模式是协同合作型，医疗护理是两个协同并列的要素，各有主次和侧重，在医疗护理过程中两者相对独立不可替代。这些认知有利于医学生们在进入临床后形成良好的医护关系，更好地与护理人员共同完成临床医疗工作，为患者提供更好的医疗服务。

临床护理技能这门课程的开设还致力于深化临床医学专业教学改革，强化医学生医德素养和临床实践能力的培养，有助于培养具有行业引领潜质及创新意识、高尚的医德、精湛的医术、丰富的人文素养、强烈的社会责任感的卓越医生。这门课程不仅验证理论知识，而且培养学生的动手能力和实事求是的科学态度，可直接影响学生的职业素质。

二、课程的学习内容及学习目的

（一）课程的学习内容

课程根据医学生的执业需要，选出最基本、最常用、与医生临床工作关系密切的内容进行教学。具体内容包括：医院内感染的预防与控制、生命体征的监测、饮食与营养、鼻饲、氧疗、吸痰、导尿、灌肠、插胃管、穿脱隔离衣、药物疗法与过敏试验法、给药、各种注射法、静脉输液与输血法、标本采集法、医疗护理文件记录、分级护理等。

（二）课程的学习目的

我国医疗卫生服务模式已经从单纯治疗型向集医疗、预防、保健、康复、健康教育为一体的综合性服务和主动性参与型转变，服务场所不再只局限于医院，已经扩展到了社区、家庭及各种福利机构。临床医生下达的医嘱中有许多内容涉及护理专业知识，如某疾病的常规护理、分级护理、饮食护理、卧位护理及导尿术等一些护理操作技术。因此，医学生必须丰富和完善自己的知识结构，熟悉和掌握一些护理基本知识和技能，做到一专多能，一才多用，顺应社会趋势和专业需求。所以，学习临床护理技能这门课程的主要目的是希望医学生们在完成对本课程教学内容的学习后，能够做好以下几点。

1. 更好、更快地适应临床见习和实习，促进今后的临床工作　临床护理技能操作不仅需要严格规范，而且也要充分体现人文关怀，因此强化临床护理技能的培训与提高医学生的临床技能素质密切相关，医学生对临床护理操作的熟练掌握有助于其进入见习、实习乃至走上临床工作岗位后能够快速掌握其他临床操作技能，并可有利于提高其在临床工作中的严谨性、主动性、灵活性、责任感，使其树立严谨求实的工作作风和形成对患者高度负责的工作态度。

2. 密切与护理人员之间的关系，加强医护合作　医疗与护理是相辅相成、相互补充的。医护人员肩负着为人类健康奉献终身的重任，不仅要治疗疾病和护理患者，还要更加关注和满足患者心理、生理和社会的需求，这需要依靠医护双方密切合作，共同完成。因此，医护双方应当相互学习和支持，相互尊重和理解，共同开展整体医疗护理，为患者提供优质服务。

3. 增强无菌观念，提高实践动手能力　医学生的操作技能能力主要表现为动手能力和操作技巧。护理工作强调全神贯注、一丝不苟，严格规范操作流程，这些做法和态度对医学生的要求较高。医学生通过对常用临床护理技能的学习与训练，将会增强无菌观念，提高实践动手能力，极大地提高医疗技能和综合素质。

4. 具备良好的职业道德素质和职业情感　患者医生服务的对象有其特殊性，患者在生理和 / 或心理上经受病痛，甚至影响社会适应等方面。因此医生必须具备人道主义精神，才能更好地理解和尊重患者，帮助患者治愈疾病恢复健康。

三、课程的学习方法及要求

临床护理技能是一门实践性很强的课程，医学生们在学习过程中不仅要注重培养和锻炼实践能力，同时也要学会反思总结，从而不断提高自身分析问题和解决问题的能力。

（一）实践学习法

为医学生开设临床护理技能这门课程最重要的目的是希望医学生掌握最基本的护理理论知识和操作技术。因此，实践学习法是医学生学习这门课程的主要方法，包括实训室练习和临床见习等。

1. 实训室练习　实训室练习是医学生学习本门课程的重要方法之一，通过实训室的模拟学习与练习，医学生能够熟练掌握各项护理操作，为临床工作打下坚实的基础，因此对医学生有以下要求。

（1）严格遵守实训室规章制度，态度认真严肃：课前应穿好工作服，戴好工作帽。爱护实训室内的所有设备及物品，维持实训室干净卫生，严禁大声喧哗。

（2）仔细观看教师的模拟示教：教师模拟示范技能学习是关键环节，医学生们应聚精会神地观看教师所做的每一个步骤，如有疑问，应在教师模拟示范结束后及时向其提出，最好不要在操作过程中打断老师。

（3）认真进行模拟练习：医学生要把自己观看到的教师正确规范的操作步骤慢慢进行练习，同时把临床操作技术与护理操作技术联系起来，在练习的过程中逐渐发现更科学、合理的操作方法。

（4）强化课后练习：技能学习是一个循序渐进、不断熟练的过程，需要学生课后不断进行练习。如可以跟同学在开放的实训室里各自操作，相互指正，不断进步。

2. 临床见习　临床见习是理论联系实践的最佳形式，也是医学生学会和掌握基础护理操作技能的一种有效学习方法。临床见习与实践，一方面可以使医学生加深对所学理论知识的理解和掌握，另一方面可以让医学生在真实的临床工作场景的感染和熏陶下，促进职业素质道德和职业情感的形成与发展。为了提高和达到临床学习的效果，对医学生临床见习提出以下要求。

（1）以医务人员的工作标准严格要求自己：医学生应该自觉遵守所在医院的各项规章制度，依照医务人员的伦理道德规范、严谨行事。

（2）树立良好的职业素质道德，逐渐培养职业情感：医学生们要同医院在职人员一样树立高度的责任心和同情心，关心、爱护患者，以患者为中心全心全意为其服务，在自己能力范围之内和患者病情允许的情况下，尽可能地满足患者提出的各种合理要求。

（3）认真对待所做的每项临床护理技术：医学生应珍惜和把握好每一次操作的机会，在带教老师的指导下，正确实施各项操作，严格遵守无菌技术操作原则和核对制度，逐步养成规范的操作习惯。

（4）虚心接受带教老师和临床老师的指导和帮助：当在临床实践中遇到目前自己不能解决的问题时，一定要主动寻求带教老师和临床老师的帮助，不要隐瞒，以免对工作及自身造成不良影响。

（二）反思学习法

反思学习法，就是医学生在学习过程中，对自己的操作过程不断进行反省、分析和总结，并不断进行自我调整和自我成长，这也是一种提高学习效果的重要方法。医学生应按照以下三个阶段进行反思学习。

1. 第一阶段　回想细节　在第一阶段，学生只需回想自己做过的技能操作的全过程，在脑海中回顾细节，找出自己的失误而不作任何主客观评判，只问自己"刚才我做了什么"。

2. 第二阶段　体会操作感受　在第二阶段，学生需要体会在操作过程中产生的感受，即问自己"我的操作感觉如何"。学生在独自进行临床护理技能操作之后，通常会产生各种各样的心理感受，比如兴奋、自我认同、害怕、懊悔、自责等情绪。但无论是积极情绪还是消极情绪，我们都要以平常心对待，受到赞扬的再接再厉，没有做好的也不要胆怯，应该总结经验、迎难而上，采取适当的方法排除消极的感受，专心做好以后的操作。

3. 第三阶段　分析思考　这是反思学习的最后阶段，学生可以将实训室学到的经验和临床实践联系起来，并比较和分析思考它们之间的联系。

通过不断进行这几个阶段的反思学习，学生们会逐步熟悉和掌握临床护理操作技能。同时加上师生和同学之间的讨论总结，同学之间相互借鉴与学习，在这为时不多的学习过程中，学生们的实践能力能得到飞速提升。

总之，临床护理技能这门课程对医学生无论是在理论知识学习还是临床工作上都有着重要作用，它是医学生们提高自身实践能力的重要基础。所以，医学生们只有了解和明确学习内容及目标，并按照正确的学习方法和要求进行学习和思考，才会熟悉和掌握临床护理技能最基础的理论知识和技能操作，从而为自身综合能力的提升和以后从事临床工作奠定良好的基础。

（王　芳）

第二章
生命体征的评估与护理

生命体征（vital signs）是体温、脉搏、呼吸、血压的总称。生命体征在正常情况下波动较小且在一定范围内相对稳定，而在病理情况下，其变化极其敏感。生命体征的异常变化可以为病情观察和诊断提供可靠的依据，所以做好生命体征的观察、测量和记录是每一位医护人员必须掌握的技能。

第一节 体 温

体温（temperature）可分为体核温度和体表温度。体核温度指身体内部胸腔、腹腔和中枢神经的温度，特点是相对稳定并且高于体表温度。体表温度是指皮肤表面的温度，特点是易受环境温度、机体活动和衣着情况等影响并低于体核温度。基础体温指人体在持续较长时间（6～8 小时）的睡眠后醒来，还未进行任何活动时所测量到的体温。

一、正常体温

（一）体温的形成
体温是由糖、脂肪、蛋白质三大营养物质氧化分解而产生。三大营养物质在体内氧化时释放能量，其总能量的 50% 以上迅速转化为热能，以维持体温。

（二）体温的调节
人体体温能够维持在相对恒定状态主要依赖于自主性（生理性）体温调节和行为性体温调节两种方式。自主性体温调节是指人体在体温调节基本中枢 - 下丘脑的控制下通过调节机体的产热和散热来调节体温，而行为性体温调节则是人类通过有意识的行为活动对体温进行调节。

（三）正常体温的范围
虽然体核温度能更好地代表体温，但是体核温度不易测得，所以临床上多使用口腔、直肠、腋窝等处的温度来代表体温，称之为口温、肛温、腋温。直肠温度最接近人体深部温度，而在临床工作中，口温和腋温的测量更为常见、方便。

体温可用华氏温度（℉）和摄氏温度（℃）来表示。我国多采用摄氏温度（℃）来表示体温，本书主要介绍摄氏温度（表2-1）。

表2-1　成人体温正常值范围

部位	正常范围
腋温	36.0～37.0℃
口温	36.3～37.2℃
肛温	36.5～37.7℃

（四）体温的生理变化

体温的生理变化主要受昼夜、性别、年龄、肌肉活动、药物等因素的影响，波动范围稳定在0.5～1℃之间。

1. 昼夜　正常人体温在24小时内呈周期性变化，在正常作息情况下体温于清晨2～6时最低，午后1～6时最高。

2. 性别　一般成年女性的体温平均比男性高0.3℃。并且女性的基础体温随月经周期呈现规律性变化，月经期和排卵前体温较低，排卵日最低，排卵后开始升高，直至下次月经期开始再次下降。根据此规律连续测量女性基础体温可了解有无排卵及推算其排卵日期。

3. 年龄　儿童、青少年的体温高于成年人，老年人的体温低于青壮年。新生儿尤其是早产儿的体温调节功能尚未发育完善，体温易受环境温度的变化而发生较大的波动，所以须做好新生儿的保暖工作。

4. 肌肉活动　剧烈的肌肉活动可使体温升高1～2℃，休息后体温恢复正常。所以临床测量体温应选择患者在安静状态下进行，对小儿测量体温时防止其哭闹。

5. 药物　麻醉药物的使用会抑制体温调节中枢的活动并扩张皮肤血管导致散热增加，从而降低机体对寒冷的适应能力，表现为体温下降，所以应预防术中、术后低体温的出现，注意保暖。

6. 其他因素　环境温度、进食、精神紧张、情绪激动等都会影响人体体温，因此在测量体温时应避免这些因素对体温测量值的影响。

二、异常体温

（一）体温过高

1. 定义　体温过高指机体体温升高超过正常范围。

2. 原因　有外源性因素和机体因素。

（1）机体在致热原的作用下，体温调节中枢的调定点会上移引起调节性体温升高。

（2）体温调节障碍、散热障碍、产热器官功能异常，不能将体温控制在与调定点相对应的水平，导致被动性体温升高。

3. 临床分级 以口腔温度为例,发热程度划分(表2-2)。

表2-2 发热程度分级

低热	37.3~38.0℃
中热	38.1~39.0℃
高热	39.1~41.0℃
超高热	>41.0℃

4. 常见热型及其代表疾病 各种体温曲线的形态称之为热型(fever type)(图2-1)。

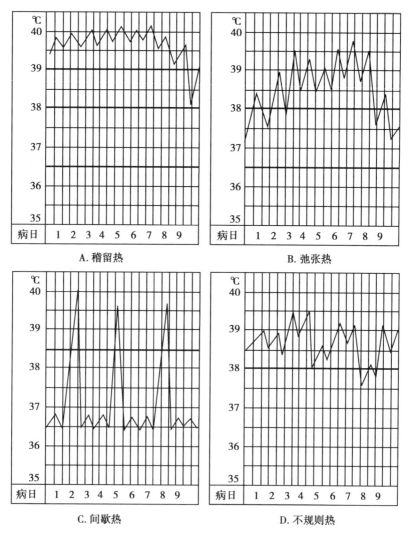

图 2-1 常见热型图

（1）稽留热（constant fever）：体温升高达到 39～40℃之后维持数天或数周，24 小时波动范围不超过 1℃。常见于大叶性肺炎、伤寒、流行性脑脊髓膜炎等。

（2）弛张热（remittent fever）：体温升高达 39℃以上，24 小时内体温波动范围超过 1℃以上，但最低温度仍高于正常水平。常见于败血症、化脓性疾病、风湿热等。

（3）间歇热（intermittent fever）：体温骤升至 39℃以上，持续数小时或更久，然后迅速下降至正常水平或以下，经过一个间歇，体温又升高，并反复发作。即高热期与无热期反复交替出现。常见于疟疾等。

（4）不规则热（irregular fever）：发热时体温曲线无一定规律且持续时间不定。常见于流行性感冒、癌性发热等。

（5）回归热（recurrent fever）：高热持续数日后自行消退，但数日后再次出现相类似的体温曲线。常见于回归热等。

（6）波状热（undulant fever）：体温逐渐上升至 39℃或以上持续数日后，逐渐下降至正常水平持续数日，又逐渐升高，并反复多次。常见于布鲁氏菌病等。

5. 体温过高的护理措施

（1）降温：常用物理降温或药物降温方法。物理降温有局部或全身冷疗两种方法。体温 39～39.5℃，选用局部冷疗，采用冰袋、冷毛巾、化学制冷袋等局部冷敷，通过传导方式散热；体温 >39.5℃，选用全身冷疗，采用乙醇溶液、温水进行全身擦浴，达到降温的目的。药物降温是通过降低体温调节中枢的兴奋性以及促进血管扩张、汗出等方式达到促进散热的目的。使用药物降温时应注意药物的剂量，尤其对老年体弱患者应注意防止虚脱和休克现象。实施物理降温或药物降温措施 30 分钟后，应测量体温，观察降温效果和患者的反应，做好护理记录和交接班。

（2）做好病情观察：①观察生命体征，定时测量体温。高热患者应每 4 小时测量一次体温，每天测量 6 次，体温恢复正常 3 天后，每日测量 2 次。关注患者热型、散热过程变化，同时监测呼吸、脉搏和血压的变化。②观察有无寒战、关节肿大、结膜充血、出血、肝脾肿大、意识障碍等全身伴随症状。③观察导致发热的原因及诱因是否消除。④比较治疗前后的全身症状及实验室检查结果。⑤观察出入量及体重变化。⑥观察末梢循环情况，如出现四肢末梢厥冷、发绀提示病情加重。⑦观察高热时是否伴有抽搐，并给予对症处理。

（3）营养及水分的补充：高热患者宜进食高热量、高蛋白、高维生素、易消化的流质或半流质饮食。鼓励多饮水，饮水量每日 3 000ml，补充丢失的水分，并促进毒素和代谢产物的排出。

（4）加强生活照顾，促进患者舒适：高热患者应卧床休息，低热患者减少活动，适当休息；做好口腔护理，协助高热患者漱口，保持口腔卫生；及时更换汗湿的衣被,避免受凉加重病情;做好皮肤护理,高热患者卧床期间,应防止压疮及肺部感染的发生。

(5)加强心理护理:主动关心患者,疏导因高热导致的紧张、恐惧心理。

(二)体温过低

1. 定义 体温过低是由于各种原因引起的产热减少或散热增加而导致体温低于正常范围,当低于35℃时称为体温过低。

2. 原因

(1)散热增多:机体在低温环境中暴露过久,散热过多、过快;低温环境中大量饮酒,血管过度扩张散热增加;术中输入大量液体等。

(2)产热减少:极度消瘦、严重营养不良、衰竭状态,机体产热减少,不足以维持正常体温。

(3)体温调节中枢受损:颅脑外伤、脊髓损伤;麻醉剂或镇静剂使用不当;大出血、败血症等均可能导致体温调节中枢受损。

3. 临床分级 以口腔体温为例,体温过低程度划分(表2-3)。

表2-3 体温过低分级

轻度	32.1~35.0℃
中度	30.0~32.0℃
重度	<30℃瞳孔散大,对光反射消失
致死温度	23.0~25.0℃

4. 临床表现 颤抖,口唇指甲发绀,皮肤苍白冰凉,呼吸和心跳减慢,血压下降,尿量减少,由躁动不安转至嗜睡、意识障碍甚至出现昏迷。

5. 护理措施

(1)保持适宜的环境温度:室温维持在22~24℃。

(2)落实保暖措施:采取添加衣服或增加毛毯、棉被、电热毯等方式,防止体热散失。服热饮,以提高机体温度。

(3)监测生命体征:监测体温变化,至少每小时测量一次,直至体温恢复至正常;同时监测呼吸、脉搏、血压的变化。

(4)病因治疗:积极去除导致体温过低的原因,促进体温恢复。

(5)健康指导:教会患者及家属避免导致体温过低的因素,加强营养支持,避免衣服穿着过少,提供必要的供暖设施等。

三、体温的测量

(一)临床常用体温计类型

1. 水银体温计(mercury thermometer) 又称之为汞式体温计、玻璃体温计。分为口表、肛表、腋表三种，是目前我国各级医疗机构测量体温的首选（图2-2）。

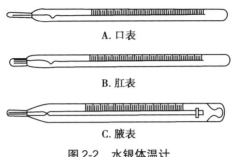

A. 口表

B. 肛表

C. 腋表

图2-2　水银体温计

体温计分为华氏（℉）体温计和摄氏（℃）体温计。临床多使用摄氏体温计，它的刻度范围在35~42℃之间，每1℃分成10小格，每1小格表示0.1℃，在0.5℃和1℃刻度处用粗线标记。在37℃刻度处用红色标示（图2-3）。

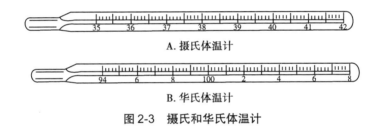

A. 摄氏体温计

B. 华氏体温计

图2-3　摄氏和华氏体温计

2. 电子体温计（electronic thermometer） 利用热感应探头测量体温，测得的温度直接通过数字显示出来，读取直观、方便（图2-4）。

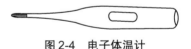

图2-4　电子体温计

3. 红外线体温计（Infrared thermometer） 使用红外线测量体温通过数字显示出来，读取快捷、安全。分为可接触式和非可接触式。

（二）体温测量前准备

1. 患者准备

（1）向患者解释测量体温的目的、方法、临床意义及注意事项。

（2）根据测量部位协助患者取舒适体位。

2. 环境准备 室内安静、光线充足、室温适宜、必要时予屏风遮挡。

3. 物品准备

（1）治疗车上层：体温计1只（已消毒）、计时器、记录单、笔、手消毒液；润滑油、纱布、卫生纸（测量肛温用）。

（2）治疗车下层：弯盘（盛放用过的体温计）。

4. 操作者准备

（1）熟悉患者的病情及体温测量的方法，了解可能发生的风险及预防处理措施。

（2）衣帽整洁，指甲符合要求，戴帽子，洗手，戴口罩。

（三）操作步骤

步骤	说明
1. **体温计准备** 核对体温测量时间，检查体温计是否已消毒并完好无损	◇ 水银体温计水银柱在 35℃ 以下
2. **核对** 携用物至患者床旁，核对床号、姓名、住院号及手腕带。向患者解释，取得配合	◇ 至少应用两种方法对患者进行身份识别（姓名、住院号或诊疗卡号、出生日期等）
3. **体位** 根据体温测量的部位及患者病情状况，协助患者取舒适体位	
4. **测量**	
▶ **腋温**	
（1）部位：腋窝正中	
（2）方法：将腋表的水银柱端放在腋窝中央，嘱患者屈臂过胸夹紧体温计（图2-5）	◇ 如患者腋窝有汗液，擦干后再测量 ◇ 过于瘦弱无力夹住体温计者协助其完成体温测量或另选体温测量方式
（3）时间：10分钟	
▶ **口温**	
（1）部位：舌下热窝（图2-6）	◇ 舌下热窝由舌动脉供血，位于舌系带两侧，左右各一，是口腔中温度最高的部位
（2）方法：将口表的水银柱端置于舌下热窝处，嘱患者闭口勿咬，用鼻呼吸，不能讲话	◇ 口腔疾病和昏迷患者等不宜使用此测量方式
（3）时间：3分钟	
▶ **肛温**	
（1）部位：肛门处	
（2）方法：将肛表水银柱端润滑之后插入患者肛门 3～4cm（婴儿 1.25cm，幼儿 2.5cm），并固定（图2-7）	◇ 动作轻柔，避免损伤肛门和直肠黏膜
（3）时间：3分钟	◇ 用纱布擦拭体温计，若是测量肛温则用卫生纸擦净患者肛门处
5. **取表读数**	◇ 及时读取测量值并判断有无异常
6. **处理用物**	◇ 将医疗垃圾分类处置
7. **洗手**	◇ 使用手消毒液洗手消毒
8. **记录**	◇ 记录患者所测得的体温值

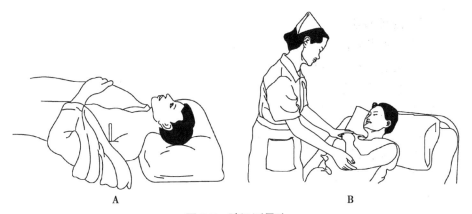

图 2-5　腋温测量法

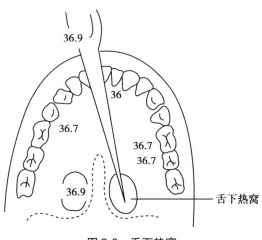

图 2-6　舌下热窝

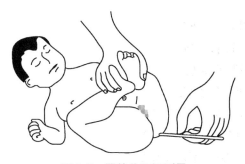

图 2-7　婴幼儿肛温测量

（四）注意事项

1. 根据患者病情状况决定体温测量时间，并按时进行测量。

2. 如果患者在体温测量前存在运动、进食、情绪激动、服用药物、洗澡、灌肠等影响体温测量的因素，应在患者休息15～30分钟后再进行体温测量。

3. 腋下有创伤、炎症、手术、出汗过多者，或肩关节受伤、身体过于消瘦夹不紧体温计者禁忌腋温测量。

4. 口腔疾病、口鼻手术、张口呼吸、精神异常、昏迷患者禁忌口温测量。

5. 测量口温时，如患者不慎咬破体温计，安抚患者，首先帮助患者及时清除口腔内的玻璃碎屑，以免损伤口、舌、食管及胃肠道黏膜，然后再口服蛋清或牛奶，以延缓汞的吸收，病情允许可食用粗纤维，加速汞的排出。

6. 心肌梗死、直肠或肛门手术、腹泻患者禁忌肛温测量。

7. 在为婴幼儿测量肛温时，将其置于仰卧位，一手握住其双脚并提起，另一只手将润滑过的肛表插入肛门内，并用手轻轻捏拢其双臀，固定。

第二节　脉　搏

脉搏（pulse）是指在每一个心动周期内，由于心脏收缩和舒张引起动脉管壁产生有节律的搏动，称之为动脉搏动（arterial pulse），简称脉搏。

一、正常脉搏

（一）脉搏的产生

心脏窦房结发出兴奋冲动，传至心脏各个部位，引起心脏收缩。当左心室收缩时，血液射入主动脉，引起主动脉内压力增高，管壁迅速扩张；当左心室舒张时，主动脉内压力降低，主动脉管壁又弹性回缩，这种动脉管壁随着心脏的收缩和舒张而出现的周期性起伏搏动就形成了动脉脉搏。正常情况下脉率和心率是一致的。

（二）正常脉搏的生理变化

1. **脉率**　每分钟脉搏搏动的次数（频率）。正常成人脉率为60～100次/min。脉率会受到以下因素的影响。

（1）性别：同年龄的女性脉率比男性脉率约快5次/min。

（2）年龄：脉率会随年龄的增长而逐渐下降，到老年时轻度增高（表2-4）。

（3）体型：身材矮壮者的脉率快于瘦高者。

（4）活动：运动加快，休息、睡眠时减慢。

（5）情绪：兴奋、激动、恐惧、愤怒时加快。

表2-4 脉率的正常范围与平均脉率

年龄	正常范围（次/min）		平均脉率（次/min）	
	男	女	男	女
出生—1个月	70～170		120	
1—12个月	80～160		120	
1—3岁	80～120		100	
3—6岁	75～115		100	
6—12岁	70～110		90	
12—14岁	65～105	70～110	85	90
14—16岁	60～100	65～105	80	85
16—18岁	55～95	60～100	75	80
18—65岁	60～100		72	
65岁以上	70～100		75	

（6）饮食、药物：进食，饮浓茶、咖啡、使用兴奋剂使心率增快；禁食，使用镇静剂、洋地黄类药物使脉率减慢。

2. 节律 指脉搏的节律性。正常脉搏的节律是有规则、均匀的搏动，间隔时间相等，在一定程度上反映了左心室的收缩功能。

3. 脉搏的强弱 正常情况下每一次脉搏搏动的强弱是相同的。主要取决于动脉的充盈程度和周围血管的阻力，与动脉管壁的弹性和脉压大小有关。

4. 动脉管壁的弹性 正常的动脉管壁光滑柔软、有弹性。

二、异常脉搏

（一）脉率异常

1. 心动过速 即速脉，成人脉率超过100次/min。常见于高热、甲状腺功能亢进、心力衰竭、血容量不足、疼痛、缺氧等。一般体温每升高1℃，成人脉率约增加10次/min，儿童增加15次/min。

2. 心动过缓 即缓脉，成人脉率低于60次/min。常见于颅内压增高、甲状腺功能减退、房室传导阻滞、阻塞性黄疸等。

（二）节律异常

1. 脉搏短绌 当同一单位时间内脉率少于心率，称为脉搏短绌，简称绌脉。特点是心律完全不规则、心率快慢不一、心音强弱不等。最常见于心房纤颤的患者，绌脉次数的多少决定心律失常的程度。发生机制是由于心肌收缩力强弱不等，有些心排出量少的搏动可发生心音，但不能引起周围血管的搏动，造成脉率低于心率。

2. 间歇脉 在一系列正常规则的脉搏中出现一次提前且较弱的搏动，其后有一较正常延长的间歇（代偿间歇），称之为间歇脉。常表现为二联律和三联律。二联律指的是每隔一个正常搏动后出现一次期前收缩，三联律则是间隔二个正常搏动之后出现一次期前收缩。常见于各种器质性心脏病如期前收缩、房颤、房室传导阻滞等。发生机制是心脏异位起搏点过早地发生冲动而引起的心脏搏动提早出现。

（三）强弱异常

1. 洪脉 脉搏强而大，是由于心排出量增加，外周阻力减小，动脉充盈度和脉压较大产生。常见于高热、甲状腺功能亢进、主动脉瓣关闭不全。

2. 细脉或丝脉 脉搏弱而小，是由于心排出量较少，外周阻力增加，动脉充盈度降低时产生。常见于大出血、休克、心功能不全、主动脉狭窄等。

3. 交替脉 节律正常但强弱交替出现的脉搏，是心肌损害的表现。常见于重度高血压心脏病、冠心病等。

4. 水冲脉 脉搏骤起骤降，急促有力。最常见于主动脉瓣关闭不全，甲状腺功能亢进。主要由于收缩压偏高、舒张压偏低使脉压增大所致。

5. 重搏脉 正常脉波在其下降期中有一重复上升的脉波，但较脉波的上升期低且不能触及。常见于肥厚性梗阻型心肌病。

6. 奇脉 吸气时脉搏显著地减弱或消失，是心脏压塞的重要体征之一。常见于心包积液和缩窄性心包炎。

（四）动脉壁异常

早期动脉硬化表现为动脉壁弹性降低，动脉壁变硬，可呈条索状；严重时动脉壁可迂曲甚至有结节。

三、脉搏的测量

（一）脉搏测量的常用部位（图 2-8）。

脉搏测量的常用部位有颞动脉、颈动脉、股动脉、肱动脉等（图 2-8）。

（二）脉搏测量前准备

1. 患者准备

（1）向患者解释测量脉搏的目的、方法、临床意义及注意事项。

（2）根据测量部位协助患者取舒适体位。

（3）若测量前患者有剧烈活动、情绪激动、哭闹等行为，应待其休息 15～30 分钟之后测量。

2. 环境准备

室内安静、光线充足、室温适宜、必要时予屏风遮挡。

3. 物品准备

（1）治疗车上层：计时器、记录单、笔、手消毒液。

（2）必要时备听诊器。

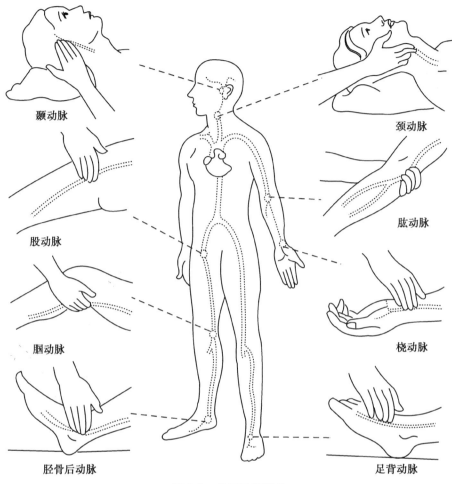

颞动脉

颈动脉

肱动脉

股动脉

桡动脉

腘动脉

胫骨后动脉

足背动脉

图 2-8　常用诊脉部位

4. 操作者准备

（1）熟悉患者的病情及脉诊的方法。

（2）衣帽整洁，指甲符合要求，戴帽子，洗手，戴口罩。

（三）操作步骤（以桡动脉测量为例）

步骤	说明
1. 核对　携用物至患者床旁，核对床号、姓名、住院号及手腕带。向患者解释，取得配合	◇ 至少应用两种方法对患者进行身份识别（姓名、住院号或诊疗卡号、出生日期等）
2. 体位　根据脉诊的部位及患者病情状况，协助患者取舒适体位	◇ 便于测量出准确的结果

续表

步骤	说明
3. 测量 护士将示指、中指、无名指按压于患者桡动脉处，力度适中，能清楚扪及桡动脉搏动为宜。（图2-9）	◇ 力度太大会阻断动脉搏动，力度太小感觉不到动脉的跳动
4. 计时测量 正常脉搏测量30秒×2，如若发现脉搏短绌，则应该由2名医护人员同时测量，1人听心率，1人测量脉率，由听心率的医护人员发出"起"和"停"的口令，计时1分钟。（图2-10）	◇ 不仅要测脉率，也要仔细观察节律、强弱等情况 ◇ 心脏听诊选左锁骨中线内侧第5肋间处
5. 洗手	◇ 使用手消毒液洗手消毒
6. 记录	◇ 将正确测得的脉率数填写于记录单上

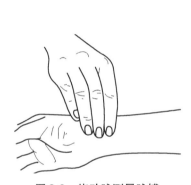

图2-9　桡动脉测量脉搏

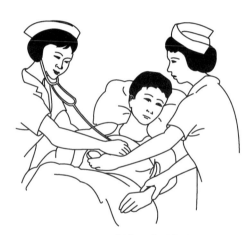

图2-10　脉搏短绌测量法

（四）注意事项

1. 脉搏短绌的记录方式是心率/脉率，如心率160次/min，脉率80次/min，则应写成160/80次/min。

2. 忌用拇指诊脉，因拇指小动脉的搏动容易与患者的脉搏相混淆。

3. 异常脉搏应测量1分钟。

第三节　血　　压

血压（blood pressure，BP）指的是流动于血管中的血液对血管壁产生的侧压力。血压可分为动脉血压、静脉血压和毛细血管血压。医学上所讲的血压通常指动脉血压。

一、正常血压

（一）血压的形成

1. 前提条件 心血管系统中有足够的血液充盈。

2. 基本条件 心脏收缩射血与外周阻力。

3. 重要作用 大动脉的弹性贮器作用。

4. 血压形成机制 动脉血压是在多因素共同作用下形成的。心室肌收缩释放出动能和势能，动能用于推动血液在血管中流动；势能形成对血管壁的侧压，扩张血管，暂时贮存血液。心室肌收缩并存在外周阻力时，左心室射出的血量 2/3 暂时存储在主动脉和大动脉中，形成较高的收缩压。心室肌舒张时，被扩张的主动脉和大动脉管壁弹性回缩，将部分势能转化为动能继续推动血液在血管中流动，维持一定的舒张压。

（二）正常血压的生理变化

1. 正常血压值的范围（以正常成人的肱动脉为标准）

收缩压：90～139mmHg；舒张压：60～89mmHg；脉压差 30～40mmHg。血压值的计量单位为 kPa 和 mmHg，换算公式为 1kPa=7.5mmHg，1mmHg=0.133kPa。

2. 血压的生理变化

（1）昼夜：正常作息情况下血压在凌晨 2—3 时最低，上午 6—10 时和下午 4—8 时各有一个高峰值，晚上 8 时之后血压开始下降，表现为"双峰双谷"，称为动脉血压的日节律，老年人动脉血压的日高夜低现象尤为显著。

（2）性别：女性在更年期前的血压低于男性，在更年期后血压上升与男性血压差别较小。

（3）年龄：血压随年龄的增长而升高，但是收缩压的升高比舒张压的升高更明显（表 2-5）。

表 2-5 各年龄组血压平均值

年龄	血压值（mmHg）	年龄	血压值（mmHg）
1 个月	84/54	14—17 岁	120/70
1 岁	95/65	成年人	120/80
6 岁	105/65	老年人	（140～160）/（80～90）
10—13 岁	110/65		

（4）体位：由于重力作用，站立者的血压高于坐位者，坐位者的血压高于卧位者，长期卧床的患者因猛然起身可引起血压骤降而发生直立性低血压现象。

（5）体型：一般情况下体型肥胖高大者血压高于体型瘦小者。

（6）身体不同部位：一般情况下右上肢血压比左上肢血压高10～20mmHg，因为右侧肱动脉来自主动脉第一大分支，左侧肱动脉来自主动脉的第三大分支。下肢血压比上肢血压高20～40mmHg，因为股动脉血管管径比肱动脉粗，股动脉血流量比肱动脉大。

（7）环境：寒冷条件下血压可轻度升高，因为血管在寒冷环境中会收缩；高温条件下，血压可略微下降，因为血管在高温环境下会扩张。

（8）其他：运动、情绪激动、紧张、恐惧、兴奋、用力排便、咳嗽、饮酒、摄入盐过多、服用某些药物等都可能导致血压升高。

二、异常血压

（一）高血压（hypertension）

高血压指在未使用降压药的情况下，由于各种原因引起的成年人收缩压≥140mmHg和/或舒张压≥90mmHg。根据不同的病因可将高血压分为原发性高血压和继发性高血压，其中95%为原因不明的原发性高血压，5%为某种疾病的一种临床表现，称为继发性高血压。中国高血压分类标准如下（表2-6）。

表2-6　中国高血压分类标准（2010年版）

分级	收缩压（mmHg）		舒张压（mmHg）
正常血压	<120	和	<80
正常高值	120～139	和/或	80～89
高血压	≥140	和/或	≥90
1级高血压（轻度）	140～159	和/或	90～99
2级高血压（中度）	160～179	和/或	100～109
3级高血压（重度）	≥180	和/或	≥110
单纯收缩期高血压	≥140	和	<90

若收缩压、舒张压分属不同等级，则以较高的分级为准。

（二）低血压（hypotension）

成人血压低于90/60mmHg。常见于休克、大失血等患者。

（三）脉压异常

1. 脉压增大　常见于主动脉瓣关闭不全、主动脉硬化、甲状腺功能亢进等。

2. 脉压减小　常见于心包大量积液、缩窄性心包炎等。

（四）异常血压的护理

1. 保持安静舒适的环境。

2．选择低脂、低盐、低胆固醇、高维生素、富含纤维素的食物。高血压患者应减少钠盐摄入，逐步达到 WHO 推荐的每人每日食盐少于 6g 的要求。

3．保持规律的生活和良好的生活习惯。如保证足够的睡眠、养成定时排便的习惯、天气变化注意增减衣服，避免冷热刺激等。

4．控制情绪，避免不良情绪刺激。高血压患者应避免精神紧张、情绪激动、烦躁、焦虑、忧愁等诱发血压升高的精神因素，应加强自我修养，随时调整情绪，保持心情舒畅。

5．坚持运动。积极参加力所能及的体力劳动和适当的体育活动。高血压患者每周应进行 3～5 次、每次持续时间 30 分钟左右的中等强度运动，如慢跑、游泳、快走、太极拳等，应循序渐进，持之以恒。

6．监测血压变化，合理用药，监测用药后反应。

三、血压的测量

血压监测分为有创测量和无创测量，临床广泛采用无创测量方法。

（一）临床常用血压计类型

1．水银血压计　分为台式水银血压计和立式水银血压计（图 2-11），又可称之为汞柱血压计，由玻璃管、标尺、水银槽三部分组成。优点：测量出的数值比较精确，稳定。缺点：对操作者的要求较高，携带不方便，并且有水银外漏的风险。

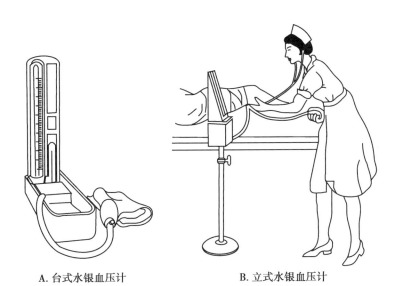

A. 台式水银血压计　　　　　B. 立式水银血压计

图 2-11　水银血压计

2. 无液血压计　又叫弹簧血压计，外形呈圆盘状，正面盘上标有刻度，盘中央有一指针提示血压值（图2-12）。优点：体积小巧，携带方便，无水银外漏的风险；缺点：测量结果不如水银血压计测量的准确。

3. 电子血压计　是目前家庭最常用的血压测量工具（图2-13）。按测量部位不同可分为臂式、腕式和手表式。优点：灵敏度高，花费的时间少，对操作者的要求低，适合自测使用。缺点：抗干扰能力较差，容易受到体位、缠绑部位等的干扰，测量结果不如水银血压计测量的准确。

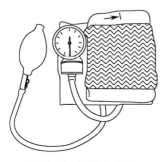

图2-12　无液血压计

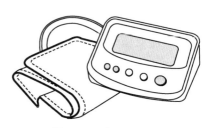

图2-13　电子血压计

（二）血压测量前准备

1. 患者准备

（1）向患者解释测量血压的目的、方法、临床意义及注意事项。

（2）根据患者病情取合适的测量部位，根据测量部位协助患者取舒适体位。

2. 环境准备

室内安静、光线充足、室温适宜、必要时予屏风遮挡。

3. 物品准备

治疗车上层：血压计、听诊器、记录单、笔、手消毒液。

4. 操作者准备

（1）熟悉患者的病情及血压测量的方法。

（2）衣帽整洁，指甲符合要求，戴帽子，洗手，戴口罩。

（三）操作步骤

步骤	说明
1. 血压计准备　水银血压计需要将水银柱调至"0"刻度，电子血压计需要检查是否有电	◇ 保证血压计处于备用状态
2. 核对　携用物至患者床旁，核对床号、姓名、住院号及手腕带。向患者解释，取得配合	◇ 至少应用两种方法对患者进行身份识别（姓名、住院号或诊疗卡号、出生日期等）
3. 测量	◇ 确保患者处于安静、休息状态

续表

步骤	说明
▶ 肱动脉	
●水银血压计	
（1）体位：取坐位时前臂伸直与上臂呈一定夹角，肱动脉平第4肋间并与心脏在同一水平；卧位时上臂和前臂平放平腋中线	◇ 如果肱动脉位置高于心脏，所测血压值偏低；如果肱动脉位置低于心脏，所测血压值偏高
（2）卷袖露手臂	◇ 必要时可脱去需测量血压一侧的衣袖，以免衣袖过紧影响血流从而导致测量的值不准确
（3）打开血压计	◇ 再次检查血压计完好无损处于备用状态
（4）缠袖带：将袖带缠绕于患者上臂中部，下缘距离肘窝2～3cm，松紧以一指头能伸入为宜	◇ 袖带缠绕过紧会导致测得的血压值偏低；袖带缠绕过松会导致测得的血压值偏高
（5）充气：一手持听诊器胸件放置于肱动脉搏动最明显处并固定（图2-14），另一只手握加压气球，关气门并充气至肱动脉搏动消失再升高20～30mmHg	◇ 勿将听诊器胸件压于袖带下，以免局部干扰影响听诊效果 ◇ 充气速度要匀缓，忌过快过猛
（6）放气：动作匀缓，以水银柱下降4mmHg/s为宜。并注意听肱动脉声音的变化	◇ 放气过快会导致测得的血压值偏低；放气过慢会导致测得的血压值偏高
（7）读值：根据听诊器听到的第一声搏动音为收缩压；搏动音突然减弱或消失为舒张压，分别读取它们相对应的水银柱刻度值即为测得的血压值	◇ 读取刻度值时要保证视线与水银柱弯月面在同一水平。因为视线过高会导致读到的血压值偏低；视线过低会导致读到的血压值偏高
●电子血压计（以臂式为例）	
（1）体位：取坐位时前臂伸直与上臂呈一定夹角，肱动脉平第4肋间并与心脏在同一水平；卧位时上臂和前臂平放平腋中线	
（2）卷袖露手臂	◇ 必要时可脱去患者衣袖测确保测量值的准确
（3）缠袖带：将袖带缠绕于患者上臂中部，下缘距离肘窝2～3cm，松紧以一指头能伸入为宜	◇ 袖带缠绕的松紧度要适宜
（5）充气：将血压计放平按"开始"键就可自动测得血压值	
（7）读值：根据电子血压计屏幕显示的数值读取血压值	◇ 等数值显示完毕再读取

续表

步骤	说明
▶ **腘动脉**（水银血压计为例）	
（1）体位：根据患者病情选择仰卧位、侧卧位、俯卧位	◇ 一般不采用屈膝仰卧位
（2）卷裤，注意保暖	◇ 必要时可脱去需测量血压一侧的裤子，以免裤腿过紧影响血流从而导致测量的值不准确
（3）打开血压计	◇ 再次检查血压计完好无损处于备用状态
（4）缠袖带：将袖带缠绕于患者大腿下部，上缘距离腘窝3～5cm，松紧以一指头能伸入为宜	◇ 袖带缠绕过紧会导致测得的血压值偏低；袖带缠绕过松会导致测得的血压值偏高
（5）其余操作同肱动脉	
（6）整理血压计：将水银血压计内的气体排出，扣紧压力活门，整理后放入盒内；将血压计右倾45°使水银全部回流入槽内，盖上盒盖，妥善放置。将电子血压计数值清零放置	
（7）洗手	◇ 用手消毒液洗手
（8）记录：将测得的血压值按照"收缩压／舒张压mmHg"记录在记录单上，如130/80mmHg	

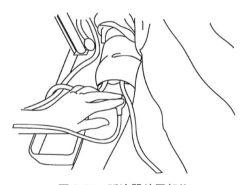

图 2-14　听诊器放置部位

（四）注意事项

1. 测量前必须认真检查血压计外观是否完好无破损，是否处于工作状态，各个配件有无缺损毁坏，袖带有无漏气等。

2. 对于首次测量血压值的患者，进行双上臂的测量，测量值较高的一侧作为以后血压测量的固定位置。

3. 若测量前患者有剧烈活动、情绪激动、吸烟、饮浓茶和咖啡等行为，应嘱其休息15～30分钟之后再进行测量。

4. 对于需要长期进行血压测量的患者要做到四定：定时间、定部位、定体位、定血压计。

5. 对于1次测得的血压值有怀疑的，可隔1～2分钟之后重测，取2次测得的平均值记录。如果发生收缩压或舒张压2次读数相差5mmHg以上，应测第3次，并取3次读数的平均值记录。

6. 血压计要定期进行校对，以保证血压计的准确性。

第四节　呼　　吸

机体与外界环境之间不断地进行气体交换（吸入氧气，排出二氧化碳）的过程称之为呼吸（respiration）。

一、正常呼吸

（一）呼吸的过程

人体的呼吸由三个相互联系的过程组成（图2-15）。

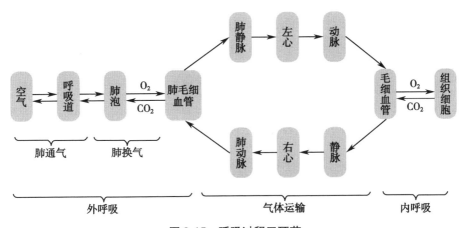

图2-15　呼吸过程三环节

1. 外呼吸　即肺呼吸，指在肺部进行的外界环境与血液之间的气体交换，包括肺通气和肺换气。呼吸道是气体进出的通道，肺泡是气体交换的场所，胸廓的节律运动为肺通气的原动力。交换的结果是把静脉血变成动脉血。

2. 气体运输　经血液循环将氧气从肺部运输至各个细胞组织中，将二氧化碳从各个细胞组织中运输至肺部。

3. 内呼吸 即组织换气,血液与组织、细胞之间的气体交换,交换的方式同肺换气。交换的结果是把动脉血变成静脉血。

(二)正常呼吸

正常成人在安静状态下呼吸频率为16～20次/min,节律规则,呼吸运动均匀无声不费力(图2-16)。女性以胸式呼吸为主,男性及儿童以腹式呼吸为主。呼吸与脉搏的比例为1:4。

(三)正常呼吸的生理变化

1. 性别 同年龄女性的呼吸稍快于男性。

2. 年龄 年龄越小,呼吸频率越快。

3. 活动 剧烈运动可使呼吸加深加快;休息和睡眠可使呼吸减慢。

4. 情绪 紧张、焦虑、愤怒、哭闹会使呼吸加快。

5. 血压 血压大幅度的变化会引起呼吸相应的改变。血压升高,呼吸减慢减弱;血压降低,呼吸加快加速。

二、异常呼吸

(一)频率异常

1. 呼吸过速 即气促,呼吸频率超过24次/min(图2-16)。常见于疼痛、发热、甲状腺功能亢进等患者,体温升高1℃,呼吸频率增快3～4次/min。

2. 呼吸过缓 呼吸频率低于12次/min(图2-16)。常见于颅内压增高、巴比妥类药物中毒的患者。

(二)节律异常

1. 潮式呼吸 又称陈-施呼吸,呼吸由浅慢到深快,然后由深快到浅慢,经过一段呼吸暂停(5～20秒)后,又重复以上的周期性变化,形态如潮水的涨落。潮式呼吸的一个周期可达30秒～2分钟。常见于中枢神经系统疾病的患者,如脑膜炎、脑炎、颅内压增高等。

2. 间断呼吸 又称比奥呼吸,表现为几次有规律的呼吸后,突然停止呼吸,间隔一个短时间后又开始呼吸,如此反复交替(图2-16)。比潮式呼吸更严重,常见于临终患者。

(三)深度异常

1. 深度呼吸 又称库斯莫呼吸,是一种深而规则的大呼吸。常见于酸中毒患者,如糖尿病酮症酸中毒和尿毒症酸中毒等,以便机体排出较多的二氧化碳,调节血中的酸碱平衡。

2. 浅快呼吸 是一种浅表而不规则的呼吸,有时呈叹息样。常见于呼吸肌麻痹或肺与胸膜有疾病的患者,也可见于濒死患者。

呼吸名称	呼吸形态	特点
正常呼吸	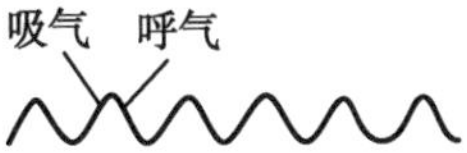 吸气 呼气	规则、平稳
呼吸过速	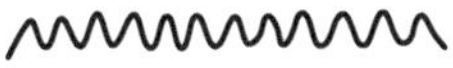	规则、快速
呼吸过缓	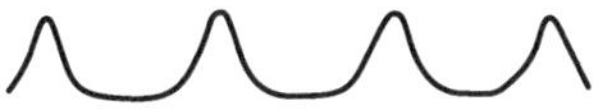	规则、缓慢
深度呼吸	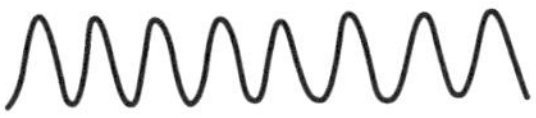	深而大
潮式呼吸	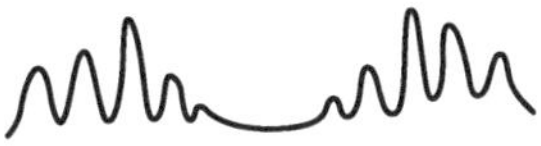	潮水般起伏
间断呼吸	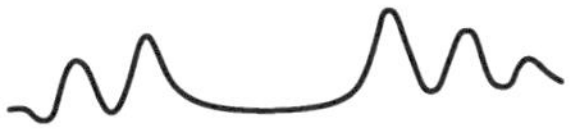	呼吸和呼吸暂停交替出现

图 2-16 正常和异常的呼吸

（四）声音异常

1. 蝉鸣样呼吸 因声带附近阻塞导致吸气时发出一种音高似蝉鸣的声响。常见于喉头水肿、喉头有异物的患者。

2. 鼾声呼吸 由于气管或支气管内有较多的分泌物积蓄导致呼吸时发出一种粗大的鼾声。常见于昏迷患者。

（五）形态异常

1. 胸式呼吸减弱，腹式呼吸增强 正常女性常以胸式呼吸为主。由于肺部、胸膜、胸壁的疾病，如肺炎、胸膜炎、肋骨骨折等引起剧烈的疼痛，导致胸式呼吸减弱，被迫加强腹式呼吸。

2. 腹式呼吸减弱，胸式呼吸增强 正常男性和儿童常以腹式呼吸为主。由于腹部、腹膜、腹壁的疾病，如腹膜炎、大量腹水、腹腔内巨大肿瘤等引起膈肌下降受限制，导致腹式呼吸减弱，被迫加强胸式呼吸。

（六）呼吸困难

患者主观上感到空气不足，客观上表现为呼吸费力，可出现皮肤发绀、鼻翼翕动、端坐呼吸等体征，引起呼吸频率、节律、深度发生相应的改变。是一个常见的症状和体征。

1. 吸气性呼吸困难 由于上呼吸道部分梗阻，出现吸气显著困难且时间延长，有明显的"三凹征"（即吸气时胸骨上窝、锁骨上窝、肋间隙出现凹陷）。常见于气管异物、气管阻塞、喉头水肿等患者。

2. 呼气性呼吸困难 由于下呼吸道部分梗阻，出现呼气费力且时间延长。常见于支气管哮喘、阻塞性肺气肿患者。

3. 混合性呼吸困难 吸气和呼气均感费力，呼吸频率增加。常见于大面积肺不张、重症肺炎、广泛性肺纤维化等患者。

三、呼吸的测量

（一）呼吸测量前的准备

1. 患者准备

（1）要在患者无察觉的情况下进行呼吸测量。

（2）若测量前患者有剧烈活动、情绪激动、哭闹等行为，应待其休息15～30分钟之后测量。

2. 环境准备

室内安静、光线充足、室温适宜。

3. 物品准备

治疗车上层：计时器、记录单、笔。

4. 操作者准备

（1）熟悉患者的病情及呼吸测量的方法。

（2）衣帽整洁，指甲符合要求，戴帽子，洗手，戴口罩。

（二）操作步骤

步骤	说明
1. 核对 携用物至患者床旁，核对床号、姓名、住院号及手腕带。向患者解释，取得配合	◇ 至少应用两种方法对患者进行身份识别（姓名、住院号或诊疗卡号、出生日期等）
2. 体位 根据患者病情状况，协助患者取舒适体位	◇ 便于测量出准确的结果
3. 方法 护士将手置于患者的诊脉处似诊脉状，眼睛观察患者的胸部或腹部的起伏情况（图2-17）	◇ 正常情况下女性观察胸式呼吸，男性和儿童观察腹式呼吸
4. 观察 内容为呼吸频率、节律、深度、声音、以及有无呼吸困难	
5. 计时 正常呼吸测量30秒×2	◇ 婴儿和异常呼吸者测量1分钟
6. 记录	◇ 将正确测得的呼吸值填写于记录单上

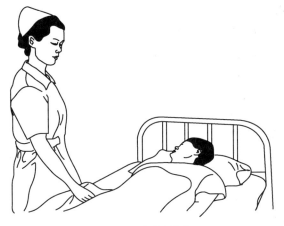

图 2-17　测量呼吸

（三）注意事项

1. 因为呼吸受意识的控制，为了避免患者察觉影响测量值，所以在进行呼吸测量前不必向患者解释。

2. 危重患者呼吸微弱，很难准确的观察到胸腹部的起伏，可将少许棉花置于患者鼻孔处，观察棉花被吹动的次数表示呼吸值，计时 1 分钟（图 2-18）。

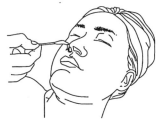

图 2-18　危重患者的呼吸测量

四、促进呼吸功能的护理技术

（一）有效咳嗽

1. 概念　咳嗽是一种防御性呼吸反射，可帮助排出呼吸道内的分泌物、异物，具有清洁、保护和维持呼吸道通畅的作用。

2. 适用人群　神志清醒尚能咳嗽者。

3. 具体措施

（1）协助患者改变姿势，使分泌物滑入大气道内。

（2）指导患者采用缩唇呼吸，即鼻吸气，口缩唇呼气，以便引发咳嗽反射。

（3）病情允许下，适当增加患者的活动量使痰液松动。

（4）双手按压胸壁下侧，提供一个坚实的力量，帮助咳嗽。

4. 有效咳嗽的步骤　患者取坐位或半卧位，上身前倾并屈膝，双手抱膝或在胸部和膝盖间置一枕头用双肋夹紧，深吸气后屏气 3 秒，然后指导患者使用腹肌发力，双手抓紧支撑物（脚和枕头），用力做爆破性咳嗽将痰液排出（图 2-19）。

（二）叩击

1. 概念　用手叩打胸背部，借助振动，使分泌物松脱排出体外。

2. 适用人群 久病体弱、长期卧床、排痰无力者。

3. 叩击手法 患者取坐位或侧卧位,操作者手背隆起,手掌中空,手指弯曲,拇指紧靠示指,有节奏的由下而上,由外向内轻轻叩打(图2-20),并指导患者咳嗽以配合排痰。不可在裸露的皮肤、肋骨上下、脊柱、乳房等处叩击。

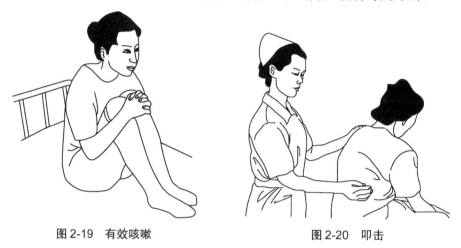

图 2-19 有效咳嗽　　　　　　　　图 2-20 叩击

（三）体位引流

1. 概念 患者在特殊体位下将肺和支气管所积存的分泌物,借助重力作用使其流入大气管内并排出体外。

2. 适用人群 痰量较多、呼吸功能尚好的支气管扩张、肺脓肿等。

3. 禁用人群 严重高血压、心力衰竭、高龄、极度衰弱、意识不清等。

4. 实施要点

（1）患者患肺处于高处,引流的支气管开口向下。

（2）嘱患者间歇深呼吸并用力咳嗽,操作者轻叩相应部位。

（3）痰液黏稠不易咳出者,可给予其蒸汽吸入、超声雾化吸入、祛痰药。

（4）体位引流应在患者空腹时进行,每天2～4次,每次15～30分钟。

（5）体位引流时注意监测:①引流液的色、质、量,如果量过多,应注意防止窒息;②患者的反应,如出现面色苍白、出冷汗、血压下降等,应及时停止引流;③当引流液小于30ml/d时,可逐渐停止引流。

（四）吸痰法

1. 概念 是指用吸痰管经过口腔、鼻腔、人工气道将呼吸道的分泌物吸出,以保持呼吸道通畅。常用于昏迷、痰液过多无力咳出、危重、麻醉未清醒、有窒息危险等患者。

2. 目的

（1）清除呼吸道分泌物,保持呼吸道通畅。

（2）预防吸入性肺炎、肺不张、窒息等并发症。

（3）改善呼吸功能，促进肺通气。

3. 分类　按照吸痰管是否与外界相通可分为开放式吸痰和密闭式吸痰。按照吸痰装置不同可分为中心负压吸引装置吸痰（图2-21）和电动吸引器吸痰（图2-22）。紧急状况下，可采用注射器吸痰和口对口吸痰。

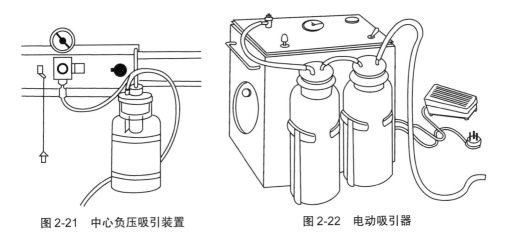

图2-21　中心负压吸引装置　　　　图2-22　电动吸引器

4. 吸痰指征

（1）患者出现明显的痰鸣音或从人工气道观察到有痰液冒出，但患者无力自行咳出。

（2）痰液过多导致血氧饱和度下降或动脉血气中的氧分压下降。

（3）呼吸机波形图中出现在压力 - 时间或流速 - 时间吸气相或呼气相相同时出现锯齿状图形提示患者需要吸痰。

（4）因各种原因导致患者出现了误吸。

5. 吸痰前的准备

（1）患者准备

1）向患者或患者家属解释吸痰的目的、方法、意义及注意事项。

2）根据患者病情取合适的体位。

（2）环境准备　室内安静、光线充足、室温适宜、必要时予屏风遮挡。

（3）物品准备

1）治疗车上层

治疗盘内：一次性无菌吸痰管数根、治疗碗2个（分别盛装生理盐水用于试吸和冲洗）、无菌纱布数块、无菌手套、弯盘；如有需要另备压舌板、开口器、舌钳、手电筒等。

治疗盘外：记录单、笔、手消毒液。

2）治疗车下层：生活垃圾桶、医疗垃圾桶。

（4）操作者准备

1）熟悉患者的病情及吸痰的方法。

2）衣帽整洁，指甲符合要求，戴帽子，洗手，戴口罩。

6. 操作步骤

步骤	说明
（1）吸痰管和吸引装置的准备	◇ 操作前一定要反复认真检查用物，确保操作顺利进行
（2）核对：携用物至患者床旁，核对床号、姓名、住院号及手腕带；向患者或家属解释，取得配合	◇ 至少应用两种方法对患者进行身份识别（姓名、住院号或诊疗卡号、出生日期等）
（3）调节：接通电源、打开开关、检查性能，调节负压	◇ 调节负压为成人 40.0～53.3kPa（300～400mmHg）；儿童 <40.0kPa
（4）体位：将患者头部转向操作者一侧	
（5）戴手套	◇ 减少感染的机会 ◇ 最佳选择无粉无菌橡胶手套
（6）检查：观察患者口腔和鼻腔情况、有活动义齿者暂时取下	◇ 根据患者具体情况选择口腔或鼻腔吸痰，昏迷患者用压舌板帮助开口
（7）试吸：连接吸痰管，将吸痰管放入试吸碗中吸入少量生理盐水	◇ 检查吸痰管路是否通畅
（8）吸痰：一只手反折吸痰管末端，另一只手持吸痰管前端将吸痰管缓慢的插入患者的口咽部（10～15cm），然后松开导管末端，先吸口咽部分泌物，再吸气管内分泌物	◇ 插管时不能有负压，否则会损伤呼吸道黏膜 ◇ 气管切开患者先从吸气管内痰液，再口 / 鼻部。 ◇ 吸痰手法为左右旋转并向上提 ◇ 一次吸痰时间 <15 秒
（9）冲洗：吸痰管退出后放入冲洗碗中吸入生理盐水进行冲洗	◇ 一根吸痰管只使用一次 ◇ 冲洗的目的是防止分泌物阻塞吸痰导管
（10）评估患者：评估在吸痰后患者的呼吸状况是否有所改善，观察吸出的痰液色、质、量	◇ 从患者的面色、呼吸、心跳、血压等反面进行评估
（11）安置患者：用纱布擦净患者口鼻部分泌物，协助患者取舒适体位休息，整理床单位	
（12）处理用物：将使用过的纱布和一次性吸痰管放于医疗垃圾桶内	
（13）洗手	◇ 使用手消毒液洗手消毒
（14）记录	◇ 记录患者呼吸状况、痰液的量、色、质

7. 注意事项

（1）根据患者病情、年龄、胖瘦、气管插管的直径等具体情况选择不同粗细的吸痰管。

（2）颅底骨折患者禁止经鼻腔吸痰。

（3）严格执行无菌操作原则，每根吸痰管只能使用一次。

（4）痰液过于黏稠的患者在吸痰前可配合叩击、雾化吸入、蒸汽吸入，以提高吸痰效果。

（5）吸痰是急救操作，动作要准确、快速；同时也要轻柔，避免损伤呼吸道黏膜。

（6）每次吸痰的时间应<15秒，以免造成患者缺氧；吸痰会造成氧饱和度降低，建议患者在吸痰前后应提高吸氧浓度30~60秒。

（7）电动吸引器连续使用时间不宜过长，贮液瓶内液体不能超过2/3满。

（8）吸痰装置是急救设备，应专人维护，随时保持完好备用状态。

五、氧气治疗

（一）目的

1. 纠正因各种原因引起的缺氧状态，提高动脉血氧饱和度（SaO_2）和动脉血氧分压（PaO_2）增加动脉血氧含量（CaO_2）。

2. 维持机体的新陈代谢和生命活动。

（二）缺氧的分类（表2-7）

表2-7　缺氧的分类

类型	病因	表现	常见疾病
低张性缺氧	吸入气体的氧分压过低、肺功能障碍和静脉血分流入动脉血	动脉血氧分压降低，动脉血氧含量减少，组织供氧不足	慢性阻塞性肺疾病、高山病、先天性心脏病等
血液性缺氧	血红蛋白数量减少或者性质改变	动脉血氧含量降低或血红蛋白结合的氧不易释放	贫血、一氧化碳中毒、高铁血红蛋白血症等
循环性缺氧	全身或局部的血流量减少	全身或局部循环性缺氧可引起皮肤黏膜发绀	休克、心力衰竭、栓塞等
组织性缺氧	组织细胞对氧的利用异常所致	静脉血氧含量和血氧分压较高，皮肤黏膜多呈现玫瑰红	氰化物中毒、大量放射线照射等

（三）缺氧程度的分级

根据动脉血氧分压（PaO_2）和动脉血氧饱和度（SaO_2）来划分（表2-8）。

表 2-8 缺氧程度分级

缺氧程度	指征	表现	是否氧疗
轻度	PaO$_2$>50mmHg（6.67KPa） SaO$_2$>80%	无发绀	不需要
中度	PaO$_2$30～50mmHg（4～6.67KPa） SaO$_2$：60%～80%	发绀、呼吸困难	需要
重度	PaO$_2$<30mmHg（4KPa），SaO$_2$<60%	发绀显著、三凹征呼吸极度困难	氧疗的绝对适应证

（四）供氧装置

供氧装置有中心供氧装置（管道氧气装置）和氧气筒及氧气压力表。

1. 中心供氧装置（管道氧气装置） 在病区、门诊、急诊设置氧气管道，由医院供应站集中供给氧气。供应站有总开关控制，各用氧单位配氧气表，打开流量表即可使用。此方法迅速、简便，目前临床多用。

装表法：①将流量表安装在中心供氧管道氧气流出口，接上湿化瓶；②打开流量开关，调节氧流量，检查指示浮标是否达到规定流量刻度。

2. 氧气筒及氧气压力表（图 2-23）

（1）氧气筒：一个圆柱形无缝钢筒，筒内可容纳 6 000L 氧气。筒顶部有一开关控制氧气的进出，筒的颈部侧面有一气门与氧气表连接，是氧气自筒中输出的途径。

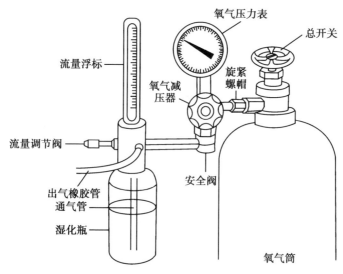

图 2-23 氧气筒及氧气压力表装置

（2）氧气表：由压力表、减压器、流量表、湿化瓶和安全阀组成。压力表用于测量筒内的压力，以 MPa 或 kg/cm^2 表示，压力越大表明氧气越多。减压器可将来自筒内的压力减至 $0.2\sim0.3MPa$，保证氧流量平稳。流量表用来测量每分钟氧气的流出量，通过观察表内的浮标得知每分钟氧气的流出量。湿化瓶可湿化氧气及观察氧气流量，可选用一次性或者内盛 $1/3\sim1/2$ 灭菌蒸馏水的湿化瓶，通气管浸入水中，湿化瓶出口和鼻导管相连。安全阀的作用是当氧流量过大、压力过高时，其内部活塞自行上推，将过多的氧气经四周小孔排出，保证用氧安全。

（3）装表法：一般将氧气表装在氧气筒上，随时待用。方法：①将氧气筒放于氧气架上，逆时针转动总开关 1/4 周打开，使少量气体从气门流出后迅速顺时针转动关闭总开关，目的在于防尘和清洁气门；②将氧气表稍向后倾置于氧气筒气门上，用手初步拧紧再用扳手加固，使氧气表直立于氧气筒旁；③连接湿化瓶；④确认流量开关已关闭，开氧气筒总开关，再打开流量开关，检查氧气装置无漏气、流出通畅，关闭流量开关，推至病房待用。

此装表法可简单归纳为一吹（尘）二上（表）三紧（拧紧）四查（检查）。

氧气筒内的氧气可供应时间计算方式：

$$可供应时间=\dfrac{[压力表压力-5(kg/cm^2)]\times 氧气筒容积(L)}{1kg/cm^2\times 氧流量(L/min)\times 60min}$$

氧气浓度与流量的关系：

$$吸氧浓度(\%)=21+4\times 氧流量(L/min)$$

（五）氧疗方法

1. 双鼻导管氧疗法　将鼻氧管前端插入鼻孔内约 $1\sim2cm$，将导管环固定于耳后或头枕后（图 2-24）。此操作简单方便，适用人群广，是目前临床最常用的给氧方法。

2. 鼻塞法　将鼻塞塞入一侧鼻孔鼻前庭内给氧（图 2-25）。刺激性较小，可两侧鼻孔交替给氧。适用于长期氧疗的患者。

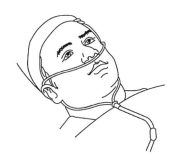

图 2-24　鼻氧管氧疗法

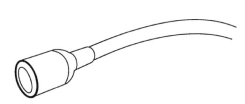

图 2-25　给氧鼻塞

3. 面罩法 将面罩放于患者口鼻部,氧气由下端输入,呼出的气体从面罩的两侧孔排出(图2-26)。给氧时必须有足够的氧流量,一般需要6~8L/min,适用于张口呼吸且病情较重的患者。

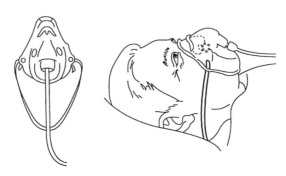

图2-26　面罩给氧法

4. 氧气头罩法 将患者头部置于头罩内,氧气由头罩上方输入,呼出的气体从罩面的有多个孔处排出(图2-27)。可以保持罩内一定的氧浓度、温度和湿度。适用于小儿。

5. 氧气枕法 一长方形橡胶枕,枕头的一角有一根橡胶管,上面有调节器可调节氧流量(图2-28)。适用于危重患者的抢救或转运途中、家庭氧疗。

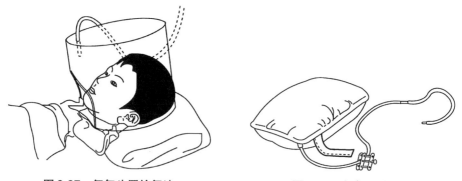

图2-27　氧气头罩给氧法　　　　　　图2-28　氧气枕给氧法

6. 家庭给氧法 有便携式吸氧器和小型氧气瓶。适用于一些慢性呼吸系统疾病和持续低氧血症患者在家中需要持续吸氧的情况。

另外,还有气管切开吸氧、气管插管吸氧、呼吸机供氧等方法。

(六)氧疗前准备(以双鼻导管给氧法为例)

1. 患者准备 告知患者氧疗的方法、目的、注意事项和配合要点。

2. 环境准备 室内安静、光线充足、室温适宜。

3. 物品准备

（1）治疗车上层

1）治疗盘内：吸氧管、湿化瓶（内盛一定量的蒸馏水）或一次性密闭式湿化瓶、治疗碗（内盛冷开水或生理盐水）、纱布、棉签。

2）治疗盘外：氧气压力表、弯盘、计时器、记录单、笔、标志、手消毒液。

（2）治疗车下层：医疗垃圾桶、生活垃圾桶。

4. 操作者准备

（1）熟悉患者的病情及氧疗的方法。

（2）衣帽整洁，指甲符合要求，戴帽子，洗手，戴口罩。

（七）操作步骤（以双鼻导管给氧法为例）

步骤	说明
1. 吸氧管和供氧装置的准备	◇ 操作前一定要反复认真检查用物，确保操作顺利进行
2. 核对 携用物至患者床旁，核对床号、姓名、住院号及手腕带；向患者或患者家属解释，取得配合	◇ 至少应用两种方法对患者进行身份识别（姓名、住院号或诊疗卡号、出生日期等）
3. 检查 将棉签湿化清洁双侧鼻孔并检查	◇ 确保鼻腔通畅
4. 连接 将湿化瓶和氧气压力表连接，吸氧管和湿化瓶出口连接	◇ 连接好各部位防止漏气
5. 调节、润滑 根据患者病情和医嘱调节氧流量，将吸氧管放入治疗碗中湿润	◇ 确保吸氧管通畅无漏气
6. 插管 将鼻氧管插入患者双侧鼻孔1～2cm	◇ 插管的动作轻柔，防止损伤鼻黏膜
7. 固定 将吸氧管道环绕于患者耳后向下放置并调节松紧度固定	◇ 松紧适宜，防损伤皮肤
8. 观察 观察患者氧疗反应、缺氧症状有无改善、实验室指标是否好转、氧疗装置是否完好（无漏气并通畅）	◇ 有异常情况及时处理
9. 洗手	◇ 用手消毒液洗手
10. 记录	◇ 记录给氧时间、氧流量、缺氧状况是否改善

（八）氧疗有效的指标

患者由呼吸困难、烦躁不安转为安静、呼吸规则平稳，口唇皮肤颜色由发绀转为红润温暖，心率变慢、血压升高。

（九）注意事项

1. 用氧过程中一定要做好"四防"：防震、防火、防热、防油。使用氧气筒搬运过程中防止碰撞；氧气距离明火至少5m，距离暖气至少1m；氧气筒放置于阴凉处,周围烟火及易燃品;氧气表及螺旋口勿接触油。

2.湿化瓶内盛装无菌蒸馏水。急性肺水肿患者吸氧时湿化瓶中加入20%~30%的乙醇可以降低肺泡内泡沫的表面张力,加快泡沫的破裂、消散,改善肺部气体交换,减轻缺氧症状。

3.进行氧疗时,要先调节好氧流量后使用;停用氧疗时,先拔出吸氧管再关氧气开关。中途需要改变氧流量时,一定要先断开吸氧管与湿化瓶的连接处,调整好氧流量之后再重新连接上。

4.如果使用氧气筒供氧,要在未用完或已用尽的氧气筒外挂上"满"或"空"的标志。

5.氧疗过程中要密切观察用氧情况及氧疗效果。

（十）氧疗的副作用

当氧浓度高于60%,持续时间超过24小时可出现氧疗副作用(表2-9)。

表2-9 常见吸氧副作用

类型	病因	临床表现	预防措施
氧中毒	长时间吸入高浓度氧气	胸骨下不适、疼痛、灼热感,继而出现呼吸增快、恶心、呕吐、间断性干咳	避免长时间、高浓度吸氧
肺不张	吸氧浓度过高,肺内氮气被大量置换,遇支气管阻塞时,肺泡内氧气被肺循环血液迅速吸收后引起	烦躁,呼吸、心率增快,血压上升,继而出现呼吸困难、发绀、昏迷	鼓励患者多做深呼吸、多咳嗽勤排痰、常变换卧位,防止分泌物阻塞
呼吸道分泌物干燥	持续吸入未经湿化的高浓度氧气超过48小时	分泌物变干、黏稠结痂,不易咳出	氧气吸入前一定要湿化并定期雾化吸入
晶状体后纤维组织增生	吸氧浓度过高	视网膜血管收缩、视网膜纤维化,甚至不可逆的失明,常见于新生儿,尤其是早产儿	控制吸氧时间和浓度
呼吸抑制	长期吸入高浓度氧	PaO_2 降低,$PaCO_2$ 增高。呼吸受到抑制,甚至呼吸停止。常见于Ⅱ型呼吸衰竭患者	低浓度、低流量(1~2L/min)持续吸氧,维持 PaO_2 在8kPa即可

第五节 瞳 孔

瞳孔的变化是颅内疾病、药物中毒、昏迷等疾病病情变化的重要指征。及时、准确观察瞳孔变化对疾病病情的判断有着极其重要的意义,观察瞳孔时应注意两侧瞳孔的形状、对称性、边缘、大小及对光反应。

一、瞳孔的特征

正常瞳孔呈圆形、位置居中、边缘整齐,两侧瞳孔等大等圆。

(一)形状、大小和对称性

1. 形状 眼科疾病可能导致瞳孔的形状改变。如:瞳孔呈椭圆形并伴散大,常见于青光眼等;瞳孔呈不规则形,常见于虹膜粘连。

2. 大小 自然光线下,正常瞳孔直径为 2~5mm,两侧调节反射相等。病理情况下,瞳孔的大小可出现变化。①瞳孔缩小:瞳孔直径 <2mm,如果瞳孔直径 <1mm 则称为针尖样瞳孔。单侧瞳孔缩小常提示同侧小脑幕裂孔疝早期;双侧瞳孔缩小,常见于有机磷农药、氯丙嗪、吗啡等中毒。②瞳孔散大:瞳孔直径 >5mm。单侧瞳孔扩大、固定,常提示同侧颅内病变(如颅内血肿、脑肿瘤等)所致的小脑幕裂孔疝的发生;双侧瞳孔散大,常见于颅内压增高、颅脑损伤、颠茄类药物中毒及濒死状态。

(二)对光反应

正常瞳孔对光反应灵敏,瞳孔在光亮处收缩,在昏暗处扩大。若瞳孔不随光线刺激发生大小变化,则称瞳孔对光反应消失,常见于危重或深昏迷患者。

二、瞳孔观察方法

(一)目的

及时发现病情变化,预防并发症。

(二)评估

根据患者的病情确定评估的时间及频次。

(三)操作前准备

1. 患者准备 向患者及家属解释观察瞳孔的目的、意义。

2. 环境准备 室内安静、自然光线、室温适宜。

3. 物品准备 手电筒、瞳孔测量笔。

4. 操作者准备

(1)熟悉患者的病情及瞳孔观察的方法。

(2)衣帽整洁,指甲符合要求,戴帽子,洗手,戴口罩。

(四)操作步骤

步骤	说明
1. 核对 床号、姓名、年龄、手腕带等	

续表

步骤	说明
2. 观测瞳孔大小、形状,并做对比 操作者一手拇指、示指拨开患者上下眼睑,另一手持瞳孔测量笔,患者瞳孔与测量尺上的黑圆点数值对比	
3. 正确读出数值	
4. 观察对光反射 将光源移向一侧瞳孔中央迅速移开,瞳孔感光后迅速缩小为对光反射灵敏,同法观察另一侧瞳孔	◇ 照射一眼,观察对侧瞳孔变化,为间接测量法
5. 评估 根据瞳孔大小、对光反应及瞳孔动态变化评估病情信息	
6. 再次核对患者	
7. 洗手	
8. 记录	

(五)注意事项

观察时将手电筒光源从侧面迅速移向瞳孔并立即移开瞳孔,避免光照强度不一使反应不准确。

第六节 意 识 状 态

意识状态是大脑功能活动的综合表现,是对环境的知觉状态,有助于对神经系统疾病的判断。

一、意识障碍分类

正常人意识表现为意识清楚,反应灵敏、准确,语言流畅、准确,思维符合逻辑,情感正常,判断力和定向力正常。意识障碍则是指个体对外界环境的刺激缺乏正常反应的一种精神状态,是大脑高级神经中枢功能损害的表现。意识障碍一般可分为以下四种。

(一)嗜睡

嗜睡是最轻度的意识障碍。患者处于持续睡眠状态,能被言语或轻度刺激唤醒,醒后能正确、简单地回答问题,但反应慢,刺激去除后又很快进入睡眠状态。

(二)意识模糊

程度较嗜睡深,表现为思维和语言不连贯,定向力完全或部分发生障碍,可有错觉、幻觉、躁动不安、谵语或精神错乱等表现。

（三）昏睡

处于熟睡状态，不易唤醒。增强刺激如压迫眶上神经、摇动身体等可被唤醒，但醒后对答不切题或含糊不清，停止刺激后又进入熟睡状态。

（四）昏迷

是最严重的意识障碍，表现为意识持续中断或完全丧失，按其程度可分为三类。

1. 轻度昏迷　意识大部分丧失，无自主运动，对声光刺激无反应，压眶反射可出现痛苦表情及躲避反应。瞳孔对光反射、角膜反射、眼球运动、咳嗽反射、吞咽反射等可存在。

2. 中度昏迷　对于声光等各种刺激均无反应。瞳孔对光反射迟钝，角膜反射减弱，眼球固定。

3. 深度昏迷　全身肌肉松弛，对各种刺激均无反应，深、浅反射消失。

二、意识评分量表

对意识状态的观察，可以根据患者的语言反应，了解其思维、反应、情感活动、定向力等，必要时可通过一些神经反射，如观察瞳孔对光反射、角膜反射、对强刺激（如疼痛）的反应、肢体活动等来判断其有无意识障碍以及意识障碍的程度。

临床上常用格拉斯哥昏迷评分量表（glasgow coma scale，GCS）对患者的意识障碍及其严重程度进行评估，GCS 量表包括睁眼反应、语言反应、运动反应 3 个子项目，3 个子项目的各条目分值相加，便是患者意识障碍程度的客观评分。GCS 量表得分区间是 3～15 分，15 分表示意识清醒。意识障碍按程度分为轻、中、重三度，轻度 13～14 分，中度 9～12 分，重度 3～8 分，低于 8 分者为昏迷，低于 3 分者为深昏迷或脑死亡（成人见表 2-10，儿童见表 2-11）。

表 2-10　Glasgow 昏迷量表

子项目	条目状态	分数
睁眼反应	自发性的睁眼反应	4
	声音刺激有睁眼反应	3
	疼痛刺激有睁眼反应	2
	任何刺激均无睁眼反应	1
语言反应	对人物、时间、地点等定向问题清楚	5
	对话混淆不清，不能准确回答有关人物、时间、地点等定向问题	4
	言语不流利，但字意可辨	3
	言语模糊不清，字意难辨	2
	任何刺激均无语言反应	1

续表

子项目	条目状态	分数
运动反应	可按指令动作	6
	能确定疼痛部位	5
	对疼痛刺激有肢体退缩反应	4
	疼痛刺激时肢体过屈（去皮质强直）	3
	疼痛刺激时肢体过伸（去大脑强直）	2
	疼痛刺激时无反应	1

表 2-11　儿童（<4 岁）Glasgow 昏迷量表

子项目	条目状态	分数
睁眼反应	自发性的睁眼反应	4
	声音刺激有睁眼反应	3
	疼痛刺激有睁眼反应	2
	任何刺激均无睁眼反应	1
语言反应	微笑、声音定位，注视物体，互动	5
	哭闹但可以安慰，不正确的互动	4
	对安慰异常反应，呻吟	3
	无法安慰	2
	任何刺激均无语言反应	1
运动反应	可按指令动作	6
	能确定疼痛部位	5
	对疼痛刺激有肢体退缩反应	4
	疼痛刺激时肢体过屈（去皮质强直）	3
	疼痛刺激时肢体过伸（去大脑强直）	2
	疼痛刺激时无反应	1

第七节　有创动脉压

一、有创动脉压

有创动脉压指经体表动脉插入导管或监测探头到心腔或血管腔内直接测定的动脉血压值。有创动脉压是危重患者的首选监测方法，可提供连续、可靠、准确的血压监测数据。

二、有创动脉压监测方法

有创动脉压监测方法是将动脉导管置入动脉内直接测量动脉血压的方法。正常情况下有创动脉血压比无创血压高 2～8mmHg，危重患者可高 10～30mmHg。通过有创动脉压监测还可绘制出动脉压力曲线，随时发现动脉压力变化。

（一）目的

1．连续、准确地反映患者动脉血压的动态变化，协助病情分析。

2．间接判断血容量、心肌收缩力、周围血管阻力以及心脏压塞等情况。

3．用于心脏病患者手术后以及其他重症患者，及时反映病情变化，指导血管活性药物的使用与调节。

（二）评估

1．穿刺部位或其附近组织有无感染。一般首选桡动脉穿刺，还可选择足背动脉、股动脉、尺动脉等。

2．患者有无凝血功能障碍。使用抗凝剂或已使用过抗凝剂的患者，选用浅表且处于肢体远端的血管。

3．患者是否患有脉管炎等血管疾病。

4．穿刺部位动脉血管血流及充盈度。

（三）操作前准备

1. 患者准备

（1）向患者及家属解释操作目的和意义，以取得其配合，并签署知情同意书。

（2）检测桡动脉侧支循环情况（Allen 试验）：嘱患者抬高上肢，超过心脏水平后握拳，操作者用手同时压迫患者桡动脉和尺动脉以阻断血流，使患者拳头发白，让患者将手放回心脏水平后松拳，操作者手指松开解除对尺动脉的压迫，观察患者手部颜色恢复速度，0～6 秒恢复红晕表示尺动脉循环良好，若恢复红晕超过 15 秒为 Allen 试验（+），说明尺动脉血液循环差，禁止选用此上肢进行桡动脉穿刺。

（3）前臂与手部常规备皮，范围约 2cm×10cm，应以桡动脉穿刺处为中心。

2. 环境准备　室内安静、光线充足、室温适宜。

3. 物品准备

（1）动脉套管针（根据患者血管粗细选择）、12 号或 16 号普通针头、5ml 注射器、无菌手套、无菌治疗巾及 1% 普鲁卡因。

（2）一次性动脉测压装置。

（3）常规无菌消毒盘。

（4）其他用物：小夹板及胶布等。

4. 操作者准备

（1）熟悉患者的病情及有创动脉监测的方法、可能的并发症及预防处理措施。

（2）衣帽整洁，指甲符合要求，戴帽子，洗手，戴口罩。

（四）操作步骤

步骤	说明
1. 体位 取平卧位，前臂伸直，掌心向上并固定，腕部垫一小枕，手背屈曲60°	
2. 消毒、铺巾、麻醉 戴无菌手套，常规消毒桡动脉搏动处皮肤，铺无菌巾，在桡动脉搏动最清楚的远端用1%普鲁卡因做浸润局麻至桡动脉两侧	◇ 浸润局麻，避免穿刺时引起桡动脉痉挛
3. 做引针孔 于腕褶痕上方1cm处摸清桡动脉后，用粗针头穿透皮肤做一引针孔	
4. 穿刺 用带有注射器的套管针从引针孔处进针，套管针与皮肤呈30°角，与桡动脉走行相平行进针，穿过桡动脉后，将套管针放低，与皮肤呈10°角，再将其向前推进2cm，使外套管的圆锥口全部进入血管腔内，用手固定针芯，将外套管送入桡动脉内并推至所需深度，拔除针芯	◇ 针头穿过桡动脉时有突破坚韧组织的落空感，并有血液呈搏动状涌出
5. 连接测压装置 将外套管连接测压装置，压力传感器置于无菌治疗巾中防止污染	
6. 固定 固定好穿刺针，必要时用小夹板固定手腕部	

（五）注意事项

1. Allen试验阳性者禁行同侧桡动脉穿刺。

2. 选择穿刺部位的前提是此操作不会使其远端出现缺血性损害。有创血压数值随距离心脏的位置变化而变化，越远则收缩压越高、舒张压越低。

3. 保持测压通路通畅，用25U/ml的肝素钠盐水持续冲洗，加压气袋保持300mmHg的压力保证3ml/h匀速冲洗。

4. 定时观察穿刺肢体的血运情况，局部不宜包扎过紧，以免发生指端坏死。

5. 换能器零点矫正，应保证换能器与心脏水平位置一致，以保证测量数值的准确性。

（六）并发症预防与处理

1. 血栓

（1）熟练穿刺、排尽空气、固定良好、保证有效冲洗、Allen试验可达到预防血栓的效果。

（2）若发现指端缺血尽早拔出导管，必要时行手术取栓，遵医嘱使用改善微循环的药物。

2. 出血 提高穿刺技巧,妥善固定,拔管后压迫局部并抬高上肢 10 分钟,凝血功能障碍者延长至 20 分钟,然后加压包扎 30 分钟。

3. 感染

(1)严格无菌操作;置管时间一般为 3～4 天。

(2)若发现局部变色、疼痛、脓液形成,或有败血症的表现,应立即拔管并行细菌培养。

【知识拓展】

─────────────── Allen 试验的改良方法 ───────────────

将血氧饱和度仪指套接于患者待测手掌拇指上,记录基础脉搏氧饱和度波形图,然后压迫同侧桡动脉以阻断桡动脉血流并观察此时血氧饱和度值及波形曲线;也可在拇指携带血氧饱和度仪的情况下进行 Allen 试验,在松开尺动脉后,观察血氧饱和度的恢复情况,以协助判断桡动脉、尺动脉侧肢代偿情况。

第八节　中心静脉压

中心静脉压(central venous pressure,CVP)是指腔静脉胸腔段及右心房内的血压,正常人卧位时中心静脉压为 5～12cmH_2O,监测中心静脉压对指导补血、补液量及速度、防止心脏负荷过重及应用利尿药等有重要意义。

一、中心静脉压监测的临床意义

中心静脉压和动脉血压的变化可以间接反映右心室前负荷和循环血量的变化(表 2-12)。

表 2-12　CVP 与血压变化的临床意义

CVP	血压	说明
下降	低	有效血容量不足
升高	低	心功能不全
升高	正常	容量血管过重收缩
进行性升高	进行性降低	严重心功能不全或心包填塞
正常	低	心功能不全或血容量不足(补液试验*)

*补液试验:取等渗盐水 250ml 于 5～10 分钟内给予静脉注入。若血压升高而中心静脉压不变,提示血容量不足;若血压不变而中心静脉压升高了 3～5cmH_2O,提示心功能不全。

二、中心静脉穿刺置管术

经颈内静脉或锁骨下静脉穿刺置入,将导管放到上腔静脉或经股静脉置管入下腔静脉测量中心静脉压。

(一)目的

1. 了解有效血容量、心功能及周围循环阻力的综合情况。

2. 对需大量输血、补液的患者,可观察其血容量的动态变化。

(二)评估

穿刺部位或其附近组织有无感染。

(三)操作前准备

1. 患者准备

(1)向患者及家属解释操作目的和意义,以取得其配合,并签署知情同意书。

(2)根据穿刺部位取舒适体位。

2. 环境准备 室内安静、光线充足、室温适宜。

3. 物品准备

(1)穿刺用品准备

①中心静脉导管穿刺包:5ml 无菌注射器、穿刺针、J 型导引钢丝、深静脉导管、皮肤扩张器、平头压力探针、无菌孔巾。

②输液套装:一次性无菌输液器、250ml 生理盐水。

③消毒用品:0.5% 碘伏(或 2.5% 碘酊和 75% 酒精)、无菌纱布、无菌镊子。

④其他:无菌手套、缝皮针、3.0 或 4.0 号不吸收缝线、心电监护设备。

(2)压力监测装置的准备:包括压力袋、肝素盐水、压力管道和管道冲洗装置、换能器和监护仪。检查管道连接旋钮和开关的位置,管道充液并需排空气泡,连接监测仪,使用前应调节零点。标尺零点置于腋中线。

4. 操作者准备

(1)核对患者信息。

(2)向患者或家属解释穿刺目的、过程、意义等,签署知情同意书。

(3)确定穿刺位置,患者穿刺部位皮肤准备。

(四)操作步骤

以右颈内静脉中路穿刺置管为例进行介绍。

步骤	说明
1. 体位 平卧、头低 15°~20°,右肩背部略垫高,头略转向左侧,使颈部伸展	◇ 头低脚高位以增加腔静脉压力,有助于防止发生空气栓塞

续表

步骤	说明
2. 穿刺点定位 触摸胸锁乳突肌的胸骨头和锁骨头以及与锁骨所形成的三角,在三角形的顶部触及颈总动脉搏动,在搏动的外侧旁开 0.5～1cm 为穿刺点	
3. 消毒铺单 戴无菌手套,使用无菌盐水冲洗手套上的滑石粉;消毒穿刺部位,铺无菌孔巾。若患者在清醒状态下穿刺,则需逐层局部浸润麻醉	◇ 消毒范围:上至下颌角,下至乳头水平,内侧过胸骨中线,外侧至腋前线
4. 试穿 使用 5ml 注射器作为试探针,针与皮肤呈 30°～40° 角,针尖指向同侧乳头或锁骨中、内 1/3 交界处。确认方向、角度和进针深度后,拔出试探针	◇ 在进针过程中保持注射器内持续轻度负压,回吸见有暗红色血液,提示针尖已进入静脉。如穿入过深仍未见回血,针尖可能已穿透贯通颈内静脉,此时应慢慢退针,边退针边回吸
5. 穿刺针穿刺 按试穿针的角度、方向及深度用 18G 穿刺针进行穿刺。边进针边回抽,当血液回抽和注入十分通畅时,固定好穿刺针位置,使用平头压力探针测试压力,如未见波动性、鲜红血液流出,则可确认穿刺针在静脉内	◇ 如进入动脉,则拔出穿刺针按压数分钟后,重新穿刺
6. 置入导丝 从 18G 穿刺针内插入"J"形导引钢丝约 30cm,插入过程尤其应注意心律变化。导引钢丝达到 30cm 后,固定"J"形钢丝,退出穿刺针,压迫穿刺点	◇ 导引钢丝进入体内的长度最好不超过 15cm,以防其刺激心脏出现心律失常 ◇ 插入导引钢丝时如遇阻力,应退出导引钢丝,接上注射器,调整穿刺针位置,直至回抽血液通畅,然后再插入导引钢丝
7. 扩皮肤切口 尖头刀片扩皮后,使用扩张器扩张皮肤及皮下组织	
8. 引入导管 将导管套在导引钢丝外面,左手拿导引钢丝尾端,右手将导管插入,待导管进入颈内静脉后,边退钢丝,边推进导管。成人置管深度是 12～15cm	◇ 导管以到达上腔静脉和右心房结合处为宜
9. 验证导管位于静脉内 回抽导管内血液通畅,并使用盐水冲洗,盖上肝素帽。皮肤入口处用缝线固定导管,覆盖贴膜。接上 CVP 测压管或输液,测压管需用肝素生理盐水冲洗一次	◇ 时刻注意封闭导管,尽量避免操作中静脉与大气相通而引起空气栓塞
10. 拍 X 线片 操作完成后,应拍 X 线确定导管位置及走向	

（五）注意事项

1. 严格进行无菌操作及置管后的护理。

2. 穿刺后如患者出现呼吸困难、同侧呼吸音减弱，应警惕气胸的发生。

3. 选择头端较柔软的导管，导管插入不可过深，其末端位于上腔静脉或右心房入口处即可，防止心脏压塞的发生。

4. 空气栓塞的预防：患者取头低位穿刺，操作中时刻注意封闭穿刺针或套管，防止空气进入导致空气栓塞。

（六）并发症的预防与处理

1. 气胸 是较常见的并发症之一，尤其是锁骨下静脉穿刺时气胸的发生率较高。出现气胸后应根据胸部 X 线检查结果作胸腔抽气或胸腔闭式引流。

2. 心脏压塞 与导管置入过深有关。表现为突然出现发绀、面颈部静脉怒张、恶心、呼吸困难、胸骨后和上腹部疼痛，同时伴有低血压、脉压变窄、奇脉、心动过速、心音低而遥远，应考虑有心脏压塞的可能。此时应：

（1）立即停止经中心静脉输注液体。

（2）将输液容器的高度降至低于患者心脏水平，利用重力作用，尽量吸出心包腔或纵隔内的血液或液体，然后慢慢地拔除导管。如症状无改善，应立即行心包穿刺减压。

3. 血胸、胸腔积液、纵隔积液 穿刺过程中若将静脉甚或动脉壁撕裂或穿透，同时又将胸膜刺破，则形成血胸；若中心静脉导管误入胸腔内或纵隔，液体输入后可引起胸腔积液或纵隔积液。因此，置管后应常规检查导管末端是否位于血管内。

4. 血肿 在穿刺过程中，如细小探针损伤动脉，应立即局部按压数分钟防止血肿形成；如果误将导管置入动脉内，特别是压迫止血困难的部位，在拔出导管前需要外科会诊。

5. 感染 导管在体内留置时间过久可引起血栓性静脉炎。反复多次穿刺、局部组织损伤、血肿均可增加局部感染的机会。如患者出现不能解释的寒战、发热、白细胞升高、局部红肿、压痛等，应拔除中心静脉导管并做细菌培养。

三、中心静脉压测量操作

（一）目的

1. 了解有效血容量、心功能及周围循环阻力的综合情况。

2. 对需大量输血、补液的患者，可观察其血容量的动态变化。

（二）评估

情绪是否稳定，有无不合作、躁动不安等情况。

（三）操作前准备

1. 患者准备

（1）向患者解释操作目的和意义，以取得其配合。

（2）根据穿刺部位取舒适体位。

2. 环境准备 室内安静、光线充足、室温适宜。

3. 物品准备

（1）简易中心静脉测压（三通管、中心静脉测压管、测压尺、生理盐水、输液器、输液架、碘伏、棉签、手消毒凝胶）。

（2）心电监护仪测压（有创测压模块及连接导线、三通管、0.9% 氯化钠溶液、输液器、输液架、压力连接管、压力换能器、肝素稀释液冲洗系统及电子监护仪、碘伏、棉签、加压袋）。

4. 操作者准备 着装整洁、洗手。

（四）操作步骤

步骤	说明
1. 核对 床号、姓名、腕带	
2. 评估 病情、临床表现、手术、血压、用药情况、有无使用呼吸机、PEEP 值、置管情况、合作程度	◇ 若有 PEEP，应调零后 3 分钟再测
3. 定测压零点 右心房水平，即平卧时腋中线，第四肋间	◇ 半卧位是锁骨中线第三肋间，坐位时第二肋间。为减少误差，尽可能取平卧位
4. 简易中心静脉测压 挂液体，输液器下端连接三通管，一端接中心静脉导管，另一端接测压管并固定于输液架上。关闭中心静脉端，打开连接输液器的导管，测压管与中心静脉端相通，此时测压管内液面下降，当液面达到一定水平便不再下降，液平面在量尺上的读数即为中心静脉压	◇ **心电监护仪测压** 连接压力套件，使用肝素稀释液并排尽管道内及压力套件内气体，挂于输液架上，通过压力换能器将静脉导管连接到监护仪上，妥善固定，协助患者取体位，打开三通管与大气相通，校准监护仪上的"0"点，关闭大气相通口，保持压力换能器与第四肋腋中线水平，电子监护仪显示的数值即为中心静脉压
5. 测压结束，关闭患者端三通	
6. 洗手	
7. 记录	

（五）注意事项

1. 测压装置与导管接头应紧密连接，妥善固定，以防导管脱落或患者自行拔出。

2. 观察穿刺部位有无并发症如感染、出血和血肿；有无淋巴导管损伤、气胸和血胸等征象，一旦发现应立即处理。

3．严格无菌操作，保持穿刺部位敷料清洁干燥，如有脱落、潮湿应立即更换，定期更换敷料（普通敷料每天更换一次，3M 透明敷料每 7 天更换一次）。

4．中心静脉压管道内不能输注升压药或者血管扩张药等血管活性药物，防止测压时中断药物的输入或测压后药物随溶液快速输入体内而引起血压或心律的变化，甚至危及生命。

5．患者体位改变时，测压前应重新校正零点，以保持测压管零点始终与右心房在同一水平线上。

6．保持导管通畅，定时用肝素盐水冲洗，防止静脉血栓的形成。管道不通畅时可用含肝素盐水的注射器缓慢回抽，切勿加压冲洗，以免血栓脱落引起肺、脑栓塞。

7．中心静脉置管可保留时间为 30 天，但中心静脉测压时间一般不超过 7 天。

8．咳嗽、吸痰、呕吐、躁动、抽搐均影响 CVP 值，应在安静后 10~15 分钟后再测。

【知识拓展】

1．超声引导下中心静脉穿刺、置管术　近年来随着便携式超声仪的出现，超声引导下深静脉穿刺置管技术迅速发展，提高了其穿刺的成功率，成为临床常用的、安全的技术手段之一。

2．经外周静脉置入中心静脉导管（peripherally inserted central catheter，PICC）　近年来，PICC 技术在临床上得以广泛应用，一般以肘部贵要静脉为首选进行穿刺，其次为肘正中静脉、头静脉。相对于颈内静脉、锁骨下静脉穿刺置管技术，PICC 具有创伤小、并发症少、成功率高、导管留置时间长（6 个月～1 年）等优点，而且操作相对简单。为长期输液、静脉高营养治疗及输入刺激性药物提供了安全、无痛性输液通路。PICC 的主要适应证包括：5 天以上的静脉治疗；刺激性药物（如化疗）、高渗性或黏稠性液体（如 TPN）输入；需反复输血或血制品或反复采血；输液泵或压力输液者。PICC 同样适用于婴儿及儿童。

（王　芳　云　洁）

第三章

预防与控制医院感染

预防和控制医院感染是世界各国现代医院管理共同面临的一项重要课题，医院感染发生率也是评价医院管理水平和医护服务质量的一项重要指标。医院感染可导致患者平均住院天数延长，医药费用增加，甚至有时可威胁患者的生命，除了给患者和家庭带来痛苦，还给社会造成严重的经济损失。

第一节　医　院　感　染

一、医院感染的概念与分类

（一）医院感染的概念

医院感染（nosocomial infection），又称医院获得性感染（hospital acquired infection）。广义的医院感染是指任何人在医院活动期间获得的感染。一般具有三个特征：第一，感染发生的地点是在医院内，包括在住院期间感染出现症状和在医院内感染出院后才发病，但应排除在医院外已受感染、在住院期间发病；第二，具备医院感染的特征，感染和发病在不同阶段发生，如感染、潜伏期、发病；第三，感染的对象包括一切在医院活动的人群，如住院患者、门诊患者、急诊患者、陪住者、探视者以及医院工作人员等。其中以住院患者和医院工作人员发生医院感染居多，医院工作人员在医院内获得的感染也属于医院感染。狭义的医院感染是指住院患者在医院内获得的感染，包括在住院期间发生的感染和在医院内获得而出院后发生的感染；但不包括入院前已开始或入院时已处于潜伏期的感染。在医疗机构或其科室的患者中，短时间内发生3例以上同种同源感染病例的现象称为医院感染暴发。

（二）医院感染的类型

医院感染的分类一般根据感染发生部位、病原体种类和来源等进行划分。

1. 根据病原体的来源分类

（1）内源性医院感染（endogenous nosocomial infection）：又称为自身医院感

染（autogenous nosocomial infection），是指寄居在患者体内的正常菌群或条件致病菌，在患者机体免疫力低下时引起的感染。病原体来自患者体内或体表的正常菌群或条件致病菌，这些菌群通常情况下是不致病的，但是当个体健康状态不良、免疫功能受损或抵抗力低下时则成为致病菌而引发感染。由于这种感染难以控制和预防，因此又称为难预防性感染。

（2）外源性医院感染（exogenous nosocomial infection）：又称为交叉感染（cross infection），其病原体来自患者体外，是指患者与患者、患者与医务人员之间的直接感染或通过水、空气、医疗器械等的间接感染，这种感染通过采取消毒、灭菌和隔离等有效措施是可以控制和预防的，因此又称为可预防性感染。

2. 根据病原体的种类分类 可将医院感染分为细菌感染、病毒感染、真菌感染、支原体感染、衣原体感染、立克次体感染、放线菌感染、螺旋体感染及寄生虫感染等，其中细菌感染最常见。每一类感染又可根据病原体的具体名称分类，如铜绿假单胞菌感染、白假丝酵母菌感染、柯萨奇病毒感染、肺炎支原体感染、沙眼衣原体感染、羌虫病立克次体感染、阿米巴原虫感染等。

3. 根据感染发生部位分类 人体全身各个部位、各个系统均可发生感染，如临床常见咽炎、支气管炎、肺炎等呼吸系统感染；胃炎、肠炎、肝炎及胆囊炎等消化系统感染；肾炎、输尿管炎、尿道炎等泌尿系统感染；心肌炎、心包炎、心内膜炎等循环系统感染；盆腔炎、子宫颈炎等生殖系统感染；以及结膜炎、中耳炎、鼻炎、乳腺炎等其他部位感染等。

二、医院感染发生的原因

（一）机体自身因素

1. 生理因素 包括年龄、性别等。婴幼儿自身免疫系统发育不完善，老年人脏器功能衰退、抵抗力下降，因此婴幼儿和老年人医院感染发生率高。某些感染存在性别差异，如泌尿道感染女性则多于男性。女性在月经期、妊娠期、哺乳期时，由于个体敏感性增加，抵抗力下降，是发生医院感染的高危时期。

2. 病理因素 某些造成个体自身抵抗力下降的疾病，如恶性肿瘤、血液病、糖尿病、肝脏疾病等；皮肤或黏膜的损伤、局部缺血、伤口内有坏死组织、异物、血肿、渗出液积聚等均有利于病原微生物的生长繁殖，易诱发感染；昏迷等意识状态改变的患者易发生误吸而引起吸入性肺炎；长期卧床患者易发生肺部感染、皮肤黏膜损伤和泌尿系感染；营养不良也是医院感染的危险因素之一。

3. 心理因素 情绪波动、个体主观能动性、暗示作用等在一定程度上可影响其免疫功能和抵抗力。如患者心情愉快、能充分调动自己的主观能动性，对个体的免疫功能的提高有一定的促进作用，从而减少医院感染的机会。

（二）机体外在因素

1. 侵袭性诊疗操作 各种侵袭性诊疗技术的应用与推广，如器官移植、中心静脉插管、血液净化、机械通气等破坏了机体皮肤和黏膜的屏障功能，损害了机体的防御系统，把致病微生物带入机体或为致病微生物入侵机体创造了条件，从而导致医院感染。

2. 放疗、化疗、免疫抑制剂应用 恶性肿瘤患者通过放疗、化疗杀灭肿瘤细胞的同时，对机体正常细胞也造成一定程度的损伤，降低了机体的防御功能和免疫系统功能，为医院感染创造条件。糖皮质激素、各种免疫抑制剂的使用改变了机体的防御状态，对免疫系统甚至起破坏作用，增加了机体对感染的易感性。

3. 抗菌药物的应用 治疗过程中不合理使用抗菌药物，易破坏体内正常菌群，导致耐药菌株增加、菌群失调和二重感染，如无适应证的预防性用药、术前用药时间过早、术后停药过晚、用药剂量过大或联合用药过多等。由于抗菌药物滥用引起的医院感染，其病原体多以条件致病微生物和多重耐药细菌为主。

4. 医院建筑布局 医院布局不合理，不利于消毒隔离，增加医院空气中病原微生物的浓度；传染病房、手术室、监护室等区域的设备设施未按要求设置；门诊患者就诊未按单向流动设置等均会增加发生医院感染的概率。

5. 医院感染管理机制 医院感染管理制度不健全，如某些医院没有门急诊预检分诊制度，住院部没有入院处置制度，对探视者未合理控制等；医院感染规章制度执行不到位，如医院环境、医疗器械、终末处理等未按规定进行消毒灭菌，医护人员操作未严格执行无菌技术操作原则，医院消毒灭菌监测制度未能充分落实等，均是发生医院感染的重要因素。医院感染管理资源不足，投入缺乏，医院领导和医院工作人员缺乏医院感染的相关知识，对医院感染的严重性认识不足、重视不够、制度执行不严格、监管不到位等都会导致医院感染的发生。

三、医院感染发生的条件

医院感染必须具备三个环节：感染源、传播途径、易感宿主。当三者同时存在并相互联系，就构成了感染链，缺少或切断任意一个环节，就不会引起医院感染。

（一）感染源

感染源（source of infection）是指病原微生物自然生存、繁殖并排出的宿主（人或动物）或场所，又称病原微生物贮源。在医院感染中，主要感染源包括内源性和外源性。

1. 内源性感染源 患者自身。患者身体某些特定部位（皮肤、胃肠道、呼吸道、泌尿生殖道及口腔黏膜等)的常居菌或暂居菌,或来自外部环境并定植在这些部位的正常菌群,以及身体其他部位感染的病原微生物,在个体的抵抗力下降、菌群失调或菌群易位时,成为内源性医院感染的重要来源。既可导致自身感染,也可以传播给他人。

2. 外源性感染源 患者之外的宿主或医院环境,主要包括以下三种。

(1)已感染的患者与病原携带者:所谓感染,是指体内有病原微生物生长、繁殖及发生病变。遭受感染后可表现为两种形式:①已感染的患者(the infected patient):有临床症状的患者是医院感染中最主要的感染源,已感染患者不断排出大量致病力强的病原微生物,这些病原微生物常具有耐药性,而且容易在新的易感宿主体内定植;②病原携带者(carriers):指无症状的病原携带者,包括携带病原体的患者、医务人员、探视者、陪护等,也是医院感染中另一主要的感染源。他们携带的病原微生物不断生长繁殖并排出体外,产生新的感染,而携带者本身却没有自觉症状,因此往往被忽视,成为隐性传染者,临床意义重大。

(2)动物感染源(source of animals):各种动物都有可能感染或携带病原微生物而成为动物感染源,如老鼠、果子狸、蟑螂、苍蝇、蚊子等,其中鼠类临床意义最大,老鼠不仅数量多,而且是沙门菌的重要宿主,是鼠疫、流行性出血热等传染病的感染源。

(3)环境贮源(source of environment):医院物理环境、医疗设备、手术器械和敷料、血液制品、药物、食品,甚至医疗和生活垃圾等容易受各种病原微生物的污染而成为感染源,引发医院感染。

(二)传播途径

传播途径(modes of transmission)是指病原微生物从感染源传播到易感宿主的途径。外源性感染通常有以下几种传播途径。

1. 接触传播(contact transmission) 是医院感染中最常见、最重要的传播方式之一,是指病原微生物通过感染源与易感宿主之间进行直接或间接接触的传播方式。包括直接接触传播和间接接触传播两种方式。

(1)直接接触传播(direct contact transmission):是指感染源直接将病原微生物传播给易感宿主的方式。如母婴间的疱疹病毒、沙眼衣原体、柯萨奇病毒等感染的传播。

(2)间接接触传播(indirect contact transmission):是指感染源所排出的具有致病能力的病原微生物通过一定媒介传播给易感宿主的方式:①医院最常见的传播媒介是医护人员的手,若医疗或护理活动污染的手未及时清洁或消毒,可将病原微生物传播给另一位易感宿主,引起医院感染;②各种医疗设备,如侵入性诊疗器械、病室内公用物品等均可传播各种病原微生物;③各种侵入性治疗,一般指各种注射、输液、输血、导尿术等,若使用污染器械或输入污染药液、血液,均可导致局部感染或疾病传播。如输入污染的血液和血液制品可导致乙型肝炎或艾滋病的传播等;④各种原因导致的医院水源或食物被病原微生物污染,除可导致医院内细菌性食物中毒外,还可导致医院感染的暴发流行,特别是一些条件致病菌,如大肠杆菌等可在宿主肠道内定植,使感染机会增加;⑤动物或昆虫所携带的病原微生物作为人群间传播的中间宿主,如蚊子叮咬可传播疟疾、乙型脑炎等。

2. 飞沫传播(droplet transmission) 是指带有病原微生物的飞沫核(>5μm),在空气中短距离(1m 内)移动到易感人群的口、鼻黏膜或眼结膜等导致的传播。如患者打喷嚏、咳嗽、大笑及谈话时可从鼻腔、口腔快速喷出众多大小不一的飞沫,其中携带有各种致病微生物,若被易感宿主吸入,则可导致感染的发生;另外某些诊疗性操作,如吸痰、洗牙等操作,在执行时容易产生许多飞沫,飞沫中含有呼吸道黏膜的分泌物及病原微生物,因液滴较大,有一定的重量,因此在空气中悬浮时间较短,只能传播给周围距离较近的接触者。常见的主要通过飞沫传播的疾病有:猩红热、严重急性呼吸综合征、新型冠状病毒肺炎、百日咳、白喉等。

3. 空气传播(airborne transmission) 是指带有病原微生物的微粒(≤5μm)通过空气流动导致的疾病传播,一般传播距离较远(>1m)。如物体表面上的感染性物质干燥后形成的菌尘,被吸入或菌尘直接降落于伤口,引起局部直接感染;或菌尘降落于室内物体表面,引起间接感染。若从感染源体内排出的飞沫,在降落前,由于表层水分蒸发,形成含有病原体的飞沫核,这些飞沫核能在空气中长时间随气流游动,造成远距离传播。常见的主要通过空气传播的疾病有开放性肺结核、麻疹和水痘等。

4. 其他途径 如通过动物携带病原微生物而引起的生物媒介传播。病原体在动物中感染、繁殖并传播,通过接触、叮咬、刺蜇、注毒、食入等方式使易感宿主致病。

(三)易感宿主

易感宿主(susceptible host)是指对感染性疾病缺乏免疫力而容易感染的人,若把易感宿主作为一个总体来看,则称为易感人群。医院是易感人群较为集中的地方,容易发生感染和导致感染的流行。

一般情况下,病原体侵入到宿主后是否引起感染主要取决于病原体的致病力和宿主的易感性。病原体的致病力取决于其数量和致病菌的种类;而宿主的易感性则取决于宿主的防御能力和病原体的定植部位。当病原体致病力强,同时宿主防御功能低下时,很容易引起感染。临床影响宿主防御能力的主要因素包括:宿主年龄、性别、种族及遗传因素等;疾病与治疗情况、宿主营养状态、生活状态、心理状态、持续压力等因素。在医院内易感宿主主要为癌症、糖尿病、肾病患者，免疫系统疾病患者，长期大量使用抗生素的患者，接受侵入性检查、治疗的患者，休克、昏迷、术后、烧伤患者和新生儿等。

四、医院感染的控制

为了保障医疗安全，提高医疗质量，维护患者权益和健康，各医院都应根据国家卫健委颁布的《医院感染管理办法》，将医院感染管理作为医院一项重要的管理工作。建立健全医院感染管理组织和制度，不断完善医院感染监控体系，加强医院感染教育，提高全员参与意识，认真落实各项医院感染管理措施，有效预防和控制医院感染。

（一）建立健全医院感染管理机构，加强三级监控体系

医院感染管理机构应是一个完整独立的体系，一般设置为三级管理机构，包括：医院感染管理委员会、医院感染管理科及各科室医院感染管理小组。

一级机构是医院感染管理委员会，是医院感染监控系统的领导机构，由医院感染管理部门、医务部门、护理部门、临床科室、消毒供应室、手术室、临床检验部门、药事管理部门、设备管理部门、后勤管理部门及其他有关部门的主要负责人和医院抗感染药物临床应用专家组成，在医院院长或业务副院长的直接领导下开展工作。二级机构是医院感染管理部门（感染管理科），具体负责医院感染预防和控制方面的管理和业务工作。三级机构即各科室的医院感染管理小组，由科室主任、护士长及本科室质控医师、质控护士组成。

（二）建立健全各项规章制度，做到依法管理监督

为了减少医院感染的发生，各医院感染管理委员会应按照国家卫生行政部门的法律、法规建立健全医院感染各项规章制度，严格依照法律、法规做好医院感染日常管理和预防工作。关于医院感染的管理与控制，国家卫生健康委陆续制定多项法律法规，如《医院感染管理规范》《消毒技术规范》《医院消毒卫生标准》《医疗废物管理条例》以及《突发公共卫生事件应急条例》和《中华人民共和国传染病防治法》等。相关制度如下：

1. 管理制度 建立消毒隔离制度、供应室物品消毒制度和患者入院、住院及出院的随时、终末消毒制度等，做到不断完善和认真落实。

2. 消毒制度 消毒质控标准应符合国家卫生行政部门所规定的"医院消毒卫生标准"，如医护人员手的消毒、空气消毒等均应符合有关标准。

3. 监测制度 包括对灭菌效果、消毒剂使用效果及手术室、换药室、分娩室、注射室、监护室等感染高发科室的监测。

（三）加强医院感染教育，自觉参与感染管理

医院感染教育是指对各级医院工作人员不断地进行有关感染知识的培训，帮助他们树立并增强医院感染监控管理意识，让他们积极、主动地参与医院感

染的控制与管理工作,从而在日常工作的各个环节严格把关,自觉履行医务人员在医院感染管理中的各种职责。

医院感染教育的内容包括:职业道德规范,医院感染管理相关法律、法规、规章制度和标准等;预防和控制医院感染的目的、意义;医疗废物管理,锐器伤及其所致血液、体液传播疾病的预防等。

(四)落实医院感染管理措施,有效阻断传播途径

控制医院感染的重要原则是控制感染源、切断传播途径、保护易感人群。要认真落实医院感染管理措施,切实加强对重点部门、重点环节、易感人群及主要部位感染的管理。具体有以下措施:

1. 建立布局合理、规范合格的传染病病房,严格控制感染源的播散。

2. 加强手术室、重症监护室、产房、消毒供应室、导管室、门急诊等重点部门的消毒管理;切实做好清洁、消毒、灭菌及其效果检测工作;做好洗手技术、无菌技术及隔离技术的监督检测工作;加强对各种内镜、牙钻、接触血液及血液制品的医疗器械、医院污水、医疗污物的处理等,以切断传播途径。

3. 合理使用抗生素,加强主要感染部位(如手术切口、气管切开)等感染管理;严格执行探视和陪护制度,对易感人群实施保护性隔离,以控制感染扩大。

(吴小婉)

第二节 清洁、消毒、灭菌

一、概述

清洁、消毒、灭菌是预防和控制医院感染的重要措施,它包括医院病室内外环境的清洁、消毒,诊疗用具、器械的消毒、灭菌等。

清洁(cleaning)是指去除物体表面有机物、无机物和可见污染物的过程。适用于各类物体表面,也是物品消毒、灭菌前的必要步骤。常用清洁方法包括:水洗、清洁剂或去污剂去污、机械去污、超声清洗等。

清洗(washing)是指去除诊疗器械、器具和物品上污物的全过程,分为手工清洗和机械清洗,流程包括冲洗、洗涤、漂洗和终末漂洗。

消毒(disinfection)是指清除或杀灭传播媒介上病原微生物,使其达到无害化的处理。能杀灭传播媒介上的微生物并达到消毒要求的制剂称为消毒剂。

灭菌(sterilization)是指杀灭或清除医疗器械、器具和物品上一切微生物(包括细菌芽孢)的处理,使其达到灭菌保证水平。灭菌保证水平(sterility assurance leve,SAL)是灭菌处理后单位产品上存在活微生物的概率,通常表示为 10^{-n}。医学灭菌一般设定 SAL 为 10^{-6},即经灭菌处理后在一百万件物品中最多只允许

一件物品存在活微生物。经过灭菌的物品称为无菌物品。

二、消毒灭菌的方法

常用的消毒灭菌方法有两大类：物理消毒灭菌法和化学消毒灭菌法。

（一）物理消毒灭菌法

物理消毒灭菌法是利用物理因素清除或杀灭病原微生物的方法。包括热力消毒灭菌法、辐射消毒法、电离辐射灭菌法、过氧化氢等离子体灭菌法、微波消毒法、机械除菌法等。

1. 热力消毒灭菌法 主要利用热力使微生物的蛋白质凝固变性、酶失活、细胞膜和细胞壁发生改变而导致其死亡，达到消毒灭菌的目的。是目前使用最广泛的方法，可分为干热法和湿热法。干热法是由空气导热，传热效果较慢；湿热法由空气和水蒸气导热，传热快，穿透力强，比干热法所需温度低、时间短。

（1）干热法：主要有燃烧和干烤两种方法。

1）燃烧法：是一种简单、迅速、彻底的灭菌方法，包括焚烧和灼烧。

焚烧：适用于不需保存的物品，如病理标本、尸体、废弃衣物、纸张以及医疗垃圾等的处理，可直接点燃或在焚烧炉内焚烧。

灼烧：①微生物实验室接种环、试管口灭菌，直接在火焰上烧灼；②急用的耐高温器械（金属、搪瓷类），在灼烧前需清洁并干燥。金属器械（锐利刀剪禁用此法以免锋刃变钝）可直接在火焰上烧灼 20 秒；搪瓷类容器可倒入少量 95% 以上乙醇，慢慢转动容器使乙醇分布均匀，点火燃烧直至熄灭，燃烧过程不得添加乙醇，以免引起火焰上窜而致灼伤或火灾。

使用燃烧法时注意安全，须远离氧气、汽油、乙醚等易燃易爆物品。

2）干烤法：利用专用密闭烤箱进行灭菌。适用于耐热、不耐湿、蒸汽或气体不能穿透物品的灭菌，如油剂、粉剂和玻璃器皿等；不适用于纤维织物、塑料制品等。干烤灭菌所需的温度和时间应根据物品种类和烤箱类型来确定，一般随着温度增高，所需时间递减，如：150℃，150 分钟；160℃，120 分钟；170℃，60分钟；180℃，30 分钟。

干烤灭菌法注意事项：①灭菌前物品应先清洁，玻璃器皿需保持干燥。②物品包装合适：体积通常不超过 10cm×10cm×20cm；油剂、粉剂的厚度不超过 0.6cm；凡士林纱布条厚度不超过 1.3cm。③装载高度不超过烤箱内腔高度的 2/3，不与烤箱的底部和四壁接触，物品间留有空隙。④灭菌途中不可打开烤箱放进新的物品。⑤灭菌温度达到要求时，计算灭菌时间，并打开柜体的排风装置。⑥灭菌后待温度降至 40℃ 以下才能打开烤箱，以防炸裂。⑦监测灭菌效果：物理监测法，应用多点温度检测仪观察在设定时间内是否达到预设温度；化学监测法，观察包外、包内化学指示物在灭菌周期后颜色是否改变；生物监测法，采用枯草杆菌黑色变种芽孢菌片制成标准生物测试包对灭菌质量进行监测。

（2）湿热法：主要有压力蒸汽灭菌法和煮沸法，其他有低温蒸汽消毒法和流动蒸汽消毒法。

1）压力蒸汽灭菌法：是热力消毒灭菌法中效果最好的一种方法，在临床应用最为广泛。主要利用高压饱和蒸汽的高热所释放的潜热灭菌（潜热：当1g100℃水蒸气变成1g100℃的水时，释放2 255J的热能）。适用于耐热、耐湿类诊疗器械、器具和物品的灭菌，如敷料、各类器械、搪瓷、橡胶、玻璃制品及溶液等，注意不能用于油类和粉剂的灭菌。根据排放冷空气的方式和程度不同，将压力蒸汽灭菌器分为下排气式压力蒸汽灭菌器和预排气压力蒸汽灭菌器。根据灭菌时间的长短，压力蒸汽灭菌程序分为常规压力灭菌程序和快速压力灭菌程序。

下排气式压力蒸汽灭菌器：利用冷热空气的比重差异，借助容器上部的蒸汽迫使冷空气自底部排气孔排出，排出的冷空气全部由饱和蒸汽取代，再利用蒸汽释放的潜热灭菌。首选用于微生物培养物、液体、药品、实验室废物和无孔物品的灭菌。灭菌所需的温度、压力和时间根据灭菌器类型、物品性质、包装大小而有所差别。灭菌器的参数一般为温度121℃，压力102.8～122.9kPa，器械灭菌时间为20分钟，敷料灭菌时间30分钟。

预排气压力蒸汽灭菌器：利用机械抽真空原理，在通入蒸汽前先将灭菌柜内部抽成真空，形成负压，使蒸汽能迅速穿透物品内部进行灭菌。首选用于管腔物品、多孔物品和纺织品等的灭菌。灭菌器的灭菌参数一般为温度132℃～134℃，压力184.4～229.3kPa，灭菌时间4分钟。

快速压力蒸汽灭菌包括下排气、正压排气和预排气压力蒸汽灭菌。其灭菌参数如时间和温度，由灭菌器的性质、灭菌物品材料性质（带孔和不带孔）、是否裸露而定（表3-1）。

表3-1 快速压力蒸汽灭菌（132～134℃）所需最短时间

物品种类	下排气		正压排气		预排气	
	灭菌温度/℃	灭菌时间/min	灭菌温度/℃	灭菌时间/min	灭菌温度/℃	灭菌时间/min
不带孔物品	132	3	134	3.5	132	3
带孔物品	132	10	134	3.5	132	4
不带孔+带孔物品	132	10	134	3.5	132	4

压力蒸汽灭菌法注意事项：①安全操作：操作人员要经过专业训练，合格后才能上岗；严格遵守灭菌器的使用说明或指导手册；设备运行前每日进行安全

检查并预热。②清洗包装：器械或物品灭菌必须洗净并干燥，包装材料和包装方法应符合要求，器械包重量不宜超过 7kg，敷料包重量不宜超过 5kg；物品捆扎不宜过紧；灭菌包每包内放置化学指示物，外用化学指示胶带贴封；③装载恰当：使用专用灭菌架装载物品，灭菌包之间留有空隙；同类材质应在同一批次灭菌，如材质不同，则纺织类物品竖放于金属、搪瓷类物品之上；下排气式压力蒸汽灭菌器装载体积不应超过灭菌器柜室容积 80%；预排气压力蒸汽灭菌器的装载体积不得超过 90%，但不小于柜内容积的 10%；④密切观察：随时观察压力及温度情况，并准确计时，只有当柜内温度达到要求时才开始计算灭菌时间；⑤灭菌后卸载：灭菌完毕后压力表回归"0"位后才打开盖或门；灭菌物品冷却时间应>30 分钟，待冷却干燥后才能取出备用；⑥监测灭菌效果：物理监测法，每次灭菌应连续监测并记录灭菌时温度、压力、时间等参数，记录所有临界点的时间、温度和压力值，结果应符合灭菌要求；化学监测法，通过观察灭菌包内、包外化学指示物颜色的变化判定是否达到灭菌要求；生物监测法，通常使用含非致病性嗜热脂肪杆菌芽孢菌片制成的标准生物测试包或生物 PCD（灭菌过程挑战装置）对灭菌质量进行监测，一般每周监测一次；B-D 试验，预排气灭菌器每日开始灭菌运行前空载进行 B-D 测试，监测合格，方可使用。

2）煮沸消毒法：是应用最早的消毒方法之一，也是家庭常用的消毒方法。水的沸点在 1 个标准大气压下为 100℃，煮沸 5～10 分钟可杀灭细菌繁殖体，煮沸 15 分钟可杀灭多数细菌芽孢，而某些抗热能力极强的细菌芽孢则需煮沸更长时间，如肉毒芽孢则需煮沸 3 小时才能杀灭。煮沸消毒法经济、实用、简单易行，适用于耐湿、耐高温物品的消毒，如金属、搪瓷、玻璃、餐饮具、橡胶制品等。

方法：将物品刷洗干净后全部浸没在水中，物品离水面≥3cm，加热至 100℃后维持≥15 分钟。消毒时间从水沸后算起，如中途加入物品，则在第二次水沸后重新计时。

注意事项：①使用软水；消毒前物品刷洗干净；器械打开轴节或盖子，大小相同的容器不能重叠，空腔导管腔内预先灌满水，锐利、细小、易损物品用纱布包裹；放入总物品不超过容量的 3/4；②根据物品性质决定放入水中的时间，玻璃类在温水或冷水中放入；橡胶类物品用纱布包好，水沸后放入；③水的沸点受气压影响，海拔每增高 300m，消毒时间需延长 2 分钟；④为能增强杀菌、去污防锈的作用，可在水中加入碳酸氢钠，配成 1%～2% 浓度，沸点可达到 105℃；⑤消毒后的物品及时取出置于无菌容器内，4 小时内未用需重新煮沸消毒。

3）其他：低温蒸汽消毒法和流动蒸汽消毒法。①低温蒸汽消毒法是指用较低的温度杀灭物品中的病原菌或特定微生物。用于内镜、塑料制品等不耐高热物品的消毒时，蒸汽温度控制在 73～80℃，持续 10～15 分钟；用于乳类、酒类消毒时又称为巴氏消毒法，将液体加热到 61.1～62.8℃，保持 30 分钟，或加热到

71.7℃,保持 15～16 秒;②流动蒸汽消毒法是在常压下用 100℃的水蒸气消毒,相对湿度 80%～100%,15～30 分钟即可杀灭细菌繁殖体,适用于医疗器械和物品的初步消毒,餐饮用具及部分卫生用品的消毒。

2. 辐射消毒法 主要利用紫外线或臭氧的杀菌作用,使菌体蛋白质光解、变性而致细菌死亡。

(1)日光暴晒法:利用日光具有热、干燥和紫外线作用达到消毒效果。将物品放在直射日光下,暴晒 6 小时,并定时翻动,多用于床褥、书籍等物品的消毒。

(2)紫外线消毒法:紫外线主要是通过对微生物的辐射损伤和破坏核酸的功能杀灭微生物,从而达到消毒的目的。消毒使用的 C 波紫外线,波长为 250～270nm,其中杀菌作用最强为 253.7nm。由于紫外线辐照能量低,穿透力弱,因此主要适用于空气、物品表面和液体的消毒。目前常用的有紫外线灯和紫外线消毒器。

1)方法:①用于空气消毒时,首选紫外线空气消毒器,不仅消毒效果可靠,还可在室内有人的情况下使用;也可使用室内悬吊式紫外线灯照射,灯管吊装高度距离地面 1.8～2.2m,数量≥15W/m³,照射时间≥30 分钟;②用于物品表面消毒时,最好使用便携式紫外线消毒器近距离移动照射;小件物品可放入紫外线消毒箱内照射;采取紫外线灯悬吊照射时,有效距离为 25～60cm,物品表面充分暴露,消毒时间为 20～30 分钟;③用于液体消毒时,可采用水内照射法或水外照射法,紫外线灯外应有石英玻璃保护罩,水层厚度应小于 2cm,并根据紫外线的辐射强度确定水流速度。

2)注意事项:①消毒环境,采用紫外线灯消毒室内空气时,房间应保持清洁干燥,关闭门窗,空气适宜温度为 20～40℃,相对湿度为 40%～60%。当温度低于 20℃或高于 40℃,相对湿度大于 60% 时,适当延长照射时间。②保持灯管清洁,一般使用 70%～80% 的酒精擦拭,除去表面的灰尘及污垢,每周 1 次。③正确计算及记录消毒时间,从灯亮后 5～7 分钟开始计时,并设登记本记录实际使用时间,若累计使用时间超过 1 000 小时,需更换灯管。④加强防护,紫外线对人的眼睛和皮肤有刺激作用,照射时人应离开房间,必要时佩戴防护设备,照射完毕后应立即开窗通风。不应在易燃、易爆场所使用。⑤定期监测,由于紫外线灯在使用过程中辐照强度会逐渐降低,故应定期监测其照射强度。普通 30W 直管型紫外线灯管新灯辐照强度应≥90μW／cm²,使用中灯管辐照强度应≥70μW／cm²,高强度紫外线新灯辐射强度应≥180μW／cm²。主要应用物理、化学、生物监测法进行监测。物理监测法是开启紫外线灯 5 分钟后,将紫外线辐照计置于所测紫外线灯下正中垂直 1m 处,仪表稳定后所示结果即为辐照强度值;化学监测法是开启紫外线灯 5 分钟后,将紫外线灯强度辐射指示卡置于紫外线灯下正中垂直 1m 处,照射 1 分钟后判断辐射强度;生物监测法主要通过对空气、物品表面的采样,检测细菌菌落以判断其消毒效果。

(3)臭氧消毒法:臭氧主要依靠其强大的氧化作用进行杀菌,可杀灭细菌繁殖体、病毒、芽孢、真菌,并破坏肉毒杆菌毒素,是一种广谱杀菌剂。适用于无人状态下的空气、物品表面、医院污水及床褥被服等的消毒。空气消毒时,臭氧浓度 20mg/m³,作用 30 分钟;水消毒时根据不同场所及厂家使用说明书使用;物品表面消毒时,密闭空间内臭氧浓度 60mg/m³,作用 60~120 分钟。

注意事项:①因臭氧对人体有毒,故用于空气消毒时,人员须离开现场,消毒结束后开窗通风 30 分钟后方可进入;②因其具有强大的氧化性,可损坏多种物品,且浓度越高对物品损坏越重,故避免用于贵重物品消毒;③臭氧的杀菌作用受多种因素包括温度、相对湿度和有机物等的影响。

3. 电离辐射灭菌法 是应用放射性核素 ^{60}Co 发射高能 γ 射线或电子加速器产生的 β 射线进行辐射灭菌。适用于不耐热物品常温下的灭菌,如一次性医用塑料制品、精密医疗器材和仪器、食品、药品和生物制品等,又称"冷灭菌"。注意事项:①应用机械传送物品以防辐射对人体造成伤害;②由于氧气对 γ 射线杀菌有促进作用,灭菌应在有氧环境下进行;③湿度越高,杀菌效果越好。

4. 过氧化氢等离子体灭菌法 过氧化氢在灭菌器内高频电磁场作用下形成等离子体,等离子体中有自由基 HO、过羟自由基 HO$_2$、激发态 H$_2$O$_2$、活性氧原子 O、活性氢原子 H 等活性因子,极易与微生物体内蛋白质和核酸物质发生反应,使微生物死亡,从而达到灭菌效果。适用于不耐高温、湿热的诊疗器械如电子仪器、光学仪器等灭菌,不适用于布类、纸类、水、油类、粉剂等材质的灭菌,对金属、橡胶、塑料及活性高分子材料均有一定的腐蚀性。

方法:在专用的过氧化氢低温等离子体灭菌器内进行,一次灭菌过程包含若干个循环周期,每个循环周期包括抽真空、过氧化氢注入、扩散、等离子化、通风五个步骤。灭菌参数一般为过氧化氢作用浓度>6mg/L,灭菌腔壁温度 45~65℃,灭菌周期 28~75 分钟。

注意事项:①装载之前,物品应清洗干净和充分干燥,并使用专用包装材料和容器。②灭菌包不能叠放,不能接触灭菌腔内壁。③灭菌效果监测:物理监测法,每次灭菌应连续监测并记录每个灭菌周期的灭菌参数,符合灭菌器使用说明要求;化学监测法,观察灭菌包内外化学指示物的颜色变化,判断灭菌是否合格;生物监测法,用嗜热脂肪杆菌芽孢或枯草杆菌黑色变种芽孢作为生物指示剂,每天至少进行一次灭菌循环的监测。

5. 微波消毒法 微波是一种波长短、频率高、穿透力强的电磁波,在电磁波的高频交流电场中,物体的极性分子发生极化进行高速运动,并频繁改变方向,相互摩擦,使温度上升,从而达到消毒作用。消毒所使用的微波频率为

2 450±50MHz。常用于食品及餐具的消毒、医疗药品及耐热非金属材料器械的消毒。

注意事项：①微波对人体有一定伤害，应避免小剂量长期接触或大剂量照射。②微波无法穿透金属表面，故盛放物品时不用金属容器；物品高度不超过柜内高度的2/3，宽度不超过转盘周边，不接触装置四壁。③微波的热效应需要一定的水分，待消毒物品应浸入水中或用湿布包裹。④被消毒的物品应为小件或不太厚物品。

6. 机械除菌法 是指用机械的方法（如冲洗、刷、擦、扫、抹、铲除或过滤）去除物体表面、水、空气中及人畜体表的有害微生物，减少微生物数量和降低感染的机会。常用层流通风和过滤除菌法。层流通风主要使室外空气通过孔隙小于0.2μm的高效过滤器以垂直或水平两种气流呈流线状流入室内，再以等速流过房间后流出，使污染空气排出。过滤除菌法是将待消毒的介质，通过规定孔径的过滤材料，去除气体或液体中的微生物，但不能将微生物杀灭。

常用的物理消毒灭菌法见表（表3-2）。

表3-2 常用物理消毒灭菌法

分类			适用范围
热力消毒灭菌法	干热法	燃烧法	①不需保存的物品：病理标本、尸体、废弃衣物等 ②某些急用的耐高温器械的消毒：金属、搪瓷类
		干烤法	①耐热、不耐湿、蒸汽或气体不能穿透物品的灭菌：油剂、粉剂和玻璃器皿等 ②不适用于纤维织物、塑料制品等
	湿热法	压力蒸汽灭菌法	①适用于耐热、耐湿诊疗器械、器具和物品的灭菌：敷料、各类器械、搪瓷、橡胶、玻璃制品及溶液等 ②不适用于油类和粉剂的灭菌
		煮沸消毒法	耐湿、耐高温物品的消毒：金属、搪瓷、玻璃、餐饮具、橡胶制品等
	其他	低温蒸汽消毒法	内镜、塑料制品等不耐高热物品的消毒，以及乳类、酒类消毒
		流通蒸汽消毒法	医疗器械和物品的初步消毒，餐饮用具及部分卫生用品的消毒
辐射消毒法	日光暴晒法		床褥、书籍等物品的消毒
	紫外线消毒法		空气、物品表面和液体的消毒
	臭氧消毒法		空气、物品表面、医院污水及床褥被服等的消毒

分类		适用范围
电离辐射灭菌法		不耐热物品的常温灭菌：一次性医用塑料制品、精密医疗器材和仪器、食品、药品和生物制品等
过氧化氢等离子体灭菌法		①不耐高温、湿热的诊疗器械的灭菌：电子仪器、光学仪器等 ②不适用于布类、纸类、水、油类、粉剂等材质的灭菌
微波消毒法		食品及餐具的消毒、医疗药品及耐热非金属材料器械的消毒
机械除菌法	层流通风法、过滤除菌法	去除物体表面、水、空气、人畜体表的有害微生物

（二）化学消毒灭菌法

化学消毒灭菌法是利用化学药物渗透到微生物的体内，使微生物的蛋白凝固变性，酶蛋白失去活性，或抑制微生物代谢、生长和繁殖，从而起到消毒灭菌作用。能杀灭传播媒介上的微生物使其达到消毒或灭菌要求的化学制剂称为化学消毒剂。

凡不适用于物理消毒灭菌的物品，都可以选用化学消毒灭菌法，如对患者皮肤、黏膜、排泄物及周围环境、锐利的金属器械、光学仪器（胃镜、膀胱镜等）的消毒。

1. 化学消毒剂的种类 各种化学消毒剂按其消毒效力可分为以下四类。

（1）灭菌剂（sterilant）：指可杀灭一切微生物（包括细菌芽孢），使物品达到灭菌要求的化学制剂，如戊二醛、环氧乙烷等。

（2）高效消毒剂（high-efficacy disinfectant）：指可杀灭一切细菌繁殖体（包括结核分枝杆菌）、病毒、真菌及其孢子，对细菌芽孢也有一定杀灭作用的化学制剂，如过氧乙酸、过氧化氢、部分含氯消毒剂等。

（3）中效消毒剂（intermediate-efficacy disinfectant）：指仅可杀灭分枝杆菌、细菌繁殖体、真菌、病毒等微生物的化学制剂，如醇类、碘类、部分含氯消毒剂等。

（4）低效消毒剂（low-efficacy disinfectant）：指仅可杀灭细菌繁殖体和亲脂病毒的化学制剂，如酚类、胍类、季铵盐类消毒剂等。

2. 化学消毒剂的使用原则

（1）合理使用，能采用物理方法消毒灭菌的，尽量不用化学消毒灭菌法。

（2）根据物品的性能及各种微生物的特性，选择合适的消毒剂。

（3）严格掌握消毒剂的有效浓度、消毒时间和使用方法。

（4）需消毒的物品应洗净擦干，浸泡时打开轴节，将物品浸没于溶液内。

（5）消毒剂应定期更换，易挥发的应加盖，并定期监测，及时调整浓度。

（6）浸泡过的物品，使用前需用无菌水冲洗，以免消毒剂刺激人体组织。

（7）消毒剂中不能放置纱布、棉花等物，以防降低消毒效力。

（8）熟悉消毒剂的毒副作用，按消毒剂的性能妥善保存，并做好防护。

3. 化学消毒剂的使用方法

（1）浸泡法（immersion）：选用杀菌谱广、腐蚀性弱的水溶性消毒剂，将被消毒的物品浸没于规定浓度消毒液内持续一定时间的消毒方法。浸泡前要打开物品的轴节或套盖，管腔内要灌满消毒液。适用于大多数物品。

（2）擦拭法（rubbing）：选用易溶于水、穿透性强、无显著刺激性的消毒剂，擦拭被污染的物品表面或皮肤、黏膜的消毒方法。

（3）喷雾法（nebulization）：用喷雾器将一定浓度的化学消毒剂均匀地喷洒于空间或物体表面进行消毒的方法。常用于地面、墙壁、空气、物品表面的消毒。

（4）熏蒸法（fumigation）：在密闭空间内，利用规定浓度的消毒剂加热或加入氧化剂后产生的气体在规定时间内进行消毒的方法。常用于手术室、换药室、病室的空气消毒，以及精密贵重仪器或不能蒸煮、浸泡物品的消毒。

4. 常用的化学消毒剂　临床常用的化学消毒剂（表3-3）。

三、医院清洁、消毒、灭菌工作

医院清洁、消毒、灭菌工作，是指根据一定的规范、原则，对医院环境、各类用品、患者分泌物及排泄物等进行消毒处理的过程，其目的是降低医院感染的发生率。

（一）医疗器械的分类（斯伯尔丁分类法，E.H.Spaulding classification）

1968年，E.H.Spaulding根据医疗器械污染后使用所致感染的危险性大小及在患者使用之前的消毒或灭菌要求，将医疗器械分为三类：

1. 高度危险性物品　进入人体无菌组织、器官、脉管系统，或有无菌体液从中流过或接触破损皮肤、黏膜的物品，一旦被微生物污染，具有极高的感染风险，如手术器械、穿刺针、腹腔镜、活检钳、心脏导管、植入物等。高度危险性物品使用前必须灭菌。

2. 中度危险性物品　与完整黏膜相接触，而不进入人体无菌组织、器官和血流，也不接触破损皮肤、破损黏膜的物品，如胃肠道内镜、气管镜、喉镜、肛表、口表、呼吸机管道、麻醉机管道、压舌板、肛门直肠压力测量导管等。

3. 低度危险性物品　与完整皮肤接触而不与黏膜接触的器材，如听诊器、血压袖带等；病床围栏、床面以及床头柜、被褥、墙面、地面、痰盂（杯）和便器等。

表 3-3 常用化学消毒剂

消毒剂名称	消毒效力	性质与特点	适用范围及使用方法	注意事项
戊二醛（glutaraldehyde）	灭菌	无色透明液体，有醛剂气味，刺激性	①适用：不耐热诊疗器械和物品的浸泡消毒与灭菌 ②浸泡法：将洗净、干燥的物品放入2%的戊二醛溶液中完全浸没，消毒时间为10小时；内镜消毒按要求采用浸泡或擦拭法	①室温下避光，密闭保存于阴凉、干燥、通风处，并加盖；盛装消毒剂的容器使用前经消毒处理，配制好的消毒液最多连续使用14天，使用中的戊二醛含量应≥1.8% ③消毒或灭菌后以无菌方式取出，并用无菌水反复冲洗干净，再用无菌纱布擦干后使用 ④有毒性，对人体皮肤和黏膜有严重的刺激作用，使用时注意个人防护
环氧乙烷（ethylene oxide）	灭菌	低温为无色液体，有芳香醚味，>10.8℃变为气态，易燃易爆；不损害消毒的物品，且穿透力强	①适用：不耐热且不耐湿的诊疗器械、器具和物品的灭菌，如光学仪器、电子仪器、纸质、化纤、金属等制品 ②按照环氧乙烷灭菌器生产厂家的操作使用说明，根据物品种类、包装、装置量与方式不同，选择合适的温度、浓度和时间等灭菌参数	①存放于阴凉通风处，远离火源、静电、转动马达，储存温度<40℃，相对湿度60%~80% ②应有专门的排气管道，每年监测工作环境中环氧乙烷的浓度，工作人员要严格遵守操作程序并做好防护，培训 ③物品在灭菌前需彻底清洗干净，不可用生理盐水清洗（环氧乙烷难以杀灭无机盐中的微生物）；物品包装不宜过厚，装载量不超过柜内容积的80% ④不可用于食品、液体、油脂类和粉剂的灭菌 ⑤每次消毒效果应进行效果监测评价
甲醛（formaldehyde）	灭菌	无色透明性液体，刺激性强	①适用：不耐热且不耐湿的诊疗器械、器具和物品的灭菌，如电子仪器、光学仪器、管腔器械、金属器械、合成材料等 ②应用低温甲醛蒸汽灭菌器进行灭菌，根据要求装载适量2%复方甲醛溶液或35%~40%甲醛溶液，灭菌参数：温度55~80℃，相对湿度80%~90%，时间30~60分钟	①必须在密闭的灭菌柜中进行，使用专用灭菌溶液，不可采用自然挥发或熏蒸法 ②对人体有一定毒性和刺激性，运行时周围环境中甲醛浓度<0.5mg/m³ ③物品灭菌后应去除残留甲醛气体，需设置专用排风系统 ④因甲醛有致癌作用，不用于空气消毒

续表

消毒剂名称	消毒效力	性质与特点	适用范围及使用方法	注意事项
过氧乙酸 （peracetic acid）	灭菌、 高效消毒用	无色或浅黄色透明液体，有刺激性气味，带有醋酸味	①适用：耐腐蚀物品、环境、室内空气等的消毒 专用机械消毒设备，适用于内镜的灭菌 ②常用浸泡法、擦拭法、喷洒法或冲洗法 一般物品表面：0.1%～0.2%溶液浸泡30分钟；大件及不能浸泡者使用擦拭法，作用3分钟 耐腐蚀器械：0.5%溶液冲洗10分钟 环境：0.2%～0.5%溶液喷洒或喷雾消毒，作用30～60分钟；或15%溶液加热熏蒸，相对湿度60%～80%，室温下作用2小时	①稳定性差，应密闭贮存于通风阴凉避光处，防高温，远离还原剂和金属粉末 ②定期监测浓度，如原液低于12%禁止使用 ③用无菌蒸馏水配制稀释液，不可与原液、强氧化剂混合，并要现配现用，使用时限≤24小时 ④应加强个人防护，空气熏蒸消毒时室内不应有人，消毒后及时通风换气 ⑤对金属和织物有很强腐蚀性和漂白作用，浸泡消毒后及时用无菌水冲洗干净
含氯消毒剂 （常用液氯、漂白粉、二氧化氯、酸性氧化电位水等）	高、 中效消毒用	在水溶液中释放有效氯，有强烈的刺激性气味	①适用：物品、物体表面的消毒、分泌物、排泄物排放前的消毒 ②常用浸泡法、擦拭法、喷洒法和干粉消毒法 浸泡法：对细菌繁殖体污染的物品，有效氯浓度为500mg/L，浸泡时间>10分钟；对经血传播病原体、细菌芽孢污染物品，有效氯浓度2000～5000mg/L，浸泡时间>30分钟 擦拭法：大件物品使用此法，浓度和时间同浸泡法 喷洒法：一般污染的物品表面有效氯浓度400～700mg/L，作用10～30分钟；经血传播病原体及结核分枝杆菌污染表面，有效氯浓度2000mg/L，作用>60分钟 干粉消毒法：用于分泌物、排泄物排放前消毒时，用含氯消毒剂干粉加入其中，使有效氯浓度达10000mg/L，搅拌后作用>2小时；用于医院污水消毒时，用干粉按有效氯50mg/L用量加入其中，搅拌均匀，作用2小时后排放	①密闭保存在阴凉、干燥、通风处、粉剂还需防潮 ②配制的溶液性质不稳定，应现配现用，使用时限≤24小时 ③配制漂白粉等粉剂溶液时应戴口罩、手套 ④用于金属器械消毒的含氯消毒液，必须加防锈剂，消毒后应用无菌水冲洗干净，干燥后使用 ⑤有腐蚀及漂白作用，不宜用于有色织物的消毒

续表

消毒剂名称	消毒效力	性质与特点	适用范围及使用方法	注意事项
醇类（乙醇、异丙醇、正丙醇或两种合成分的复方制剂）	中效消毒	无色澄清透明液体，具有乙醇固有的刺激性气味	①适用：手、皮肤、物体表面及诊疗器具的消毒，常用体积比为70%~80%的乙醇溶液 ②常用擦拭法、浸泡法或冲洗法 手消毒：擦拭揉搓时间≥15秒 皮肤、物体表面：擦拭2遍，作用3分钟 诊疗器具：完全浸没，加盖，作用≥30分钟，或进行表面擦拭消毒	①密闭保存于阴凉、干燥、通风、避光避火处，定期监测，用后盖紧，保持有效浓度 ②不适于空气消毒及医疗器械的消毒灭菌，不宜用于脂溶性物体表面的消毒 ③不应用于被血、脓、粪便等有机物严重污染表面的消毒 ④有刺激性，不宜用于黏膜及创面的消毒 ⑤对醇类过敏者慎用
碘伏（iodophor）	中效消毒	黄棕色至红棕色澄清液体，有碘气味	①适用：手、皮肤、黏膜及伤口的消毒 ②常用擦拭法、冲洗法 碘伏浓度：手及皮肤消毒时2 000~10 000mg/L；黏膜消毒时250~500mg/L 外科手消毒：擦拭或刷洗，作用3~5分钟 手术部位皮肤：擦拭2~3遍，时间遵循产品说明 注射部位皮肤：擦拭2遍，作用时间3~5分钟 口腔黏膜及创面：1 000~2 000mg/L 擦拭，作用时间遵循产品说明 阴道黏膜及创面：500mg/L 冲洗，作用时间遵循产品说明	①避光密闭保存于阴凉、干燥通风处 ②稀释后稳定性差，宜现配现用 ③皮肤消毒后无须乙醇脱碘 ④对二价金属制品有腐蚀性，不用于相应金属制品的消毒 ⑤对碘过敏者慎用
碘酊（iodine tincture）	中效消毒	棕红色澄清液，有碘和乙醇气味	①适用：注射、手术部位及新生儿脐带部位皮肤消毒 ②使用浓度：有效碘18 000~22 000mg/L，擦拭2遍以上，作用1~3分钟，稍干后用75%乙醇擦拭脱碘	①避光密闭保存于阴凉、干燥通风处 ②不适用于破损皮肤、眼及黏膜消毒 ③对碘、乙醇过敏者慎用

续表

消毒剂名称	消毒效力	性质与特点	适用范围及使用方法	注意事项
复方碘伏消毒液	中效消毒	棕黄色澄清液体	①适用：注射、手术部位皮肤消毒 ②常用擦拭法、冲洗法 外科手消毒：擦拭揉搓至干，作用 3~5 分钟 手术部位皮肤：擦拭 2~3 遍，作用≥2 分钟 注射部位皮肤：擦拭 2 遍，时间遵循产品说明	①避光密闭保存于阴凉、干燥通风处 ②含乙醇的碘制剂不应应用于黏膜和伤口的消毒 ③对二价金属制品有腐蚀性，不用于相应金属制品的消毒 ④对碘、乙醇过敏者慎用
胍类消毒剂（氯己定、复方氯己定）	中、低效消毒	无色透明，无沉淀、不分层液体	①适用：手、皮肤、黏膜的消毒 ②常用擦拭法、冲洗法 手术部位及注射部位皮肤以及伤口创面：有效含量≥2g/L 的氯己定乙醇溶液（70% 体积比）局部擦拭 2~3 遍，作用时间遵循产品说明 外科手消毒：使用方法遵循产品说明 口腔、阴道或伤口创面：有效含量≥2g/L 的氯己定水溶液冲洗，作用时间遵循产品说明	①密闭存放于避光、阴凉、干燥处 ②不适用于结核分枝杆菌、细菌芽孢污染物品消毒 ③氯己定为阴离子表面活性剂，不能与肥皂或其他阴离子洗涤剂混合使用及前后使用

（二）消毒、灭菌方法的作用水平

根据消毒因子对微生物的杀灭能力，将消毒灭菌方法分为四个作用水平。

1. 灭菌法 指杀灭一切微生物包括细菌芽孢的方法，达到无菌水平。包括热力灭菌、电离辐射灭菌、过氧化氢等离子体灭菌等物理灭菌法，以及采用戊二醛、环氧乙烷、甲醛等灭菌剂在规定条件下，以合适的浓度和有效的作用时间进行的化学灭菌方法。

2. 高水平消毒法 指杀灭一切细菌繁殖体包括分枝杆菌、病毒、真菌及其孢子和绝大多数细菌芽孢的消毒方法。包括臭氧消毒法、紫外线消毒法、部分含氯消毒剂、碘酊、过氧化物等以及能达到灭菌效果的化学消毒剂在规定条件下，以合适的浓度和有效的作用时间进行消毒的方法。

3. 中水平消毒法 指杀灭细菌芽孢以外的各种病原微生物包括分枝杆菌的消毒方法。包括煮沸消毒法、流通蒸汽消毒法，以及醇类、碘类、复方氯己定、复方季铵盐类等消毒剂，以合适的浓度和有效的作用时间进行消毒的方法。

4. 低水平消毒法 指能杀灭细菌繁殖体（分枝杆菌除外）和亲脂病毒的消毒方法。包括通风换气、冲洗等机械除菌法，和苯扎溴铵、氯己定等化学消毒方法。

（三）选择消毒、灭菌方法的原则

1. 根据物品污染后导致感染的风险高低选择相应的消毒或灭菌的方法

（1）高度危险性物品，应采用灭菌方法处理。

（2）中度危险性物品，应采用高水平或中水平消毒方法。中度危险性物品菌落总数应≤20CFU/件，不得检出致病性微生物。

（3）低度危险性物品，可采用中、低水平消毒方法，或做清洁处理，遇到病原微生物污染时，针对所污染病原微生物的种类选择有效的消毒方法。低度危险性物品菌落总数应≤200CFU/件，不得检出致病性微生物。

2. 根据物品上污染微生物的种类、数量选择消毒或灭菌的方法

（1）对受到致病菌芽孢、真菌孢子、分枝杆菌和经血传播病原体（乙型肝炎病毒、丙型肝炎病毒、HIV病毒等）污染的物品，选用灭菌法或高水平消毒法。

（2）对受到真菌、亲水病毒、螺旋体、支原体、衣原体等污染的物品，选用中水平以上消毒法。

（3）对受到一般细菌和亲脂病毒污染的物品，选用中水平或低水平的消毒法。

（4）杀灭被有机物保护的微生物时，或消毒物品上微生物污染特别严重时，应加大消毒药剂的使用剂量和/或延长消毒时间。

3. 根据消毒物品的性质选择消毒或灭菌的方法

（1）耐热耐湿诊疗器械、器具和用品，应首选压力蒸汽灭菌法；耐热的玻璃器皿、油剂及干粉类应首选干热灭菌法。

（2）不耐热、不耐湿的物品，宜采用低温灭菌法，如环氧乙烷、过氧化氢低温等离子灭菌或低温甲醛蒸汽灭菌等。

（3）对于表面光滑的物品，可选择消毒剂擦拭或紫外线消毒器近距离照射；对于多孔材料表面，宜选择浸泡或喷雾消毒。

（4）金属器械的浸泡灭菌，应选择腐蚀性小的灭菌剂，并注意防锈。

4. 根据是否有明确感染源选择消毒类型

（1）预防性消毒：指在未发现明确感染源的情况下，为预防感染的发生，对可能受到病原体污染的物品及场所进行消毒。比如医院内医疗器械的灭菌，诊疗器械的消毒，住院患者病室及床单位的消毒，医院环境的消毒等。

（2）疫源性消毒：指对疫源地内污染的环境及物品的消毒，包括随时消毒和终末消毒。①随时消毒，指疫源地内有传染源存在时进行的消毒，目的是及时杀灭或去除传染源所排出的病原微生物，消毒合格标准为自然菌的消亡率≥90%。具体应做到"六消毒"：消毒分泌物或排泄物、消毒生活用具、消毒双手、消毒衣服和床单、消毒患者居室、消毒生活用水和污物。②终末消毒，指传染源离开疫源地后进行的彻底的消毒，如医院内患有传染性疾病的患者离院后对其病室和使用过物品的消毒。应根据消毒对象及其污染情况选择适宜的消毒方法，要求空气或物体表面消毒后自然菌的消亡率≥90%，排泄物、分泌物或被污染的血液等消毒后不应检出病原微生物或目标微生物。

（四）医院日常的清洁、消毒、灭菌

清洁、消毒、灭菌工作贯穿于医院日常的诊疗护理活动和卫生处理工作中。根据工作内容，可分为环境、被服类、饮水餐具、皮肤黏膜、器械物品、污物污水等几类的清洁、消毒、灭菌。

1. 医院环境清洁、消毒 医院环境常被患者、隐性感染者或带菌者排出的病原微生物所污染，成为感染的媒介，故其清洁与消毒是控制医院感染的基础。医院环境表面日常清洁消毒遵循先清洁再消毒的原则，发生感染暴发或者环境表面检出多重耐药菌，需实施强化清洁与消毒。

（1）环境空气：从空气消毒的角度可将医院环境分为四类，根据类别采用相应的空气消毒方法。如采用空气消毒剂，需符合《空气消毒剂卫生要求》（GB 27948—2020）规定。医院环境分类及空气消毒方法如（表3-4）所示。

（2）环境物品表面：环境物品表面、地面应保持清洁，不得检出致病性微生物。如无明显污染，采用湿式清洁；如受到肉眼可见污染时应及时清洁、消毒。①对治疗车、床栏、床头柜、门把手、灯开关、水龙头等频繁接触的物体表面，应每天清洁、消毒。②被患者血液、呕吐物、排泄物或病原微生物污染时，根据具体情况采用中效水平以上的消毒方法。少量（<10ml）的溅污，可先清洁

再消毒；大量（≥10ml）的溅污，先用吸湿材料去除可见污染，再进行清洁、消毒。③人员流动频繁的场所应每天工作结束后进行清洁、消毒。④感染高风险的部门如Ⅰ类环境、Ⅱ类环境中的科室以及感染性疾病科、检验科、耐药菌和多重耐药菌污染的场所，应保持清洁干燥，做好随时消毒和终末消毒。地面消毒采用400～700mg/L 有效氯的含氯消毒液擦拭，作用 30 分钟；物体表面消毒方法同地面或采用 1 000～2 000mg/L 季铵盐类消毒液擦拭。⑤被朊毒体、气性坏疽及突发不明原因的传染病病原体污染的环境或物品表面应做好随时消毒和终末消毒。各类环境物体表面菌落数卫生标准为：Ⅰ类、Ⅱ类环境≤5CFU/cm^2，Ⅲ类、Ⅳ类环境≤10CFU/cm^2。

表 3-4　医院环境分类及空气消毒方法

| 环境种类 | 包含范围 | 空气平均菌落数 [a] | | 消毒方法 |
		CFU/ 平皿	CFU/m^3	
Ⅰ类环境	层流洁净手术室	符合 GB50333 要求 [b]	≤150	集中空调通风系统、空气洁净技术、循环风紫外线空气消毒器或静电吸附式空气消毒器、紫外线灯照射消毒
	层流洁净病房（如洁净骨髓移植病房）	≤4.0（30min）[c]	≤150	
Ⅱ类环境	非洁净手术室、产房、导管室、血液科、烧伤科等保护性隔离病区、重症监护室、新生儿科等	≤4.0（15min）		通风、Ⅰ类环境消毒空气方法、达到Ⅱ类环境空气菌落数要求的其他空气消毒产品
Ⅲ类环境	母婴同室、消毒供应室清洁区、血液透析室及各类普通病区	≤4.0（5min）		Ⅱ类环境的消毒方法、化学消毒、达到Ⅲ类环境空气菌落数要求的其他空气消毒产品
Ⅳ类环境	普通门急诊及其检查、治疗室、感染性疾病科门诊及病区	≤4.0（5min）		可采用Ⅲ类环境的消毒方法

a：CFU/ 平皿为直径 9cm 的平板暴露法，CFU/ m^3 为空气采样器法。

b：《医院洁净手术部建筑技术规范》（GB50333—2013），2014 年 6 月 1 日实施，其中规定，洁净手术部用房等级为四级，其菌落要求根据手术区和周边区而不相同。

c：平板暴露法检测时的平板暴露时间。

2. 被服类清洁、消毒　包括全院患者衣服和被单、医务人员的工作服帽和值班被服的清洗，主要在洗衣房进行。间接接触患者的被芯、枕芯、床垫、床帘等，应定期清洗、消毒；被患者体液、血液污染时应及时更换、清洗与消毒；直接接触患者的床单、被套等，应一人一更换，住院时间长者每周更换，被污染随时更换。更换后的被服及时清洗和消毒，使用合理、有效的消毒方法。

清洗、消毒方法：①一般患者衣被用 1% 洗涤液，70℃以上热水（化纤衣被 40～50℃）清洗 25 分钟，清水漂净，婴儿衣被应单独洗涤。②感染患者的衣被应专机洗涤，用 1%～2% 洗涤剂于 90℃以上洗 30 分钟或 70℃含有效氯 500mg/L 的消毒洗衣粉溶液洗涤 30～60 分钟，然后清水漂净。甲类或按甲类管理的乙类传染病患者的衣服应先用压力蒸汽灭菌后，再送洗衣房洗涤或烧毁。③污染衣被应先去除有机物，然后按感染患者的被服处理。④工作人员的工作服及值班被服应与患者的被服分机或分批清洗消毒。

3. 饮水、茶具、餐具和卫生洁具等清洁、消毒　①饮水应符合细菌总数 <100 个 /ml，大肠杆菌数 <3 个 /1 000ml 的国家饮用水标准；②患者日常使用的茶具、餐具，要严格执行一洗、二涮、三冲、四消毒、五保洁的工作程序，要求清洁、干爽、无油垢、不油腻、无污物，不得检出大肠杆菌、致病菌和 HBsAg；③分泌物和排泄物盛具（如非一次性痰杯、便器等）需清洗、消毒后干燥备用；④抹布、拖把等洁具应分区使用，清洗后浸泡消毒 30 分钟，冲洗后干燥备用。

4. 皮肤和黏膜消毒　皮肤和黏膜是人体的防御屏障，其表面有一定数量的微生物，其中一些是致病性微生物或条件致病菌。

（1）皮肤消毒：指杀灭或清除人体皮肤上的病原微生物并达到消毒要求。通常使用擦拭法，消毒范围、作用时间遵循化学消毒剂的使用说明。完整皮肤常用消毒剂有醇类、碘类、季铵盐类、酚类、过氧化物类。消毒剂未用前菌落总数 ≤10CFU/ml（g），使用中菌落总数 ≤50CFU/ml（g），无论何时均不得检出致病菌。破损皮肤的消毒剂应无菌，常用季铵盐类、胍类消毒剂以及过氧化氢、碘伏、三氯羟基二苯醚、酸性氧化电位水等。

（2）黏膜消毒：指杀灭或清除口腔、鼻腔、阴道及外生殖器等黏膜上的病原微生物的过程，并达到消毒要求。通常使用擦拭法或冲洗法，消毒范围、作用时间遵循化学消毒剂的使用说明。常用碘伏、氯己定 - 乙醇、季铵盐类、过氧化物类、含氯制剂等。消毒剂不得作为黏膜治疗药物使用，如注明不能用于孕妇者，则不可用于孕妇会阴部及阴道手术部位的消毒。

5. 器械物品的清洁、消毒、灭菌　医疗器械及其他物品是导致医院感染的重要途径之一，必须严格执行医疗器械、器具的消毒技术规范，并遵循消毒、灭菌方法的选择原则。

进入人体组织、无菌器官的医疗器械、器具和物品必须达到灭菌水平；接触皮肤、黏膜的医疗器械、器具和物品必须达到消毒水平；各种注射、穿刺、采血等有创操作的医疗器具必须一用一灭菌。灭菌后的器械物品不得检出任何微生物；消毒时要求不得检出致病性微生物，对试验微生物的杀灭率≥99.9%，对自然污染的微生物杀灭率≥90%。使用中的化学消毒液染菌量≤100CFU/ml，致病性微生物不得检出；消毒后的内镜菌落总数≤20CFU/件，不得检出致病性微生物。

普通患者可重复使用的诊疗器械、器具和物品应与一次性物品分开放置，一次性使用物品不能重复使用。对疑似或确诊朊毒体、气性坏疽及突发原因不明的传染病病原体感染者，宜选用一次性诊疗器械、器具和物品，使用后进行双层密闭封袋焚烧处理，可重复使用的污染器械、器具及物品由消毒供应中心单独回收并处置。

6. 医院污物、污水处理

（1）医院污物的处理：医院污物主要包括医疗垃圾和生活垃圾。①医疗垃圾：在诊疗、卫生处理过程中产生的废弃物，包括感染性废物、病理性废物、损伤性废物、药物性废物、化学性废物等五类；②生活垃圾：指患者生活过程中产生的排泄物及垃圾，如剩饭、剩菜、果皮、手纸、粪、尿等。

这些污物均有被病原微生物污染的可能，所以应该分类收集。通常设置黑色和黄色污物袋，要求黑色袋装生活垃圾，黄色袋装医疗垃圾（感染性废物、病理性废物、损伤性废物、药物性废物及化学性废物不能混合收集），损伤性废物置于医疗废物专用的黄色锐器盒内。垃圾袋需坚韧耐用，不漏水，并建立严格的污物入袋制度、运送交接制度、暂存登记制度、卫生安全防护制度、污物污染应急预案等。分类及收集方法如表3-5所示。

表3-5　医院污物分类及收集方法

分类		特征	常见废物	预处理	收集
医疗垃圾	损伤性	能够刺伤或者割伤人体的废弃的医用锐器	①各类医用锐器，包括：解剖刀、手术刀、备皮刀、手术锯、医用针头、缝合针等 ②载玻片、玻璃试管、玻璃安瓿等	直接放入	有警示标志的黄色专用锐器盒
	感染性	携带病原微生物具有引发感染性疾病传播危险的医疗废物	①被患者血液、体液、排泄物污染的物品，包括：各种敷料、一次性用品及器械、废弃的被服等 ②传染病患者产生的废物 ③各种废弃的医学标本 ④病原体的培养基、标本和菌种、毒种保存液	使用双层包装、密封	有警示标志的黄色专用包装袋及黄色专用带盖废物桶

续表

分类		特征	常见废物	预处理	收集
医疗垃圾	病理性	诊疗过程中产生的人体废弃物和医学实验动物尸体等	①废弃的人体组织、器官等 ②实验动物的组织、尸体 ③病理切片组织、病理腊块	直接放入	
	药物性	过期、淘汰、变质或者被污染的废弃的药品	①废弃的一般性药品 ②废弃的细胞毒性药物和遗传毒性药物	并入感染性废物,注明"含有药物性废物"	
	化学性	具有毒性、腐蚀性、易燃易爆性的废弃的化学物品	①医学影像室、实验室废弃的化学试剂 ②废弃的各类化学消毒剂 ③废弃的汞血压计、汞温度计	分类集中放置,按危险废物处置	
生活垃圾		患者生活中产生的排泄物及垃圾	剩余饭菜、果皮、饮料瓶、手纸、各种包装纸等		黑色垃圾袋或带盖废物桶

（2）医院污水处理：指排入医院化粪池的污水和粪便,包括医疗污水、生活污水和地面雨水,医院污水经预处理和消毒后,最终排入城市下水道网络,污泥供作农田肥料。医院污水如管理不当会造成环境的污染和社会公害,所以医院须建立集中污水处理系统并按污水种类分别进行排放,排放质量应符合《污水综合排放标准》。

（吴　蓓）

第三节　手　卫　生

在各种诊疗、护理工作中医务人员的手经常接触患者和污染物品,如不加强手卫生就会直接或间接地导致医院感染的发生。手卫生作为控制医院感染的重要措施,正在全球范围内引起广泛重视。

一、概述

（一）基本概念

1. 手卫生　是医务人员洗手、卫生手消毒和外科手消毒的总称。

2. 洗手　指医务人员用清洁剂和流动水洗手,去除手部皮肤污垢、碎屑和部分致病菌的过程。

3. 卫生手消毒　指医务人员用速干手消毒剂揉搓双手,以减少手部暂居菌的过程。

4. 外科手消毒　指外科手术前医务人员用清洁剂和流动水洗手,再用手消毒剂清除或杀灭手部暂居菌和减少常居菌的过程。使用的手消毒剂具有持续抗菌活性。

（二）手卫生管理

1. 制定手卫生制度　手卫生是控制医院感染的重要措施，医院应根据《医务人员手卫生规范》制定相应的手卫生制度，将措施制度化，有利于医务人员的执行和管理人员的管理。

2. 配备手卫生设施　手卫生设施是手卫生措施实施的物质基础，医院应在财力、物力上大力支持手卫生工作，建设或改善手卫生设施。有效、便捷的手卫生设施可以有效提高手卫生的依从性。尽量在病房、治疗室等设置洗手设施，以方便医务人员使用。

3. 定期开展培训　为使广大医务人员能掌握必要的手卫生知识和技能，提高其无菌观念和自我保护意识，保证手卫生的效果，医疗机构应定期开展广泛的手卫生培训，培训形式和内容应根据培训对象不同而调整。

4. 加强监督指导　医疗机构应加强对临床、医技部门及其他部门人员的手卫生监督，包括对手卫生设施的管理，对照 WHO 提出"手卫生的五个重要时刻（接触患者前、进行无菌操作前、接触体液后、接触患者后、接触患者周围环境后）"开展对医务人员的指导与监督，提高手卫生的依从性。

5. 开展效果监测　应加强手卫生效果的监测，每季度对手术室、导管室、重症监护室、层流洁净病房、骨髓移植病房、器官移植病房、血液透析室、烧伤病房、感染疾病科、口腔科（门诊及病房）、产房、新生儿室、母婴室等部门工作的医务人员进行手消毒效果监测；当怀疑医院感染暴发与医务人员手卫生有关时，应及时进行监测，并进行相应的致病微生物检测。卫生手消毒后，监测的细菌菌落≤10CFU/cm^2；外科手消毒后，监测的细菌菌落数≤5CFU/cm^2。

（三）手卫生设施

1. 洗手设施

（1）流动水洗手设施：洗手应采用流动水，水龙头位于洗手池的适当位置，水池大小、高矮适宜，能防止洗手水溅出，池面应光滑无死角易于清洁。有条件的医疗机构在诊疗区域均宜配备非手触式水龙头。手术室、产房、导管室、层流洁净病房、骨髓移植病房、器官移植病房、重症监护病房、新生儿室、母婴室、血液透析病房、烧伤病房、感染疾病科、口腔科（门诊及病房）、消毒供应中心等重点部门必须配备非手触式水龙头。

（2）清洁剂：洗手的清洁剂可为肥皂、皂液或含杀菌成分的洗手液。

（3）干手设施：最好为一次性使用的纸巾；也可使用纯棉小毛巾，一用一消毒；或使用干手机等。

2. 卫生手消毒设施　常用手部皮肤消毒剂有如乙醇、异丙醇、氯己定、碘伏、乙醇与氯己定的复合制剂等。剂型包括水剂、凝胶和泡沫型。手消毒剂应为符合国家有关规定的产品，医务人员有良好的接受性，宜使用一次性包装，并且无异味、无刺激性。

3. 外科手消毒设施

（1）手术室洗手设施：流动水洗手设施应设置在手术间附近，每日清洁与消毒。洗手池及水龙头的数量应根据手术间的数量设置，水龙头数量应不少于手术间的数量。

（2）清洁用品：包括清洁剂、清洁指甲用物、手卫生的揉搓用品等。手刷的大小、刷毛的软硬度要合适。刷手工具应方便取用，一用一消毒，消毒前必须先用清水冲洗干净并干燥。

（3）外科手消毒剂：以免冲洗手消毒剂为主。常用外科手消毒剂有氯己定与醇类的复合制剂、碘伏和4%氯己定等。

（4）干手物品：清洁毛巾、无菌巾。均应一人一用，用后清洁、灭菌，盛装毛巾的容器应每次清洗、灭菌。

（5）其他：配备计时装置、洗手流程图及说明图。

二、洗手

（一）目的

清除手上污垢和大部分暂住菌，切断通过手传播感染的途径，避免污染无菌物品和清洁物品，预防感染与交叉感染。

（二）评估

医务人员在下列情况下须洗手：①直接接触每个患者前后；②从同一患者身体的污染部位移动到清洁部位时；③接触患者黏膜、破损皮肤或伤口前后；④接触患者血液、体液、分泌物、排泄物、伤口敷料等之后；⑤接触患者周围环境及物品后；⑥穿脱隔离衣前后，脱手套之后；⑦进行无菌操作，接触清洁、无菌物品之前；⑧处理药物或配餐前。

（三）操作前准备

1. 环境准备 清洁、宽敞、安全。

2. 用物准备 流动水洗手设备、清洁剂、毛巾、干手机或纸巾。

3. 操作者准备 衣帽整洁，剪短指甲，取下手表、饰物，卷袖过肘。

（四）操作步骤

步骤	说明
1. 准备 打开感应式或脚踏式水龙头，调节适宜的水温和水流	◇ 水龙头最好是感应式或用肘、脚踏、膝控制的开关

续表

步骤	说明
2. 湿手 在流动水下淋湿双手	◇ 水流不可过大以防溅湿工作服
3. 涂剂 关闭水龙头，取适量肥皂或皂液或洗手液均匀涂抹双手手掌、手指、手背和指缝	
4. 揉搓 揉搓双手至少15秒，具体步骤为（图3-1A—F）。①掌心对掌心，两手并拢相互揉搓；②掌心对手背，手指交错相互揉搓（两手交换）；③掌心相对，手指交叉沿指缝相互揉搓；④弯曲一手手指各关节，在另一手掌心旋转揉搓（两手交换）；⑤用一只手握另一手拇指旋转揉搓（两手交换）；⑥指尖在掌心转动揉搓（两手交换）	◇ 洗手时要反复揉搓使泡沫丰富。注意指尖、指缝、拇指、指关节及皮肤皱褶等处的揉搓；身体应与洗手池保持一定距离，以免溅湿工作服 ◇ 必要时增加洗手腕部，要求握住手腕回旋揉搓手腕部及腕上10cm，交换进行（图3-1G） ◇ 注意指尖向下
5. 冲净 打开水龙头，在流动水下彻底冲净双手	
6. 干手 用纸巾包住水龙头关闭或用肘、脚关闭水龙头，用毛巾或纸巾擦干或用干手机烘干双手	◇ 毛巾必须保持清洁干燥，一用一消毒

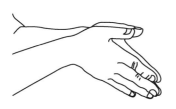

A. 掌心相对，手指
并拢相互揉搓

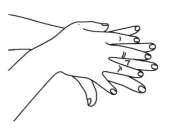

B. 掌心对手背沿指缝
相互揉搓，交换进行

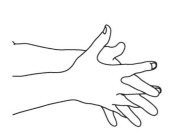

C. 掌心相对，双手交
叉指缝相互揉搓

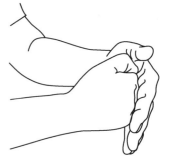

D. 弯曲手指使关节在另
一掌心旋揉搓，交换进行

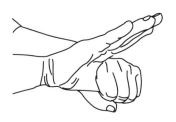

E. 一手握另一手大拇指
旋转揉搓，交换进行

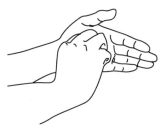

F. 五个手指尖并拢在另一
掌心中旋转揉搓，交换进行

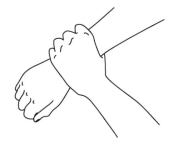

G. 握住手腕回旋摩擦，交换进行

图 3-1　揉搓洗手的步骤

（五）注意事项

1. 明确选择洗手方法的原则　当手部有血液或其他体液等肉眼可见污染时，应用清洁剂和流动水洗手；当手部没有肉眼可见污染时可用速干手消毒剂消毒双手代替洗手，揉搓方法与洗手方法相同。临床上要求医护人员接触不同患者时（如病房集体注射或输液）均要应用速干手消毒剂涂擦双手。避免交叉感染，在 ICU 每个床单位均备快速消毒洗手液。

2. 遵循洗手流程　遵照洗手的流程和步骤，水温适当，水流不要过大，以免溅出污染周围环境；揉搓双手时各个部位都需洗到、冲净，特别是指背、指尖、指缝、指关节等处；冲净双手时注意指尖向下。

三、卫生手消毒

医务人员在护理感染患者或接触污染物品后，仅仅洗手是不能达到要求的，还须再进行手的消毒，以达到预防交叉感染的目的。

（一）目的

清除致病性微生物，预防感染与交叉感染，避免污染无菌物品和清洁物品。

（二）评估

评估医务人员手部污染的情况，考虑是否要卫生手消毒。下列情况下应先洗手,然后进行卫生手消毒:①接触患者的血液体液和分泌物后;②接触被传染性致病微生物污染的物品后;③直接为传染病患者进行检查、治疗、护理后;④处理传染病患者污物之后。

（三）操作前准备

1. 环境准备　清洁、宽敞、干燥、安全。

2. 用物准备　洗手池设备、清洁剂、干手设施、速干手消毒剂。

3. 操作者准备　衣帽整洁,剪短指甲,取下手表、饰物,卷袖过肘。

（四）操作步骤

步骤	说明
1. 洗手　按洗手步骤洗手并保持手的干燥	◇ 符合洗手的要求
2. 涂剂　取速干手消毒剂于掌心,均匀涂擦双手手掌、手背、手指、指缝,必要时增加手腕上10cm	◇ 消毒剂作用速度快,不损伤皮肤,不引起过敏反应 ◇ 保证消毒剂完全覆盖手部皮肤 ◇ 揉搓时间至少15秒
3. 揉搓　按照揉搓洗手的步骤揉搓	
4. 干手　自然干燥	

（五）注意事项

1. 消毒手前先洗手并保持手部的干燥。

2. 消毒剂揉搓时方法正确,手的每个部位覆盖消毒剂,保证消毒效果。

四、外科手消毒

（一）目的

清除指甲、手部、前臂的污物和暂居菌,最低程度地减少常居菌,抑制微生物快速生长。

（二）操作前准备

1. 环境准备　清洁、宽敞、干燥、安全。

2. 用物准备　洗手池设备、清洁用物、手消毒剂、干手物品、计时装置、洗手流程及说明图等。

3. 操作者准备　衣帽整洁,修剪指甲,取下手表、饰物,卷袖过肘。

（三）操作步骤

步骤	说明
1. 洗手　湿手,涂适量清洁剂并刷洗双手、前臂和上臂下1/3	◇ 注意刷净指甲下的污垢和皮肤皱褶处。
2. 冲净　流动水冲洗双手、前臂和上臂下1/3	◇ 水流不可过大以防溅湿工作服

续表

步骤	说明
3. 干手 使用干手物品擦干双手、前臂和上臂下 1/3	◇ 始终保持双手位于胸前并高于肘部
4. 消毒	
▲ 冲洗手消毒法	
（1）涂擦揉搓：取适量的消毒剂涂抹至双手的每个部位、前臂和上臂下 1/3。揉搓双手 2～6 分钟	◇ 手消毒剂的取液量、揉搓时间及使用方法应遵循产品使用说明
（2）流水冲净：流水认真揉搓，冲净双手、前臂和上臂下 1/3	◇ 水由手部流向肘部
（3）按序擦干：用无菌巾按顺序彻底擦干	◇ 擦干顺序：手部、前臂、上臂下 1/3
▲ 免洗手消毒法	
（1）涂擦消毒剂：取适量的消毒剂涂抹至双手的每个部位、前臂和上臂下 1/3	◇ 每个部位均需涂擦到消毒剂 ◇ 手消毒剂的取液量、揉搓时间及使用方法应遵循产品使用说明
（2）揉搓待干：认真揉搓直至消毒剂干燥	

（四）注意事项

1. 外科手消毒前应先洗手。

2. 不同患者手术之间、手套破损或手被污染时，应重新进行外科手消毒。

3. 在整个手消毒过程中始终保持双手位于胸前并高于肘部。

4. 涂抹消毒剂并揉搓、流水冲洗、无菌巾擦干等都应从手部开始，然后再向前臂、上臂下 1/3 进行。

5. 用后的清洁指甲用具、揉搓用品，应放到指定的容器中，揉搓用品应每人使用后消毒或者一次性使用；清洁指甲用品应每日清洁与消毒；术后摘除外科手套后，应用肥皂（皂液）清洁双手。

（李　春）

第四节　无 菌 技 术

无菌技术是保持无菌物品不被污染、防止病原微生物侵入或传播给他人的一系列操作，是医院预防医院感染一项重要的基础操作技术。作为医护人员必须具有严格的无菌观念，正确熟练地操作无菌技术，以确保患者的安全，防止医源性感染。

无菌技术

一、概述

（一）基本概念

1. 无菌技术（aseptic technique） 指在医疗、护理操作过程中，防止一切微生物侵入人体和防止无菌物品、无菌区域被污染的技术。

2. 无菌物品（aseptic supplies） 指经过物理或化学方法灭菌处理后保持无菌状态的物品。

3. 无菌区（aseptic area） 指经过灭菌处理后未被污染的区域。

4. 非无菌区（non-aseptic area） 指未经过灭菌处理，或虽经过灭菌处理但又被污染的区域。

5. 非无菌物品（non-aseptic supplies） 指未经灭菌处理，或虽经灭菌处理后又被污染的物品。

（二）无菌技术操作原则

1. 对操作环境的要求 操作环境应清洁、宽敞；操作台清洁、干燥、物品摆放合理；操作前 30 分钟停止清扫工作，并减少人员流动，以防止尘埃飞扬污染无菌物品；治疗室应每日用紫外线照射 1 次，每次 1 小时。

2. 对操作者的仪表要求 操作者必须衣帽整洁，戴好口罩、帽子，修剪指甲、洗刷手。

3. 对无菌物品的管理要求 无菌物品必须与非无菌物品分开放置。无菌物品必须存放于无菌包或无菌容器内，无菌包或无菌容器外需标明物品名称、灭菌日期，存放环境要求室温低于 24℃，相对湿度 <70%，机械通风换气 4～10次 /h，并置于高出地面 20cm、距离天花板超过 50cm、离墙远于 5cm 处的物品存放柜或架上，以减少来自地面、屋顶和墙壁的污染；无菌物品按失效期先后顺序摆放取用，必须在有效期内使用，可疑污染、污染或过期应重新灭菌。各种包装的有效期不同：纺织品材料包装的的无菌物品如存放环境符合要求，有效期宜为 14 天，否则一般为 7 天；医用一次性纸袋包装的有效期宜为 30 天；一次性医用皱纹纸、一次性纸塑袋、医用无纺布或硬质容器包装的无菌物品，有效期宜为180 天；由医疗器械生产厂家提供的一次性使用无菌物品遵循包装上标识的有效期。

4. 无菌操作过程规范 进行无菌操作时，操作者应面向无菌区，身体与无菌区保持一定距离，手臂保持在腰部或治疗台面以上，不可跨越无菌区，手不可接触无菌物品，避免面对无菌区谈笑、咳嗽、打喷嚏；取用无菌物品时应使用无菌持物钳；无菌物品一经取出，即使未用，也不可放回无菌容器内；如无菌物品疑有或已被污染，即不可使用，应予以更换；一套无菌物品供一位患者使用。

二、无菌技术基本操作方法

◆ 使用无菌持物钳(镊)法

(一)目的

用于传递和取放无菌物品。

(二)操作前准备

1. 环境准备 清洁、宽敞、明亮、定期消毒。

2. 用物准备 无菌持物钳及其盛放容器。

(1)无菌持物钳种类(图3-2):临床常用的无菌持物器械有三叉钳、卵圆钳和镊子三种。①三叉钳:用于夹取瓶、盆、罐、骨科器械等较重的无菌物品;②卵圆钳:用于夹取止血钳、镊子、刀、剪、弯盘及治疗碗等无菌物品,由于两环平行紧贴,不能持重,因此不能夹取较大的无菌物品;③镊子:用于夹取棉球、棉签、缝合针、针头、纱布等较小的无菌物品。

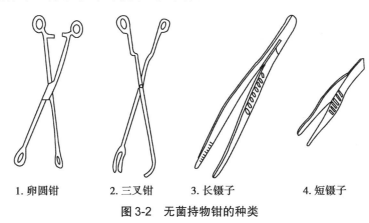

1. 卵圆钳   2. 三叉钳   3. 长镊子   4. 短镊子

图3-2 无菌持物钳的种类

(2)无菌持物钳(镊)的存放:①湿式保存法,将经过压力蒸汽灭菌后的持物钳(镊)浸泡在盛有消毒液的罐内保存。罐有玻璃、搪瓷、不锈钢之分,且为广口有盖;浸泡时消毒液应没过无菌持物钳轴节上2~3cm或持物镊的1/2处。一个容器只能放置一把无菌持物钳或镊子,以免在取用过程中相互碰撞造成污染。②干燥保存法,将无菌持物钳(镊)放置于无菌广口有盖的无菌容器内,目前临床主要使用此法,4小时更换一次。

3. 操作者准备 着装整洁,修剪指甲,洗手,戴口罩等。

(三)操作步骤

步骤	说明
1. 查对 检查名称、灭菌日期、灭菌标识	◇ 确保在有效期内,第一次使用应记录开启日期和时间

续表

步骤	说明
2. 开盖 一手充分打开盛放无菌持物钳容器的盖子	◇ 防止取放无菌持物钳时触碰容器的边缘
3. 取钳 另一手手心向下持持物钳的两个圆环或持物镊的上 1/3 处，将其移至容器中央，闭合钳端垂直取出（图 3-3）	◇ 不可触碰消毒液以上内壁和容器口的边缘
4. 取物 夹取物品时应始终保持钳端向下，不可倒转向上（图 3-3）	◇ 以免消毒液倒流污染无菌持物钳和物品
5. 放钳 用后闭合钳端，将钳快速垂直放回容器内，盖好容器盖	◇ 防止无菌钳在空气中暴露过久而污染

（四）注意事项

1．取、放无菌持物钳时应先闭合钳端，不可触及消毒液以上内壁和容器口边缘；放入无菌持物钳时需松开轴节以利于钳与消毒液充分接触。

2．使用过程始终保持钳端向下，不可触及非无菌区；需就近使用，到距离较远处取物时，应将持物钳和容器一起移至操作处。

3．不可用无菌持物钳夹取油纱布，防止油粘于钳端而影响消毒效果；不可用无菌持物钳换药或消毒皮肤，以防被污染。

4．无菌持物钳一旦污染或可疑污染应重新灭菌。

5．无菌持物钳及其浸泡容器每周清洁、消毒 2 次，同时更换消毒液；使用频率较高的部门应每天清洁、灭菌（如门诊换药室、注射室、手术室等）。

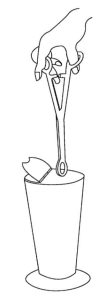

图 3-3　取放无菌持物钳

◆ 使用无菌容器法

（一）目的

用于盛放无菌物品并保持其无菌状态。

（二）操作前准备

1. 环境准备 清洁、宽敞、明亮、定期消毒。

2. 用物准备 无菌持物钳及浸泡罐、盛放无菌物品容器、无菌容器（常用的无菌容器有无菌罐、盘及贮槽等）、笔。

3. 操作者准备 着装整洁，修剪指甲，洗手，戴口罩等。

（三）操作步骤

步骤	说明
1. 查对 检查无菌容器名称、灭菌日期、失效期、灭菌标识、密封性等	◇ 第一次使用应记录开启日期、时间并签名
2. 开盖 打开容器盖，平移离开容器上方，将盖的内面向上置于稳妥处或拿在手里（图3-4）	◇ 手不可污染无菌容器的内面及边缘
3. 取物 用无菌持物钳从无菌容器内夹取无菌物品	◇ 无菌持物钳及物品不可触碰容器边缘
4. 关盖 取出物品后，立即将容器盖翻转，使内面向下，由近向远或由一侧向另一侧盖严	◇ 避免容器内的无菌物品在空气中暴露过久
5. 手持容器 手持无菌容器（如治疗碗）时，应托住容器底部（图3-5）	◇ 手不可污染无菌容器的内面及边缘

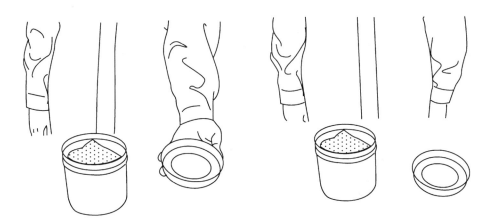

图 3-4 打开无菌容器盖

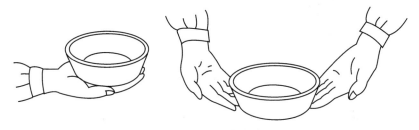

图 3-5 手持治疗碗

（四）注意事项

1. 打开无菌容器盖或移动无菌容器时，手指不可触及无菌容器的内面及边缘。

2. 从无菌容器内取出的物品，即使未用，也不可再放回无菌容器中。

3. 无菌容器应定期消毒灭菌，一经打开，使用时间不超过24小时。

◆ 使用无菌包法

（一）目的

使无菌包内的无菌物品在规定时间内保持无菌状态。

（二）操作前准备

1. 环境准备　清洁、宽敞、明亮、定期消毒。

2. 用物准备　无菌持物钳及浸泡罐、盛放无菌物品容器或区域、无菌包、笔。

无菌包的准备：无菌包布多用质厚、致密、未脱脂的双层纯棉布制成。目前临床亦使用一次性无纺布作为无菌包布。无菌包内放无菌物品如治疗巾、敷料或器械等。无菌包灭菌前应按要求妥善包扎。即将待灭菌的物品放于包布中央，用包布一角盖住物品，再将左右两角分别折盖同时将两角尖向外翻折，盖上最后一角，用系带"十字形"扎紧或用化学指示胶带粘牢（图3-6）。在包外注明物品名称、灭菌日期、粘贴化学指示胶带。经过灭菌处理后即成为无菌包。灭菌后包布内面为无菌面，外面为污染面。

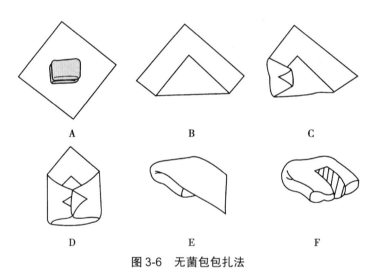

图3-6　无菌包包扎法

3. 操作者准备　着装整洁，修剪指甲，洗手，戴口罩等。

（三）操作步骤

步骤	说明
1. 查对　无菌包的名称、灭菌日期、有效期、无菌包是否松散、潮湿或破损、灭菌标识	◇ 若出现污染、过期、松散、潮湿或破损等情况，则不能使用

续表

步骤	说明
2. 放置 将无菌包平放于清洁、干燥、宽敞的操作台上	
3. 开包 揭开化学指示胶带或解开系带,打开包布外角,再打开左右两角,最后打开内角,若为双层包裹的无菌包,则内层包布需用无菌持物钳打开	✧ 手不可触及包布内面
4. 取物 用无菌持钳取出所需物品,放于准备好的无菌区内	✧ 操作过程中手不可跨越无菌区
5. 回包 如包内物品未一次用完,需按原折痕折叠,系带采用"一字形"包扎以便识别	
6. 记录 注明开包日期及时间并签名	✧ 24 小时内有效

▲取出包内全部物品法
将包托在一手上,将系带卷放妥当夹于指缝间,另一手将包布四角依次解开抓住,使包布无菌面朝外,稳妥地将包内物品全部投入到无菌区域内(图3-7)

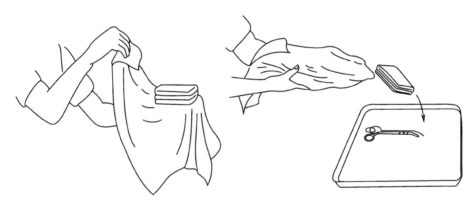

图 3-7　一次性取出无菌包内物品

（四）注意事项

1. 打开无菌包时手只能接触包布四角的外面,不可触及包布内面,不可跨越无菌区。

2. 无菌包包内物品超过有效期、被污染或包布受潮,则需重新灭菌。

3. 无菌包一经打开,限 24 小时内使用。

◆ **无菌区域准备法**

无菌区域是指经灭菌处理且未被污染的区域。如深静脉置管、导尿术等操作时在消毒部位铺无菌治疗巾或无菌洞巾;注射药物或换药等操作时将无菌治疗巾铺在洁净、干燥的治疗盘内等。

（一）目的

形成无菌区域，内放无菌物品，供治疗和护理使用。

（二）操作前准备

1. 环境准备 清洁、宽敞、明亮、定期消毒。

2. 用物准备（以铺无菌盘为例） 无菌持物钳及浸泡罐、无菌包（内装治疗巾）、治疗盘、记录纸、笔。

无菌治疗巾的准备：供应室将治疗巾折叠好后装入无菌包内，灭菌后供临床科室使用。治疗巾的折叠方法一般有两种：①纵折法，将治疗巾纵折两次，再横折两次，开口边向外（图3-8）；②横折法，将治疗巾横折后纵折，再重复一遍（图3-9）。

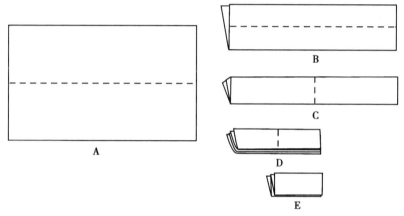

图 3-8　治疗巾纵折法

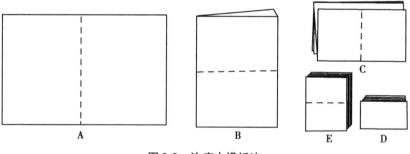

图 3-9　治疗巾横折法

3. 操作者准备 着装整洁，修剪指甲，洗手，戴口罩等。

（三）操作步骤

以铺无菌盘为例。

步骤	说明
1. 准备 检查并用清洁小毛巾擦净治疗盘	✧ 治疗盘必须清洁干燥
2. 查对 无菌包的名称、灭菌日期、有效期、包装是否完好无损、灭菌标识，一次性无菌包包装是否漏气	✧ 确保处于无菌可用状态
3. 取巾 打开无菌包，用无菌持物镊取出一块治疗巾，放于治疗盘内。回包治疗巾，注明开包日期和时间	✧ 开包后限 24 小时内使用
4. 铺盘 （1）单层底铺盘法（图 3-10） 1）铺巾：双手捏住无菌治疗巾一边外面的两角，轻轻抖开，双折铺于治疗盘上，将上层向远端呈扇形四折于一侧，开口边向外	✧ 手、衣物等非无菌物品不可触及无菌巾的内面
2）夹物：用无菌持物钳夹取所需无菌物品放入无菌区内	✧ 无菌物品尽可能放置中间位置
3）覆盖：两手捏住扇形折叠层两角的外面将其拉平，盖于物品上，并与下层治疗巾边缘对齐，将开口处向上翻折两次，两侧边缘向下翻折一次	
（2）双层底铺盘法（图 3-11） 1）铺巾：双手捏住无菌治疗巾一边外面的两角，轻轻抖开，自远至近三折铺成双层底，将上层向远端呈扇形折叠，开口边向外	✧ 手、衣物等非无菌物品不可触及无菌巾的内面
2）夹物：用无菌持物钳夹取所需无菌物品放入无菌区内	✧ 无菌物品尽可能放置中间位置
3）覆盖：拉平扇形折叠层，盖于物品上，边缘对齐，折好	
（3）双巾铺盘法 1）铺巾：双手捏住无菌治疗巾一边外面的两角，轻轻抖开，从对侧向近侧平铺于治疗盘上	✧ 手、衣物等非无菌物品不可触及无菌巾的内面
2）夹物：用无菌持物钳夹取所需无菌物品放入无菌区内	✧ 无菌物品尽可能放置中间位置
3）覆盖：取另一块无菌巾，无菌面向下，自近侧向对侧盖于物品上，使上下两层对齐，四周超出治疗盘部分向上翻折一次	✧ 铺好的无菌盘 4 小时内有效
5. 记录 注明铺盘时间、内容物并签名	

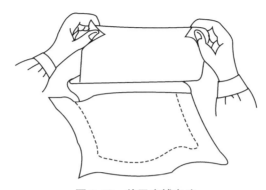

图 3-10　单层底铺盘法

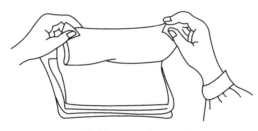

图 3-11　双层底铺盘法

（四）注意事项

1. 铺无菌盘区域须清洁干燥，无菌巾避免潮湿、污染。

2. 铺盘时非无菌物品和身体应与无菌盘保持适当距离，手不可触及无菌巾内面，不可跨越无菌区。

3. 铺好的无菌盘尽早使用，有效期不超过 4 小时。

◆ 倒取无菌溶液法

（一）目的

倒取无菌溶液，供治疗和护理操作使用。

（二）操作前准备

1. 环境准备　清洁、宽敞、明亮、定期消毒。

2. 用物准备　无菌持物钳（镊）及浸泡罐、液体瓶（临床常用的无菌溶液多为密封瓶包装）、启瓶器、消毒液、棉签、弯盘、笔。

3. 操作者准备　着装整洁，修剪指甲，洗手，戴口罩等。

（三）操作步骤

步骤	说明
1. 清洁　用小毛巾擦净无菌溶液瓶外灰尘	

步骤	说明
2. 查对 瓶签上的药名、浓度、剂量、有效期、使用方法；有无瓶体裂缝、瓶盖松动；对光检查药液有无沉淀、浑浊、变色等	◇ 确认溶液正确，液体质量可靠
3. 开塞 用启瓶器启开瓶盖，翻起瓶塞拔出；或消毒瓶塞待干后打开	◇ 手不可触及瓶口及瓶塞内面；使用过的溶液需先从瓶口与瓶塞连接处向上螺旋式消毒瓶口及瓶塞后再拔出瓶口距离弯盘10cm左右
4. 冲瓶口 手持液体瓶，标签朝向掌心，倒出少量溶液于弯盘内，以冲洗瓶口（图3-12A）	
5. 倒溶液 由刚冲洗后的瓶口处倒出所需溶液量至无菌容器中（图3-12B）	◇ 注意避免沾湿标签 ◇ 确保液体从已冲洗处倒出，不可使水珠回溅
6. 盖瓶塞 塞回瓶塞，从瓶口与瓶塞连接处向上螺旋式消毒后立即将瓶塞盖回	◇ 盖严密
7. 记时间 如瓶内溶液未用完，需在瓶签上按要求注明开瓶日期及时间	◇ 已开启溶液24小时内有效。剩余的液体仅供清洁用

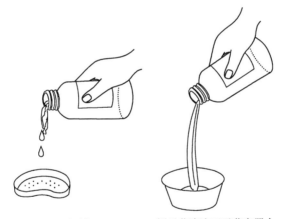

A. 冲洗瓶口　　　B. 倒无菌溶液至无菌容器中

图3-12　倒取无菌溶液法

（四）注意事项

1. 不可将敷料堵住瓶口或伸入无菌溶液瓶内蘸取溶液；倾倒液体时不可直接接触无菌溶液瓶口；已倒出的溶液不可再倒回瓶内以免污染剩余溶液。

2. 已开启的无菌溶液瓶内的溶液，24小时内有效，余液只作清洁操作用。

◆ 戴、脱无菌手套法

（一）目的

在执行严格的医疗护理操作时，确保无菌物品和无菌区域不被污染，保护患者和医护人员免受感染。

（二）操作前准备

1. 环境准备 清洁、宽敞、明亮、定期消毒。

2. 用物准备 无菌手套。目前，临床使用的无菌手套有两种类型：①天然橡胶、乳胶手套；②人工合成的非乳胶产品，如乙烯、聚乙烯手套。

3. 操作者准备 着装整洁，修剪指甲，取下手表和饰物，洗手，戴口罩等。

（三）操作步骤

步骤	说明
1. 查对 核对无菌手套包上的型号、灭菌日期、灭菌标识，检查外包装袋或包布是否松散、潮湿等	◇ 手套型号适合操作者手掌大小
2. 开包 打开无菌手套包（图3-13）。必要时双手擦滑石粉	◇ 手不可触及手套包布里面
3. 取、戴手套 （1）分次取戴法：①一手捏起一侧手套袋开口处外层，露出手套，另一手捏住该手套反褶部分（手套内面）将手套取出，对准五指戴上（图3-14A—B）；②用未戴手套的手捏起另一侧手套袋开口处外层，充分暴露出手套，再用已戴好手套的手指（四指并拢，拇指在外）插入另一只手套的翻折部分内面（手套外面），取出手套，同法戴上（图3-14A—B）	◇ 已戴手套的手不可触及未戴手套的手及另一只手套的内面（非无菌面）；未戴手套的手不可触及手套的外面（无菌面）
（2）一次取戴法：①两手同时捏起所对应一侧手套袋开口处外层，露出手套，一手拇指、示指张开分别按住手套袋边缘翻起处外面，一手捏住手套的翻折部位，取出手套；②将两手套五指相对，一手捏住一只手套和另一只手套的翻折部分，另一只手对准五指插入，戴上手套的手拇指外翻，其余四指并拢，插入另一只手套的翻折部分内，将另一只手套戴上（图3-15）	◇ 不要触碰衣物，检查有无破损等
4. 调整手套 双手对合检查手套是否漏气，将手套的翻边套在工作服衣袖的外面（图3-14C—D）	◇ 手始终保持在肩以下、腰部以上，并在视线范围内 ◇ 不可用力强拉手套边缘和手指部位，脱下手套的手勿触及手套的外面（污染面）
5. 护理操作 按医嘱进行护理操作	
6. 脱手套 用戴手套的手捏住另一只手套腕部的外面，翻转脱下，再用已脱下手套的手的拇指插入另一手套内面，将其翻转脱下	◇ 将手套弃置于黄色医疗垃圾袋内
7. 整理洗手 整理用物，将用物直接放入医用垃圾袋内按医疗废物处理。洗手、脱口罩	

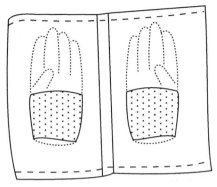

图 3-13　无菌手套放置

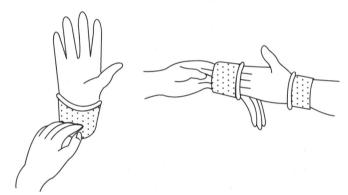

A. 一手捏住一只手套的反褶部分，
另一手对准五指戴上手套

B. 戴好手套的手指插入
另一只手套的反褶内面

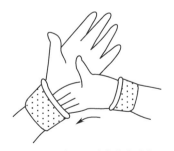

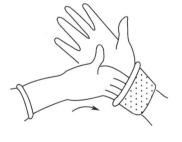

C. 将一只手套的翻边扣
套在工作服衣袖外面

D. 将另一只手套的翻边扣
套在工作服衣袖外面

图 3-14　分次取戴无菌手套法

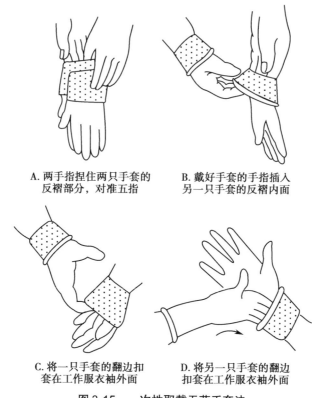

A. 两手指捏住两只手套的
反褶部分，对准五指

B. 戴好手套的手指插入
另一只手套的反褶内面

C. 将一只手套的翻边扣
套在工作服衣袖外面

D. 将另一只手套的翻边
扣套在工作服衣袖外面

图 3-15　一次性取戴无菌手套法

（四）注意事项

1. 选择适合手掌大小的手套尺码；修剪指甲以防刺破手套。

2. 戴手套时手套外面（无菌面）不可触及任何非无菌物品；已戴手套的手不可触及未戴手套的手及另一手套的内面；未戴手套的手不可触及手套的外面。

3. 戴手套后双手应始终保持在腰部或操作台面以上视线范围内的水平；如发现有破损或可疑污染应立即更换。

4. 脱手套时避免强拉，应翻转脱下，手套外面（污染面）在内，注意勿使手套外面（污染面）接触到皮肤；脱手套后应洗手。

5. 诊疗护理不同患者之间应更换手套；一次性手套应一次性使用；戴手套不能替代洗手，必要时进行手消毒。

附 3-1　无菌技术基本操作综合练习（铺换药盘法）

（一）目的

1. 准备无菌换药盘，为患者换药。

2. 掌握无菌技术基本操作方法。

（二）评估

操作环境整洁、宽敞；操作者着装规范；无菌物品存放符合要求；明确患者病情、自理能力、理解合作程度、敷料和伤口情况等。

（三）操作前准备

1. 环境准备 30分钟前停止一切清扫工作；操作台清洁、干燥、平整。

2. 用物准备 治疗盘、无菌持物钳和镊、无菌治疗巾包、贮槽或无菌包（内盛治疗碗、弯盘）、无菌器械盘、无菌罐（内盛纱布、棉球）、无菌溶液、无菌手套、无菌棉签、手消毒液、启瓶器、清洁小毛巾、记录纸、笔等。

3. 操作者准备 衣帽整洁、修剪指甲、脱下手表手饰、洗手、戴口罩。

（四）操作步骤

步骤	说明
1. 核对 双人核对医嘱	✧ 确认医嘱
2. 评估 患者病情、自理能力、理解合作程度、敷料和伤口情况等	✧ 使能准确备物
3. 准备 用清洁小毛巾擦拭治疗盘，操作者洗手并擦干，戴口罩	
4. 检查 无菌治疗巾包的名称、灭菌日期、灭菌标识、有无潮湿或松散	✧ 在有效期内使用
5. 铺盘 打开无菌治疗巾包，用无菌持物钳夹取一块治疗巾，稳妥地放于治疗盘内；按原折痕折叠包回无菌包，系带以"一"字形包扎，注明开包日期和时间；铺治疗巾于治疗盘上形成无菌区域	✧ 手不可触及包布内面；手不可跨越无菌区；包内物品有效期为24小时
6. 取物 按无菌技术基本操作要求先后夹取无菌治疗碗、弯盘、血管钳、镊子、纱块、棉球等放入无菌盘内	✧ 物品放置整齐；无菌包按要求回包和记录开包日期和时间，24小时内有效
7. 取液 倒适量无菌溶液于无菌盘内治疗碗中	✧ 溶液不可沾湿无菌巾；余液只能用于清洁，24小时内有效
8. 盖盘 盖无菌盘。再次双人核对医嘱	
9. 换药	✧ 操作步骤顺序正确
1）将准备好的治疗盘、无菌手套、手消毒液携至患者床旁。核对患者信息	
2）暴露患者伤口，消毒手，打开无菌盘，戴无菌手套	✧ 手套未污染
3）按常规进行伤口处理	
4）脱下手套，按常规处理	
10. 洗手，核对，记录和签名；处理污物	

（吴小婉）

第五节 隔 离 技 术

隔离（isolation）是将传染源、高度易感人群安置在指定的地方或特殊的环境中，暂时避免与周围人群接触。对前者采取传染源隔离，以防止传染病病原体向外传播；对后者则采取保护性隔离，即保护高度易感人群免受感染。

一、概述

（一）医院建筑分区

医院在新建、改建与扩建时，建筑布局应符合医院卫生学要求，并应具备隔离预防的功能，区域划分应明确、标识清楚。根据患者获得感染危险性的程度，将医院建筑布局划分为4个区域。

1. 低危险区域 低危险区域宜采用独立式设计，包括行政管理区、教学区、图书馆、生活服务区等。

2. 中等危险区域 包括普通门诊、普通病房等。

3. 高危险区域 包括感染疾病科、门诊（包括发热门诊、肠道门诊）等。医院高危险区域的科室，在建筑布局时应相对独立，宜与普通病区分开，远离食堂、水源和其他公共场所，应明确服务流程，保证洁、污分开，通风系统区域化，并配备合适的手卫生设备。

4. 极高危险区域 手术室、重症监护病房、器官移植病房等。采用医用净化技术建造。

（二）隔离区域的划分

1. 清洁区（cleaning area） 指进行传染病诊治的病区中不易受到患者血液、体液和病原微生物等物质污染及传染病患者不应进入的区域。包括医务人员的值班室、卫生间、男女更衣室、浴室以及储物间、配餐间等。一切污染物品不得进入清洁区。

2. 潜在污染区（potentially-contaminated area） 又称半污染区，指进行传染病诊治的病区中位于清洁区与污染区之间，有可能被患者血液、体液和病原微生物等物质污染的区域。包括医务人员的办公室、治疗室、护士站、患者用后的物品、医疗器械等的处理室、内走廊等。

3. 污染区（contaminated area） 指进行传染病诊治的病区中传染病患者和疑似传染病患者接受诊疗的区域，包括被其血液、体液、分泌物、排泄物污染物品暂存和处理的场所。包括病室、处置室、污物间以及患者入院、出院处理室等。

4. 两通道（two passages） 指进行传染病诊治的病区中的医务人员通道和

患者通道。医务人员通道、出入口设在清洁区一端,患者通道、出入口设在污染区一端。

5. 缓冲间(buffer room) 指进行传染病诊治的病区中清洁区与潜在污染区之间、潜在污染区与污染区之间设立的两侧均有门的小室,为医务人员的准备间。

(三)医院建筑布局与隔离要求

1. 呼吸道传染病病区的布局与隔离要求

(1)建筑布局:呼吸道传染病病区应设在医院相对独立的区域,分为清洁区、潜在污染区、污染区,设立两通道和三区之间的缓冲间。各区域之间宜用感应自控门,缓冲间两侧的门不应同时开启,以减少区域之间空气流通。经空气传播疾病的隔离病区,应设置负压病室。病室的气压宜为 $-30Pa$,缓冲间的气压宜为 $-15Pa$。

(2)隔离要求:①严格服务流程和三区管理,各区之间界线清楚,标识明显;②病室内有良好的通风设备,安装非手触式开关的流动水洗手池;③不同种类传染病患者分室安置,疑似患者单独安置。受条件限制的医院,同种疾病患者可安置于一室,两病床之间距离不少于 1.1m。

2. 感染性疾病病区的布局与隔离要求

(1)建筑布局:感染性疾病病区应设在医院相对独立的区域,远离儿科病区、重症监护病区和生活区。设单独入、出口,和入、出院处理室。中小型医院可在建筑物的一端设立感染性疾病病区。

(2)隔离要求:①分区明确,标识清楚;②病区通风良好,自然通风或安装通风设施,配备非手触式开关的流动水洗手设施;③不同种类的感染性疾病患者应分室安置,每间病室不应超过 4 人,病床间距应不少于 1.1m。

3. 普通病区、门诊、急诊的布局与隔离要求

(1)普通病区:在病区的末端,设一间或多间隔离病室;感染性疾病患者与非感染性疾病患者宜分室安置;受条件限制的医院,同种感染性疾病、同种病原体感染患者可安置于一室,病床间距宜大于 0.8m;病情较重的患者宜单人间安置。

(2)门诊:普通门诊应单独设立出入口,设置问讯、预检分诊、挂号、候诊、诊断、检查、治疗、交费、取药等区域;儿科门诊应自成一区,出入方便,并设预检分诊、隔离诊查室等;感染疾病科门诊应符合国家相关规定。各诊室应通风良好,配备流动水洗手设施和/或配备速干手消毒剂;建立预检分诊制度,发现传染病患者或疑似传染病患者,应到专用隔离诊室或引导至感染疾病科门诊诊治,可能污染的区域应及时消毒。

(3)急诊:应设单独出入口、预检分诊、诊查室、隔离诊查室、抢救室、治疗室、观察室等；有条件的医院宜设挂号、收费、取药、化验、X线检查、手术室等；严格预检分诊制度，及时发现传染病患者及疑似患者，及时采取隔离措施；各诊室内应配备非手触式开关的流动水洗手设施和/或配备速干手消毒剂；急诊观察室床间距不小于1.2m。

（四）隔离管理与隔离原则

隔离管理和隔离原则的目的是严格管理感染源、阻断感染传播途径、保护易感人群，以切断感染链，降低外源性感染的发生和暴发。隔离的实施应遵循"标准预防"和"基于疾病传播途径的预防"原则。一种疾病可能有多种传播途径时，应在标准预防的基础上，结合医院的实际情况，采取相应传播途径的隔离与预防。

1. 隔离标志明确，卫生设备齐全　隔离病区应设有工作人员与患者各自的进出门、楼梯，通风系统区域化；根据隔离种类，病室门口和病床应悬挂明显的隔离标志；隔离区的入口处配置更衣、换鞋过渡区，并配有必要的卫生、消毒设备；隔离区的入口处或病房门口应备有足够的隔离衣、口罩、帽子、手套、鞋等必需物品，门口放置浸有消毒液的脚垫（供出入时消毒鞋底）、消毒手用的容器和消毒液及洗手设备，门外设立隔离衣悬挂架及隔离衣、手刷、毛巾及避污纸、污物桶、污物袋等。

2. 严格执行服务流程，加强三区管理　明确服务流程，保证洁、污分开，防止因人员流程、物品流程交叉导致污染。

（1）清洁区隔离要求：①传染病患者及其接触的物品不得进入清洁区；②工作人员接触患者或处理污染物品后需消毒双手，脱去隔离衣及隔离鞋后方可进入清洁区。

（2）半污染区隔离要求：①患者或穿着隔离衣的工作人员通过走廊时，不得接触墙壁、家具等物品；②各类检验标本应放在固定的存放盘或架上。

（3）污染区隔离要求：①污染区的物品未经消毒处理，不得随便带到他处；②工作人员进入污染区时，务必戴口罩、帽子、穿隔离衣，必要时穿隔离鞋和戴手套；③穿隔离衣前，应备齐用物，以免影响患者休息和减少穿脱隔离衣、洗刷手的次数；④离开病房前须脱隔离衣、鞋，并消毒双手，脱帽子、口罩等。

3. 隔离室内物品，分类严密处理　患者使用后的物品，应按以下方法处理。

（1）患者接触过或掉落在地上的物品应视为污染物，经过消毒灭菌后，方可给他人使用。不宜消毒的物品，如手表等可用纸或塑料袋保护。

（2）患者的衣物、书籍、证件、贵重物品等须经熏蒸消毒后方可交与家人带回。

（3）患者的生活用品如脸盆、痰杯、餐具、便器个人专用，每周消毒；衣物、床单、被套等消毒后清洗；床垫、被褥定期消毒；患者的排泄物、分泌物等须经消毒处理后再排放。

（4）需送出处理的物品应分类置于黄色污物袋内并有明显的标志。

（5）任何污染物品均应遵循先消毒、后清洁、再消毒的原则。

4. 定期消毒病室　病室内空气和物品表面的消毒应每天应按Ⅳ类环境消毒方法进行消毒，根据隔离种类确定每日消毒的频次；病床和床旁桌椅每天用消毒液擦拭。

5. 严格执行探视和陪伴制度　探视人员进出隔离区域应根据隔离种类采取隔离措施，接触患者或污染物品后必须消毒双手。向家属宣传、解释遵守隔离要求和制度的重要性。

6. 加强心理护理　注意了解患者的心理状况，治疗护理过程中多关心患者，及时告知其治疗进展情况，并给予鼓励，对严禁探视的患者要及时传递家属的信息，以减轻对疾病的恐惧和孤独自卑心理，增强战胜疾病的信心，使其尽快康复。

7. 掌握解除隔离的标准，实施终末消毒处理　严格掌握解除隔离的标准，传染性分泌物经过培养，结果连续三次均为阴性，经医生开具医嘱后，即可解除隔离。

终末消毒处理是指对转科、出院或死亡的患者及其所住的病室、用物、医疗器械等进行的消毒处理。

（1）患者的终末处理（terminal disinfection of the client）：患者转科或出院前应沐浴、更衣，个人用物须经消毒后带出。若患者死亡，尸体须用消毒液擦拭，并用消毒液浸湿的棉球填塞口、鼻、耳、肛门或瘘管等孔窍，伤口更换敷料，最后用一次性尸单包裹尸体，送指定的太平间。

（2）患者单位的终末处理（terminal disinfection of the wards）：封闭病室门窗，打开床头桌、摊开被褥、竖起床垫，用消毒液熏蒸消毒；消毒后打开门窗，用消毒液擦洗家具；被服类消毒后再清洗；具体方法见表3-6。

表3-6　传染病患者污染物品消毒法

类别	物品	消毒方法
病室	房间空间	2%过氧乙酸溶液熏蒸
	地面、墙壁、家具	0.2%~0.5%过氧乙酸溶液，1%~3%漂白粉澄清液喷洒或擦拭
医疗用品	玻璃类、搪瓷类、橡胶类	0.5%过氧乙酸溶液浸泡，高压蒸汽灭菌或煮沸消毒
	金属类	环氧乙烷熏蒸，0.2%戊二醛溶液浸泡
	体温计	1%过氧乙酸溶液浸泡，乙醇浸泡
	血压计、听诊器、手电筒	环氧乙烷或甲醛熏蒸，0.2%~0.5%过氧乙酸溶液擦拭

续表

类别	物品	消毒方法
日常用品	食具、茶杯、药杯	煮沸或微波消毒,环氧乙烷熏蒸,0.5%过氧乙酸溶液浸泡
	信件、书报、票证	环氧乙烷熏蒸
被服类	布类、衣物	环氧乙烷熏蒸,高压蒸汽灭菌,煮沸消毒法
	枕芯、被褥、毛织品	暴晒 6 小时,紫外线灯照射 1 小时,环氧乙烷或戊二醛熏蒸
其他	排泄物、分泌物	漂白粉或生石灰消毒,痰盛于蜡纸盒内焚烧
	便器、痰杯等	3%漂白粉澄清液或 0.5%过氧乙酸溶液浸泡
	剩余食物	煮沸消毒 30 分钟后倾倒
	垃圾	焚烧

二、隔离种类及措施

隔离预防是在标准预防的基础上,实施两大类隔离:一是基于切断传播途径的隔离,二是基于保护易感人群的隔离。

标准预防(standard precaution)是基于患者的血液、体液、分泌物(不包括汗液)、非完整皮肤和黏膜均可能含有感染性因子的原则,针对医院所有患者和医务人员采取的一组预防感染措施。包括手卫生、根据预期可能的暴露选用手套、隔离衣、口罩、护目镜或防护面罩,以及安全注射;也包括穿戴合适的防护用品处理患者环境中污染的物品和医疗器械。

(一)基于切断传播途径的隔离

1. 接触传播的隔离 接触经接触传播疾病如肠道感染、多重耐药菌感染、埃博拉出血热、皮肤感染等的患者,在标准预防的基础上,采用以下隔离与预防措施。

(1)隔离室使用蓝色隔离标志。

(2)患者的隔离:①根据感染性疾病类型,确定单人单室隔离或同种病种感染者同室隔离;②限制患者的活动范围,减少患者不必要的转运,如需要转运时,应采取有效措施,减少对其他患者、医务人员和环境表面的污染;③患者接触过的一切物品,如被单、衣物、换药器械等均应先灭菌,然后再进行清洁、消毒、灭菌。被患者污染的敷料应装袋标记后送焚烧处理。

(3)医务人员的防护:①进入隔离病室前必须戴好口罩、帽子,从事可能污染工作服的操作时,应穿隔离衣;离开病室前,脱下隔离衣,按要求悬挂,每天更换清洗与消毒;或使用一次性隔离衣,用后按医疗废物管理要求进行处置;接触甲类传染病应按要求穿脱、处置防护服。②接触隔离患者的血液、体液、分泌物、排泄物等物质时，应戴手套；离开隔离病室前，接触污染物品后应摘除手套，洗手或手消毒，手上有伤口时应戴双层手套。

2. 空气传播的隔离　接触经空气传播的疾病如肺结核、水痘等，在标准预防的基础上，采用以下隔离与预防措施。

（1）隔离室使用黄色隔离标志。

（2）患者的隔离：①安置单间病室，无条件时相同病原体患者可同住一室，尽量使隔离病室远离其他病室或使用负压病房；无条件收治时，应尽快转送至有条件收治呼吸道传染病的医疗机构进行收治，并注意做好转运过程中医务人员的防护工作。②当患者病情允许时，应戴外科口罩，定期更换，并限制其活动范围。③患者口鼻分泌物需经消毒处理后方可丢弃，患者专用痰杯要定期消毒，被患者污染的敷料应装袋标记后焚烧或消毒—清洁—消毒处理。④严格空气消毒。

（3）医务人员的防护：①应严格按照区域流程，在不同的区域，穿戴不同的防护用品，离开时按要求摘脱，并正确处理使用后物品。②进入确诊或可疑传染病患者房间时，应戴帽子、医用防护口罩；进行可能产生喷溅的诊疗操作时，应戴防护目镜或防护面罩，穿防护服；当接触患者及其血液、体液、分泌物、排泄物等物质时应戴手套。

3. 飞沫传播的隔离　接触经飞沫传播的疾病，如百日咳、白喉、流行性感冒、病毒性腮腺炎、流行性脑脊髓膜炎、急性非典型肺炎（SARS）等，在标准预防的基础上，采用以下的隔离预防措施。

（1）隔离室使用粉色隔离标志。

（2）患者的隔离：同空气传播的隔离措施①②③。加强通风和空气的消毒。患者之间或患者与探视者之间相隔距离在 1m 以上，探视者应戴外科口罩。

（3）医务人员的防护：①严格按照区域流程在不同的区域，穿戴不同的防护用品，离开时按要求摘脱，并正确处理使用后物品。②与患者近距离（1m 以内）接触，应戴帽子、医用防护口罩；进行可能产生喷溅的诊疗操作时，应戴护目镜或防护面罩，穿防护服；当接触患者及其血液、体液、分泌物、排泄物等物质时应戴手套。

4. 其他传播途径的隔离与预防　对经生物媒介传播疾病如鼠、蚤引起的鼠疫等，应根据疾病的特性采取相应的隔离与防护措施。

（二）基于保护易感人群的隔离

保护性隔离（protective isolation）又称"反向隔离"，适用于抵抗力低下或极易感染的患者，如早产儿、严重烧伤、白血病、器官移植及免疫缺陷患者等。在标准预防的基础上，采取下列的隔离措施。

（1）患者住单间病室隔离；室外悬挂明显隔离标志；室内空气保持正压通

风,定时换气;地面、家具均应每天严格消毒。

（2）为了保护患者,凡进入病室内的医务人员均需穿戴灭菌后的隔离衣、口罩、帽子、手套及拖鞋;未经消毒处理的物品不可带入隔离区域;接触患者前、后及护理另一位患者前均应洗手。

（3）患者的引流物、排泄物、被其血液及体液污染的物品,应及时分装密闭,标记后送指定地点。

（4）患呼吸道疾病或咽部带菌者,避免接触患者。原则上禁止探视。若必须探视应做好隔离工作。

三、隔离技术基本操作方法

◆ 帽子、口罩的使用

（一）目的

戴帽子可防止工作人员的头发散落、头屑飘落或被污染物污染;戴口罩可防止飞沫污染无菌物品、伤口或清洁食物等,保护患者和工作人员,避免互相传染。

（二）操作前准备

1. 环境准备 整洁、宽敞。

2. 用物准备 口罩包括两类:①外科口罩:可阻止医务人员在有创操作过程中发生血液、体液和飞溅物传播,通常为一次性使用的无纺布口罩,有可弯折鼻夹,为多夹层,外层有防水作用,中间夹层有过滤作用,能阻隔空气中超过90%的5μm颗粒,内层可以吸湿。②医用防护口罩:可阻止直径≤5μm的感染因子经空气传播,或疾病近距离(<1m)经飞沫传播,要求配有不小于8.5cm的可弯折鼻夹,长方形口罩展开后中心部分尺寸长和宽均不小于17cm,密合型拱形口罩纵、横径均不小于14cm,口罩滤料的颗粒过滤效率应不小于95%。

3. 操作者准备 着装整洁,修剪指甲,洗手并擦干。

（三）操作步骤

步骤	说明
1. 洗手	◇ 按揉搓洗手的步骤洗手
2. 戴帽 将帽子遮住全部头发,戴妥	◇ 帽子大小合适
3. 戴口罩	
▲外科口罩的戴法	◇ 根据用途及佩戴者脸型大小选择口罩,
（1）将口罩罩住鼻、口及下颌,口罩下方带系于颈后,上方带系于头顶中部(图3-16)	口罩要求干燥、无破损、无污渍

续表

步骤	说明
(2)将双手指尖放在鼻夹上,从中间位置开始,用手指向内按压,并逐步向两侧移动,根据鼻梁形状塑造鼻夹	◇ 如系带是耳套式,分别将系带系于左右耳后
(3)调整系带的松紧度,检查闭合性	
▲医用防护口罩的戴法(图3-17) (1)一手托住口罩,有鼻夹的一面背向外	◇ 按压鼻夹应双手同步进行。不应一只手按压鼻夹
(2)将口罩罩住鼻、口及下颌,鼻夹部位向上紧贴面部	
(3)用另一手将下方系带拉过头顶,放在颈后双耳下	◇ 确保不漏气
(4)将上方系带拉过头顶中部	
(5)将双手指尖放在金属鼻夹上,从中间位置开始,用手指向内按鼻夹,并分别向两侧移动和按压,根据鼻梁的形状塑造鼻夹	◇ 不应一只手按压鼻夹 ◇ 应调整到不漏气为止
(6)检查:将双手完全盖住口罩,快速呼气,检查密闭性,如有漏气应调整鼻夹位置	
4. 脱口罩 洗手后,先解开下面的系带,再解开上面的系带,用手指捏住系带将口罩取下丢入医疗垃圾袋内	◇ 不要接触口罩外侧面(污染面)
5. 脱帽子 洗手后取下帽子	◇ 一次性帽子、口罩,脱下后放入污物袋;布制帽子或纱布口罩,每日更换,清洗消毒

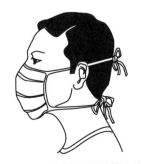

图3-16 外科口罩佩戴方法

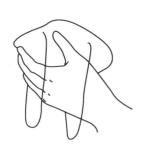 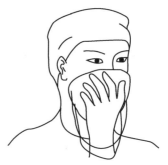

A. 一手托住口罩，有鼻夹的一面背向外　　B. 口罩罩住鼻、口及下颌，鼻夹部位向上紧贴面部

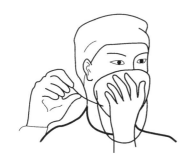 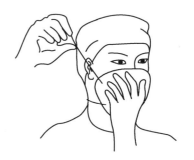

C. 将下方系带拉过头顶，放在颈后双耳下，将上方系带拉过头顶中部

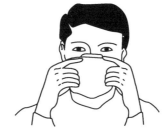

D. 双手指尖放在金属鼻夹上，根据鼻梁的形状塑造鼻夹

图 3-17　医用防护口罩佩戴方法

（四）注意事项

1. 使用帽子的注意事项　①进入污染区和洁净环境前、进行无菌操作等应戴帽子；②帽子要大小合适，能遮住全部头发；③被患者血液、体液污染后应及时更换；④一次性帽子应一次性使用后，放入医疗垃圾袋集中处理；⑤布制帽子保持清洁干燥，每天更换与清洁。

2. 使用口罩的注意事项　①应根据不同的操作要求选用不同种类的口罩：一般诊疗活动、手术室工作或护理免疫功能低下患者、进行体腔穿刺等操作时应戴外科口罩；接触经空气传播或近距离接触经飞沫传播的呼吸道传染病患者时,应戴医用防护口罩。②始终保持口罩的清洁、干燥,口罩潮湿后、受到患者血液或体液污染后,应及时更换。③医用外科口罩只能一次性使用,一般4小时更换。④正确佩戴口罩,不应只用一只手捏鼻夹;戴上口罩后,不可悬于胸前,更不能用污染的手触摸口罩;每次佩戴医用防护口罩进入工作区域前,应进行密合性检查。⑤脱口罩前后应洗手,使用后的一次性口罩应放入医疗垃圾袋内,以便集中处理。

◆ 避污纸的使用

避污纸是备用的清洁纸片,做简单隔离操作时,使用避污纸可保持双手或物品不被污染,以省略消毒程序。取避污纸时,应从页面抓取,不可掀开撕取并注意保持避污纸清洁以防交叉感染。避污纸用后弃于污物桶内,集中焚烧处理。

◆ 穿、脱隔离衣

隔离衣是用于保护医务人员免受血液、体液和其他感染性物质污染,或用于保护患者避免感染的防护用品,分为一次性隔离衣和布制隔离衣,一次性隔离衣可分为连身式、分身式两种。下列情况应穿隔离衣:①接触经接触传播的感染性疾病患者时,如传染病患者、多重耐药菌感染患者等;②对患者实行保护性隔离时,如大面积烧伤、骨髓移植等患者的诊疗、护理时;③可能受到患者血液、体液、分泌物、排泄物喷溅时。

ER-2

隔离衣的使用

（一）目的

保护患者和工作人员免受病原体侵袭;防止病原体传播,防止交叉感染。

（二）操作前准备

1. 环境准备 清洁宽敞,干燥安全,用物摆放合理。

2. 用物准备 隔离衣、挂衣架、避污纸、刷手和洗手设备、污物袋等。

3. 操作者准备 穿好工作服,洗手,戴隔离帽和口罩,取下手表手饰,卷袖过肘。

（三）操作步骤

步骤	说明
▲穿隔离衣	
1. 检查 隔离衣是否干燥、完好、型号合适	◇ 根据隔离种类确定是否穿隔离衣
2. 取衣 手持衣领取下隔离衣（图3-18）,清洁面朝向自己,将衣领两端向外折齐,露出肩袖内口（图3-19）	◇ 隔离衣需全部遮盖工作服和外露皮肤;穿过的隔离衣外面视为污染面

步骤	说明
3. 穿袖 一手持衣领,另一手伸入袖内,一手将衣领向上拉,露出另一手(图 3-20)。换手持衣领,同法穿另一手(图 3-21),举双手将袖抖下,露出手腕	◇ 衣袖勿触面部、衣领
4. 系领 两手持衣领,由领子前部中央沿领边向后将领扣扣好或系好领带(图 3-22)	◇ 袖口不可触及衣领、帽子、面部和颈部
5. 系袖口 放下手臂使衣袖落下,扣好袖口或系上袖带(图 3-23)	◇ 此时手已被污染
6. 系腰带 将隔离衣一边(约在腰下 5cm 处)逐渐向前拉,见到衣边则捏住(图 3-24);依上法捏住另一边(图 3-25)。两手在背后将隔离衣的后开口对齐(图 3-26),一起向一边折叠(图 3-27),一手按住折叠处,另一手松开腰带并将其拉至背后,压住折叠处,将腰带在背后交叉,回到前面打一活结(图 3-28)	◇ 后侧边缘需对齐,折叠不能松散
▲脱隔离衣法	
1. 解腰带 解腰带在前面打一活结(图 3-29)	
2. 解袖扣 解开袖带或扣子,将衣袖向上拉(图 3-30),在肘部将部分衣袖塞入袖内,露出双手	◇ 不可将衣袖外侧塞入工作服内
3. 消毒手	
(1)流动水法:湿手,用手刷蘸消毒剂按前臂、腕部、手背、手掌、手指、指缝、指甲顺序彻底刷洗 30 秒,再用流水从前臂冲向指尖,反复两次,共 2 分钟。用小毛巾自上而下擦干双手	◇ 隔离衣不得沾湿
(2)消毒液法:在消毒液盆里浸泡消毒双手。再按前臂、腕部、手背、手掌、手指、指缝、指甲顺序每手臂彻底刷洗 30 秒,各两遍,共刷 2 分钟,然后在清水盆里洗手,再用小毛巾自上而下擦干双手	
4. 解领扣 解开领扣或领带(图 3-31)	
5. 脱衣袖 一手伸入另一手腕部衣袖内,拉下衣袖过手(图 3-32),用遮盖着的手握住另一手隔离衣袖的外面(污染面)(图 3-33),将袖子拉下,双手轮换拉下袖子,渐从袖管中退出(图 3-34)	◇ 保持衣领清洁 ◇ 衣袖不可污染手及手臂,清洁的手不可触及隔离衣外面
6. 挂衣钩 如隔离衣还可使用,双手持领,将隔离衣折好,对齐衣边,挂在衣钩上	◇ 隔离衣挂在潜在污染区,清洁面向外;挂在污染区,则清洁面向内
7. 处理 将隔离衣污染面向里,衣领及衣边卷至中央,一次性隔离衣投入医疗垃圾袋中(图 3-35),如为换洗的布制隔离衣放入污衣回收袋内清洗消毒备用	◇ 隔离衣每天更换,如有潮湿或污染应立即更换
8. 再次洗手	

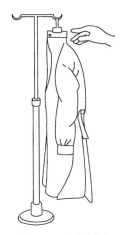

图 3-18　取隔离衣

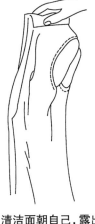

图 3-19　清洁面朝自己,露出肩袖内口

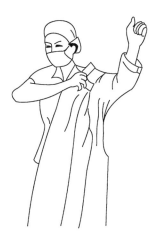

图 3-20　穿一只衣袖

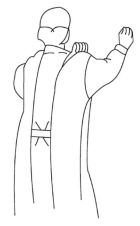

图 3-21　穿另一只衣袖

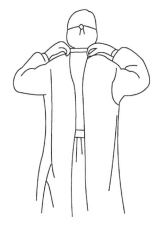

图 3-22　系衣领

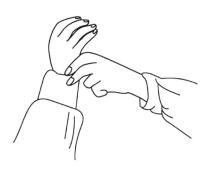

图 3-23　系袖口

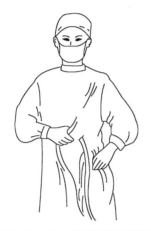

图 3-24 将一侧衣边拉到前面

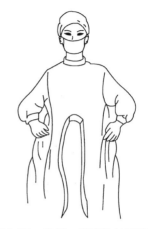

图 3-25 将另一侧衣边拉到前面

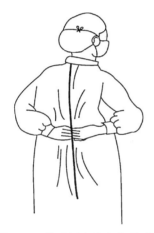

图 3-26 将两侧衣边在背后对齐

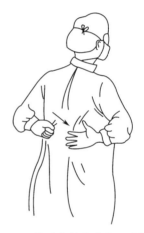

图 3-27 将对齐的衣边向一边折叠

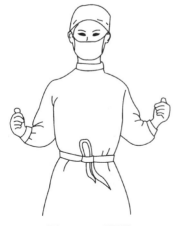

图 3-28 系腰带

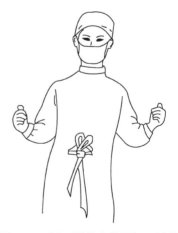

图 3-29 解开腰带在前面打一活结

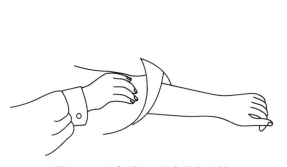

图 3-30　翻起袖口，将衣袖向上拉

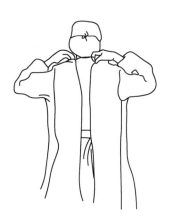

图 3-31　解衣领

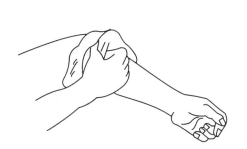

图 3-32　拉下衣袖

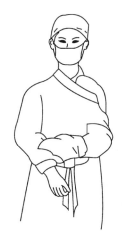

图 3-33　一手在袖口内拉另一衣袖的污染面

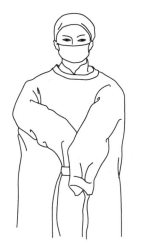

图 3-34　双袖对齐，双臂逐渐退出隔离衣

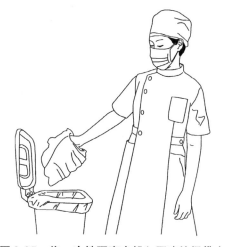

图 3-35　将一次性隔离衣投入医疗垃圾袋中

（四）注意事项

1. 隔离衣只能在规定区域内穿脱，穿前检查有无潮湿、破损，长短需能全部遮盖工作服和外露皮肤。

2. 隔离衣每日更换，如有潮湿或污染，应立即更换。接触不同病种患者时应更换隔离衣。

3. 穿脱隔离衣过程中避免污染衣领、面部、帽子和清洁面，始终保持衣领清洁。

4. 穿好隔离衣后，双臂保持在腰部以上，视线范围内；不得进入清洁区，避免接触清洁物品。

5. 消毒手时不能沾湿隔离衣，隔离衣也不可触及其他物品。

6. 脱下的隔离衣还需使用时，如挂在半污染区，清洁面向外；挂在污染区则污染面向外。

附3-2 护理隔离患者综合操作

操作步骤（以测患者体温为例）

步骤	说明
1. **核对** 双人核对医嘱	
2. **评估** 患者病情、腋下皮肤情况、自理能力、理解合作程度等	◇ 根据隔离种类确定是否穿隔离衣，通过查阅病历向主管医生、护士和家属了解，实施评估
3. **备物** ①隔离衣挂门口，清洁面向外；②门口放脚垫（消毒液浸泡过）、脚踩开盖式污物桶、消毒液和清水各一盆；③治疗车上层：避污纸、治疗盘（内盛已消毒的手刷、清洁干燥小毛巾、一次性纸巾）、手消毒液、手表（用塑料袋保护）；④治疗车下层：生活及医疗垃圾桶、其他污物桶；⑤体温计：专人专用	◇ 隔离单位和操作用物齐全
4. **穿衣** 取衣，穿袖，扎袖口，系腰带。穿衣后消毒手，手保持在腰部以上及视线范围内	◇ 隔离衣需全部遮盖工作服和外露皮肤
5. **进病室** 一手拿手表，另一手取用避污纸开门，然后将避污纸丢进污物桶，进门后关门，再次核对；环境安静、整洁、温湿度适宜、光线适中，符合隔离要求	◇ 洁、污区域和物品观念明确
6. **操作** 测体温，整理床单位、用物，垃圾归类	
7. **出病室** 用手开门，鞋底踩脚垫，取用避污纸关门，放手表于治疗车上层清洁区，避污纸和塑料袋丢进垃圾桶	◇ 洁、污区域和物品观念明确，隔离衣不得沾湿
8. **脱衣** 解腰带，解袖口，消毒双手（用消毒液法），解领扣，脱衣挂衣钩	
9. **整理** 用物、垃圾归类，清理治疗车，洗手，记录，签名	

◆ **护目镜、防护面罩的使用**

护目镜能防止患者的血液、体液等具有传染性的物质溅入人体眼部；防护面罩能防止患者的血液、体液等具有传染性的物质溅到人体面部。下列情况应使用护目镜和防护面罩：①进行诊疗护理操作，可能发生患者血液、体液、分泌物等喷溅时；②近距离接触经飞沫传播的传染病患者时；③为呼吸道传染病患者进行气管切开、气管插管等近距离操作，可能发生患者血液、体液、分泌物喷溅时，应使用全面型防护面罩。

戴护目镜、防护面罩前应检查有无破损，佩戴装置有无松脱；佩戴后应调节舒适度。摘护目镜、防护面罩时应捏住靠头或耳朵的一边摘掉，放入医疗垃圾袋内，如需重复使用，放入回收容器内，以便清洁、消毒。

◆ **穿、脱防护服**

防护服是临床医务人员在接触甲类或按甲类传染病管理的传染病患者时所穿的一次性防护用品。防护服应具有良好的防水、抗静电和过滤效率，无皮肤刺激性，穿脱方便，结合部严密，袖口、脚踝口应为弹性收口。防护服分连体式和分体式两种。

下列情况应穿防护服：①临床医务人员在接触甲类或按甲类传染病管理的传染病患者时；②接触经空气传播或飞沫传播的传染病患者，可能受到患者血液、体液、分泌物、排泄物喷溅时。

（一）目的

保护医务人员和患者，避免感染和交叉感染。

（二）操作前准备

1. 环境准备 清洁、宽敞。

2. 用物准备 防护服一件，消毒手用物。

3. 操作者准备 衣帽整洁，修剪指甲，取下手表，卷袖过肘，洗手，戴口罩。

（三）操作步骤

步骤	说明
▲穿防护服	
（1）取防护服：检查防护服	✧ 查对防护服是否干燥、完好，大小是否合适，有无穿过；确定内面和外面
（2）穿防护服：穿下衣→穿上衣→戴帽子→拉拉链	✧ 无论连体式还是分体式都遵循本顺序
（3）脱防护服	✧ 勿使衣袖触及面部，脱防护服前先洗手

续表

步骤	说明
▲脱分体防护服	
（1）拉开拉链	
（2）脱帽子：上提帽子使帽子脱离头部	
（3）脱上衣：先脱袖子，再脱上衣，将污染面向里放入医疗垃圾袋内	
（4）脱下衣：由上向下边脱边卷，污染面向里，脱下后置于医疗垃圾袋内	◇ 脱防护服后洗手
▲脱连体防护服	
（1）拉开拉链：将拉链拉到底	
（2）脱帽子：上提帽子使帽子脱离头部	
（3）脱衣服：先脱袖子，再由上向下边脱边卷，污染面向里，全部脱下后卷成包裹状，置于医疗垃圾袋内	◇ 脱防护服后洗手

（四）注意事项

1. 防护服只能在规定区域内穿脱，穿前检查有无潮湿、破损，长短是否合适。

2. 接触多个同类传染病患者时，防护服可连续使用；接触疑似患者时，防护服应每次更换。

3. 防护服如有潮湿、破损或污染，应立即更换。

◆ 鞋套、防水围裙的使用

鞋套应具有良好的防水性能，并一次性使用。从潜在污染区进入污染区时和从缓冲间进入负压病室时应穿鞋套。应在规定区域内穿鞋套，离开该区域时应及时脱掉放入医疗垃圾袋内，发现鞋套破损应及时更换。

防水围裙主要用于可能受到患者的血液、体液、分泌物及其他污染物质喷溅时，或进行复用医疗器械的清洗时。分为两种：①重复使用的围裙，每班使用后应及时清洗与消毒，遇有破损或渗透时，应及时更换；②一次性使用的围裙，应一次性使用，受到明显污染时应及时更换。

（吴小婉）

第六节　医务人员的职业防护

一、职业防护的相关概念

医务人员长期工作在医院或其他医疗、保健机构，直接或间接与患者接触，可能会受到各种各样与职业相关的伤害。因此,医务人员应具备对各种职业性有害因素的认识、处理及防范的基本知识和能力,以减少职业伤害,维护自身安全及健康。

（一）职业暴露与职业防护的概念

1. 职业暴露（occupational exposure） 职业暴露是指从业人员由于职业关系而暴露在有害因素中,从而有可能损害健康或危及生命的一种状态。医务人员在从事诊疗、护理及与其相关的活动中,容易接触有毒、有害物质或病原微生物,从而发生职业性损伤,轻则影响健康,重则严重损害健康,甚至导致严重的伤残或死亡。

2. 职业防护（occupational protection） 职业防护是指针对可能造成机体损伤的各种职业性有害因素,所采取的有效措施,以避免职业性损伤的发生,或将危害降低到最低程度。医务人员职业防护是指在医院工作中针对各种职业性有害因素采取有效措施,以保护医务人员免受职业性有害因素的危害,或将危害降至最低程度。

（二）职业性损伤的相关因素

1. 生物性因素 医院中病原微生物种类繁多、相对集中,病原微生物通过各种途径侵入机体诱发各种传染性疾病,直接威胁医务人员安全与健康。医院工作环境中主要的生物性因素为细菌和病毒。常见的致病菌有葡萄球菌、链球菌、肺炎球菌及大肠埃希菌等,这些致病菌广泛存在于患者的各种分泌物、排泄物及用过的衣物和器具中,通过呼吸道、消化道、血液及皮肤等途径感染医务人员。病毒当中对医务人员危害最大的主要有 3 种,即人类免疫缺陷病毒（HIV）、乙型肝炎病毒（HBV）、丙型肝炎病毒（HCV）,其传播途径以血液传播较为常见。

2. 物理性因素 医务人员在工作过程中接触锐利器械、放射线等各种物理因素,也可能导致相关损伤的发生。锐器伤是最常见的职业性有害因素之一,而感染的针刺伤是导致血源性传播疾病的最主要因素,其中最常见、危害最大的是乙型肝炎、丙型肝炎和艾滋病。放射性危害是指医务人员在接触紫外线、激光等放射性物质,以及进行放射性诊断和治疗时,因防护不当而造成的损伤,可引起皮肤、眼睛损伤,或者免疫功能障碍,严重者可导致造血系统功能障碍或致癌。另外,在医疗日常工作中接触易燃易爆物品,如氧气、乙醇等可能造成烧伤,使用红外线烤灯、高频电刀可能造成灼伤等。

3. 化学性因素 化学性因素是指医务人员在从事规范的诊疗、护理、检验等过程中,通过多种途径接触到的化学物质,如各种消毒剂、清洁剂、化疗药物、汞、麻醉废气等。①消毒剂:常用醛类如甲醛、戊二醛、过氧乙酸、含氯消毒剂等,可刺激皮肤、眼及呼吸道,引起皮肤过敏、流泪、恶心呕吐、气喘等症状。

长期接触者还可引起结膜损伤、上呼吸道炎症、肺炎及肺纤维化等，甚至可能造成中枢神经系统损害。②化疗药物：常用细胞毒性药物如环磷酰胺、铂类药物、多柔比星、氟尿嘧啶等，在防护不当的情况下可通过皮肤接触、吸入或食入途径给医务人员带来潜在危害。长期接触可因蓄积作用产生远期影响，如白细胞下降和自然流产率增高，还可能致癌、致畸、致突变及导致脏器损伤。③汞：如果汞式血压计、汞式体温计漏出的汞处理不当，可对人体产生神经毒性和肾毒性。④麻醉废气：短时吸入麻醉废气可引起头痛、烦躁、注意力不集中等症状；长期吸入在体内蓄积后，可能产生慢性氟化物中毒、遗传性影响及生育功能影响。

（三）标准预防

标准预防（standard precaution）是指将所有患者的血液、体液，及被血液、体液污染的物品均视为具有传染性的病原物质，医务人员接触这些物质时，必须采取防护措施。

标准预防由美国医院感染控制行动指导委员会于 1996 年 1 月提出，着重强调医务人员医院感染的职业防护。标准预防有 3 个基本内容，即：①隔离对象，视所有患者的血液、体液、分泌物、排泄物及其被污染的物品都具有传染性；②防护，强调双向防护，既要防止患者将疾病传播给医务人员，也要防止医务人员将疾病传播给患者；③隔离措施，根据疾病主要传播途径，采取相应的隔离措施，如接触隔离、空气隔离等。标准预防措施包括以下几点。

（1）手卫生与戴手套：进行有可能接触患者血液和 / 或体液的诊疗、护理、清洁等工作时应戴清洁手套，接触患者黏膜或破损的皮肤时应戴无菌手套，操作完毕，脱去手套后立即洗手或进行卫生手消毒。医务人员手部皮肤破损，在进行有可能接触患者血液、体液的操作时必须戴双层手套。

（2）正确使用防护服、口罩、护目镜和面罩：在诊疗、护理操作过程中，有可能发生血液、体液飞溅到面部时，应当戴医用外科口罩、护目镜或防护面罩；有可能发生血液、体液大面积飞溅或污染身体时，应穿戴具有防渗透性能的隔离衣或者围裙。

（3）正确处置锐器：使用后的锐器应当直接放入耐刺、防渗漏的专用锐器盒中，或者利用针头处理器进行安全处置；重复使用的锐器，应放在防刺的容器内密闭运输和处理；禁止将使用后的针头回套针帽，禁止用手直接接触使用后的针头、刀片等锐器。

（4）正确处理污染医疗设备或物品：处理污染仪器设备时，避免工作人员皮肤和黏膜暴露；密封运送被血液、体液、分泌物、排泄物污染的被服；医疗废物应进行无害化处理。

二、常见职业暴露及预防措施

（一）血源性病原体职业暴露

血源性病原体是指存在于血液和某些体液中能引起人体疾病的病原微生物，如 HBV、HCV、HIV 等。血液中含血源性病原体浓度最高，4μl 带有 HBV 的血液足以使受伤者感染 HBV，其他依次为伤口分泌物、精液、阴道分泌物、羊水等。

1. 血源性病原体职业暴露的原因

（1）与针刺伤有关的操作：导致医务人员职业暴露的主要原因是被污染的针头或其他锐器刺伤，针刺伤最容易发生在针头使用后的丢弃环节。

（2）接触血液或体液的操作：如接触血液、体液的操作未戴手套；处理工作台面、地面、墙壁的血液和 / 或体液时未先消毒，而是直接擦洗；或发生血液、分泌物溅入医务人员的眼睛、鼻腔或口腔中的意外；或进行无防护的心肺复苏，如徒手清理口腔分泌物、口对口人工呼吸等。

2. 预防措施

（1）洗手，即在接触患者前后，特别是接触血液、排泄物、分泌物及污染物品前后都要洗手。

（2）避免直接接触血液或体液，包括戴手套、戴口罩、护目镜，穿隔离衣等。

（3）严格按照操作规程安全处理锐利器具。

（4）密封处理医疗废物，排泄物和分泌物等污物倒入专门密闭容器内，经消毒后排放下水道。

（二）锐器伤

锐器伤是一种由医疗锐器如注射器针头、缝针、各种穿刺针、手术刀、剪刀、碎玻璃及安瓿等造成的意外伤害，是常见的一种职业危害。而感染的针刺伤是导致血源性传播疾病的最主要因素。

1. 锐器伤的原因

（1）医院管理因素：①未开展系统的安全防护教育；②防护用品不足，如考虑医疗成本限制手套使用，未引进具有安全防护功能的一次性医疗用品等。

（2）医务人员因素：①自我防护意识淡薄，对锐器伤的危害性认识不足；②技术不熟练和操作不规范，如缝合针、手术器械在台上摆放不规整或传递不规范，直接接触锐器，徒手掰安瓿等；③身心疲劳造成注意力不集中，导致误伤。

（3）患者因素：在执行操作时，患者不配合或者突然躁动等。

2. 预防措施

（1）加强培训，建立完善的制度：加强医务人员职业安全教育，建立锐器伤防护制度，提高医务人员自我防护意识。教育内容包括：预防锐器伤指南，锐器伤的危害、原因和防护对策，锐器伤的处理，锐器伤后的报告制度等。

（2）配备足量的防护用品：如足量的手套，使用一次性无针输液管路、可自动毁形的安全注射器、可进行针头处置的锐器盒、安瓿启瓶器等。

（3）规范操作行为：如完善手术器械摆放及传递规定，规范手术人员的基本操作；采用持物钳处理用过的针头、刀片；打开玻璃安瓿应垫以棉球或纱布；禁止将使用后的针头双手回套针帽等。

（4）严格管理损伤性废物：禁止直接接触医疗废物，封存好的锐器废物要有清晰明显的标志，不与其他医疗废物混放，清运工人应戴较厚的专用长手套搬运垃圾。

（5）做好与患者的沟通，取得患者及家属的配合。

3. 锐器伤的应急处理流程

（1）局部处理措施

1）脱：戴手套者按规范迅速脱去手套。

2）挤：立即用手在伤口旁轻轻挤压，尽可能挤出伤口的血液，但禁止在伤口局部挤压，以免产生虹吸现象，将污染血液吸入血管，增加感染机会。

3）冲：用肥皂液清洗伤口，并在流动水下反复冲洗；被暴露的黏膜，应当反复用生理盐水冲洗干净。

4）消毒：用 75% 乙醇或者 0.5% 碘伏进行消毒，并包扎伤口。

（2）评估源患者和受伤人员：根据患者血液中含有病原微生物的多少和伤者伤口的深度、范围及暴露时间进行评估，并做相应处理。

（3）进行血清学检测：锐器伤后进行血清学检测，根据血清学检测结果和源患者情况采取相应措施（表 3-7）。

表 3-7　锐器伤后的血清学监测结果与处理措施

暴露源	医护人员检测结果	处理措施
HBsAg（+）	HBsAg（+）或抗 -HBs（+）或抗 -HBc（+）	不需注射疫苗或乙肝免疫球蛋白（HBIG）
	HBsAg（−）或抗 -HBs（−）且未注射疫苗者	24 小时内注射 HBIG 并注射疫苗，并于受伤当天、第 3 个月、6 个月、12 个月随访和监测
抗 -HCV（+）	抗 -HCV（−）	于受伤当天、第 3 周、3 个月、6 个月随访和监测
HIV（+）	HIV 抗体（−）	①经专家评估后立即预防性用药，并进行医学观察 1 年 ②于受伤当天、4 周、8 周、12 周、6 个月监测 HIV 抗体 ③预防性用药的原则：若被 HIV 污染的针头刺伤，应在 4 小时内，最迟不超过 24 小时进行预防性用药。即使超过 24 小时，也应实施预防性用药

（4）报告与登记。尽早报告部门负责人、医院感染管理科,协助进行锐器伤情况登记,包括发生的时间、地点及经过,损伤方式,损伤的具体部位及损伤程度,损伤源种类和含有病原微生物的情况。

（三）化疗药物职业暴露

化学药物治疗（化疗）是指对病原微生物和寄生虫所引起的感染性疾病以及肿瘤采用的治疗方法。化疗药物在杀伤肿瘤细胞的同时,也可通过直接接触、呼吸道吸入及消化道摄入等途径,给经常接触的医务人员带来潜在的危害。这些潜在危害的严重性与接触剂量相关。

1. 化疗药物职业暴露的原因

（1）药物准备中可能发生的药物接触,常发生在粉剂药物的溶解或稀释过程中,由于药瓶内压力过大出现药物喷洒或药瓶破碎。

（2）注射操作过程中可能发生的药物接触,多由于排气、针头脱落、更换管道时造成药液外溢,或注射过程中的意外损伤。

（3）处置过程中可能发生的药物接触,如使用过的化疗药物处理不当,对工作环境或仪器设备的污染。

（4）直接接触化疗患者的排泄物或被患者体液污染的被服等。

2. 预防措施 化疗防护应遵循两个基本原则,即工作人员减少与药物的接触、减少药物对环境的污染。具体包括以下防护措施。

（1）配药过程的防护:①应设专门的化疗药物配药间或药物配置中心,配置符合要求的Ⅱ级或Ⅲ级垂直层流生物安全柜,防止含有药物微粒的气溶胶或气雾对配药人员的伤害。②配药人员应经过严格的培训,并通过专业理论与操作技术考核;配药人员应定期检查肝肾功能;妊娠期及哺乳期人员避免直接接触化疗药物。③化疗药物配制时应遵循相关要求（表3-8）。

表3-8　化疗药物配制时的防护措施与要求

措施	要求
操作前准备	穿防水、无絮状物材料制成、前部完全封闭的隔离衣,戴帽子、口罩、护目镜、双层手套（内层为PVC手套,外层为乳胶手套）
正确打开安瓿	打开安瓿前应轻弹其颈部,使附着的药粉、药液降至瓶底。掰开安瓿应垫纱布,避免药粉、药液外溢,或玻璃碎片四处飞溅
防止药物溢出	溶解药物时,溶媒应沿瓶壁缓慢注入瓶底,待药粉浸透后再晃动,以防溢出
规范稀释和抽取药物	①稀释瓶装药物及抽取药液时,插入双针头,排除瓶内压力 ②抽取药液后,在药瓶内进行排气和排液后再拔针,不可将药物排于空气中 ③抽取药液时使用一次性注射器和较大号针头,所抽药液以不超过注射器容量3/4为宜 ④抽出药液后放入垫有PVC薄膜的无菌盘内备用
操作后处理	操作结束后,用水冲洗和擦洗操作台,脱去手套彻底冲净双手并行沐浴

（2）给药过程的防护：静脉给药应戴手套，确保输液装置接头处连接紧密，不能用含有化疗药物的针头直接穿刺血管或拔针，应使用生理盐水静滴后输注化疗药或拔针。

（3）药物外溢的处理：如出现药物外溢，应立即标明污染范围，禁止他人接触，并进行相应的处理。少量溢出（≤5ml）使用纱布吸附药液；大量溢出（≥5ml）使用吸水力强的纱布垫吸附清除；如为药粉溢出，则先用湿纱布擦拭。溢出区域用清洁剂及清水擦洗 3 遍后，再用 75% 乙醇擦拭。记录外溢药物的名称、时间、溢出量、处理过程及受污染人员。

（4）化疗废弃物和污染物品的处理：在存储、配制和应用化疗药物的所在区域都应配备专用的废弃物收集容器，所有在接受、存储和应用过程中有可能接触化疗药物的一次性物品包括防护用品，都应视为化疗药物废弃物。如一次性注射器、输液器、针头、废弃安瓿、防护服等，必须放置在有毒性药物标识的专用容器中。被化疗药物或患者体液污染的床单被罩等应单独洗涤，患者使用过的洗手池、马桶要用清洁剂和热水彻底清洗。

3. 化疗药物暴露后的处理流程　在配制、使用化疗药物，处置污染物过程中，若发生职业暴露，如防护用品污染，皮肤、黏膜、眼睛直接接触到化疗药物等，可采取下列处理方法：①迅速脱去手套或隔离衣；②立即用洗手液及大量流动清水彻底清洗皮肤；③如眼睛内溅入化疗药物，用大量清水或生理盐水持续冲洗至少 5 分钟；④记录接触情况，必要时进行治疗。

（四）汞泄漏职业暴露

汞是对人体健康危害极大而且对环境有持久污染的有毒物质。临床常用的血压计、体温计、水温计等都含有汞。一支体温计含汞 1g，一台血压计约含汞 50g。汞在常温下即能蒸发，气温越高，蒸发越快，其蒸气无色无味。另外，由于汞黏度小而流动性大，很易碎成小汞珠，散落在工作台、地面等处的缝隙中，既难以清除，又使表面积增加而大量蒸发，形成二次污染。

国家标准规定室内空气汞的最大允许浓度为 $0.01mg/m^3$，如空气中的汞含量大于 $10\sim16mg/m^3$，可能危及人体健康。如打碎一支体温计，1g 的汞泄漏并全部蒸发，可使 $15m^2$ 房间的空气汞浓度达 $22.2mg/m^3$，远远大于国家标准。汞蒸气可通过人的呼吸系统进入神经系统，当皮肤有破损和溃烂时，汞蒸气可通过血液进入到全身的各个器官，在人体里蓄积，造成汞中毒。汞中毒后表现的症状通常为头痛、头昏、乏力、发热，严重时会出现口腔炎、恶心呕吐、食欲不振、腹痛、腹泻症状，皮肤接触会出现红色斑丘疹。所以，医院环境中的汞泄漏问题应引起高度重视。

1. 汞泄漏的原因

（1）血压计使用不规范：①给血压计加压时，打气过快过猛，导致汞从玻璃管中喷出；②使用完毕忘记关闭汞槽开关，或关闭汞槽开关时未倾斜血压计，使部分汞没有回到零刻度线下，在合上血压计盖时，就会导致玻璃管中汞流出；③测量血压时，若玻璃管上端残余汞还没有回到零刻度线下就开始加压，也可能导致汞从玻璃管上端喷出；④血压计故障，常见开关轴心和汞槽吻合不好，加压时导致汞泄漏。

（2）体温计使用不规范：①医务人员因素，如存放体温计的容器不规范；未给患者详细讲解体温计的使用方法；未及时收回发放给患者的体温计；未按要求存放体温计等，都可使体温计破碎而导致汞泄漏。②患者因素，如使用时不慎摔破或折断而导致的汞泄漏。

2. 汞泄漏的预防措施

（1）加强管理，完善应对体系：建立汞泄漏化学污染的应急预案，规范汞泄漏的处理流程，配备汞泄漏处置包（含处置人员防护用品和处置药品、用具等，如防护口罩、乳胶手套、防护围裙、硫黄粉或三氯化铁、小毛笔、收集汞专用的密闭容器等）。

（2）提高医务人员对汞泄漏危害的认识：临床工作中，医务人员常有打碎体温计和使用血压计不当导致汞泄漏的经历，并且知晓汞的危害，但仅有少部分人能正确处理汞泄漏。因此，应加强对医务人员的专题培训，提高对汞泄漏的处理能力。

（3）规范血压计及体温计的使用

1）规范血压计的使用：①使用汞柱血压计前，检查汞槽开关有无松动，是否关闭，玻璃管有无裂缝、破损。有汞泄漏可能时，轻轻拍击盒盖顶端使汞液归至零位线下；②在使用过程中，应平稳放置，切勿倒置，充气不可过猛过高，测量完毕，应将血压计右倾45°，使汞全部进入汞槽后再关闭开关；③定期检测血压计，一般每半年一次，发生故障时及时送修。

2）规范体温计的使用：①固定位置、固定容器盛放，容器内面应光滑无缝，便于观察和清理泄漏的汞；②使用体温计前检查体温计有无破损，禁止将体温计放入热水中浸泡或煮沸消毒，以免引起爆炸；③使用过程中，应详细告知患者使用体温计的注意事项，用毕及时收回；④测口温和肛温不可使用汞式体温计；⑤婴幼儿和神志不清患者禁止测量口温，测量时做好防护并及时收回体温计。

3. 汞泄漏的应急处理

（1）人员管理：一旦发生汞泄漏，室内人员应该转移到室外，如果有皮肤接触，立即用水清洗。打开门窗通风，关闭室内热源，降低蒸发速度。

（2）收集汞滴：穿戴防护用品，如戴防护口罩、乳胶手套、防护围裙或防护服、鞋套。用一次性注射器抽吸汞滴，可直接收集在注射器内，并套上针帽。如遇较小的汞滴，可用湿润的棉签收集，然后放入封口的塑料瓶或玻璃瓶中。在收集容器外注明"废弃汞"的标识,送交医院专职管理部门处理。

（3）处理散落汞滴：对散落在地面缝隙里的汞滴,取适量硫黄粉覆盖,保留 3 小时,使其产生化学反应,生成不易挥发的、毒性较低的硫化汞。或用 20% 三氯化铁 5～6g 加水 10ml,使其呈饱和状态,然后用毛笔蘸其溶液在汞残留处涂刷,生成汞和铁的合金,消除汞的危害。

（4）处理汞污染的房间：关闭门窗,按 $1g/m^3$ 碘加乙醇点燃熏蒸或用 $0.1g/m^3$ 的碘粉撒在地面 8～12h,使其挥发的碘与汞蒸气生成不易挥发的碘化汞,降低空气中汞蒸气的浓度。结束后开窗通风。

（吴　蓓）

第四章

给　药

药物治疗（drug treatment），是临床上最常用的一种治疗方法，其目的在于治疗疾病、减轻症状、协助诊断及维持正常的生理功能。在临床工作中，护士是各种药物治疗的实施者，也是用药过程中的监护者。为了安全、合理、准确地给药，护士必须了解相关的药理学知识，做好药品的管理工作，熟练掌握正确的给药方法和技术，准确评估患者用药后的疗效与反应，指导患者安全合理用药，减少药源性疾病和事故的发生，使药物治疗达到最佳效果。

第一节　给药的基本知识

护士在给药的过程中，要熟悉药物的药理学知识，掌握药物的领取与保管方法、给药的时间和途径等，严格遵守给药原则，用药前应对患者进行全面评估，以确保安全、正确给药，使药物达到最佳治疗效果。

一、药物的种类、领取和保管

（一）药物的种类

常用药物的种类依据给药的途径不同可分为以下 3 种。

1. 内服药　分为固体剂型和液体剂型，固体剂型包括片剂、丸剂、散剂、胶囊等；液体剂型包括口服液、酊剂和合剂等。

2. 外用药　包括膏剂、粉剂、擦剂、洗剂、滴剂、栓剂、膜剂等。

3. 注射药　包括水溶液、混悬液、油溶液、粉末针剂等。

（二）药物的领取

药物的领取必须凭医生的处方进行。通常，门诊患者按医生处方在门诊药房自行领取；住院患者药物的领取方法各医院的规定不一，大致如下。

1. 中心药房　医院内设有中心药房，中心药房的工作人员根据医嘱负责摆药，病区护士核对并取回，按时给患者服用。

2. 病区　病区内设有药柜，备有一定数量的常用药物，由专人负责管理，用后及时领取和补充;患者使用的贵重药物和特殊药物凭医生的处方领取;剧毒药和麻醉药(如吗啡、盐酸哌替啶等),病区内有固定数量,使用后凭医生的处方领取补充。

(三)药物的保管

1. 药柜放置　药柜应由专人负责,放于光线明亮、干燥、通风的地方,并且定期检查药品质量及有效期,确保药品安全。

2. 分类放置　药品应按内服、外用、注射、剧毒等分类放置。现领现用、以防失效。贵重药、麻醉药、剧毒药应有明显标记,毒麻药品必须配备保险柜,实行双人双锁,一人保管密码,一人保管钥匙,并使用专本登记,实行严格交班制度。抢救药品应存放于抢救车固定位置,做到"一专""二及""三无""四定",即专人保管,及时检查、及时补充,无失效、无变质、无过期,定种类、定期消毒、定位放置、定量保管。

3. 标签明显　药瓶上贴有明显标签:蓝色边为内服药、红色边为外用药、黑色边为剧毒药和麻醉药。标签上字迹要清楚,标签上应标明药名、浓度、剂量。高危、近似、近效期药品有相应标识。抢救车上应标有抢救药品目录和数量清单。

4. 定期检查　药物要定期检查质量,做到"三无",即无失效、无变质、无过期,如有沉淀、混浊、异味、潮解、霉变等现象,或标签脱落、辨认不清,应立即停止使用。

5. 妥善保存　根据药物的性质妥善保存。

(1)易挥发、潮解或风化的药物应装瓶保存并盖紧瓶盖,如乙醇、过氧乙酸、碘酊、糖衣片等。

(2)易氧化和遇光易变质的药物应装在棕色瓶内或避光容器内,放于阴暗处避光保存,如维生素C、氨茶碱、盐酸肾上腺素、硝普钠等。硝普钠使用时也应避光。

(3)易被热破坏的某些生物制品和药品应置于2~10℃低温处保存,如蛋白制剂、疫苗、益生菌、干扰素等。

(4)易燃易爆的药物应单独存放,密闭瓶盖置于阴凉处,并远离明火,如乙醇、乙醚、环氧乙烷等。

(5)易过期的药物应有计划地使用,按有效期先后放置,避免因药物过期造成浪费,如各种抗生素、胰岛素等。

(6)冰箱药品应分区存放,药物储存温度符合冷藏要求,药品开启后须标注开瓶日期和过期日期,且每日监测并记录冰箱温度。

(7)患者专用的特殊药或贵重药物应注明姓名、床号,并单独保存。

二、给药的原则

在执行药物治疗时，必须严格遵守给药原则。

（一）遵医嘱准确给药

给药属于非独立性的护理操作，必须严格遵医嘱给药。护士应熟悉常用药物的剂量、用法、毒性反应、配伍禁忌、作用和副作用，患者的药物治疗医嘱必须准确、清楚，对于超药品说明书、超剂量、超范围使用时，医嘱应特别说明，护士应做到准确、及时地转抄医嘱、执行医嘱，对有疑问的医嘱，应及时向医生提出，切不可盲目执行，也不可擅自更改医嘱。

（二）严格执行查对制度

护士在执行药物治疗时，应首先认真检查药物的质量，对已超过有效期或疑有变质的药物应立即停止使用。给药要遵循"五个准确"的原则，即药物准确、患者准确、途径准确、剂量准确、时间准确。因此，在执行药物治疗时，由双人核对并做好"三查八对"，同时要注意药物的配伍禁忌。

三查：指操作前、操作中、操作后查（查八对的内容）。

八对：对药品有效期、床号、姓名、药名、浓度、剂量、用法、时间。

（三）安全正确用药

给药前应了解患者的诊断、病情、治疗方案、用药史、过敏史，明确用药目的，掌握药物的药理作用、剂量、用法、途径、不良反应及应对措施，向患者解释，以取得合作，并给予相应的用药指导，告知患者及家属服药时间、剂量、注意事项等，提高患者自我合理用药能力。药物备好后应及时分发使用，避免久置后引起药物污染或药效降低。对易引起过敏反应的药物，使用前应了解过敏史，按要求做过敏试验，结果阴性方可使用。

（四）密切观察用药反应

护士应掌握患者用药的疗效和不良反应，给药后护士要监测患者的病情变化，动态评价药物疗效和不良反应，并做好记录。如用硝苯地平治疗心绞痛时，应观察心绞痛发作的次数、强度、心电图等情况。

三、给药的途径

依据药物的性质、剂型、机体组织对药物的吸收情况和治疗需要等，选择不同的给药途径。常用的给药途径有口服给药、舌下给药、直肠给药、皮肤黏膜给药、吸入给药、注射给药（皮内、皮下、肌内、静脉注射）等。除动、静脉注射药液直接进入血液循环外，其他药物均有一个吸收过程。吸收速度顺序依次为：气雾吸入＞舌下含服＞直肠给药＞肌内注射＞皮下注射＞口服给药＞皮肤给药。

四、给药的次数与时间

药物的半衰期决定给药的时间与次数,最佳给药时间与次数是以维持药物在血液中的有效浓度为原则,同时考虑药物的特性及人体的生理节奏。临床工作中常用外文缩写来描述给药时间、给药部位和给药次数等(表4-1)。

表4-1　医院常用给药的外文缩写与中文译意

缩写	拉丁文 / 英文	中文译意
qd	quaque die/every day	每日1次
bid	bis in die/twice a day	每日2次
tid	ter in die/three times a day	每日3次
qid	quater in die/four times a day	每日4次
qh	quaque hora/every hour	每小时1次
q2h	quaque secundo hora/every 2 hours	每2小时1次
q4h	quaque quarta hora/every 4 hours	每4小时1次
q6h	quaque sexta hora/every 6 hours	每6小时1次
qm	quaque mane/every morning	每晨1次
qn	quaque nocte/every night	每晚1次
qod	quaque omni die/every other day	隔日1次
ac	ante cibum/before meals	饭前
pc	post cibum/after meals	饭后
hs	hora somni/at bed time	临睡前
am	ante meridiem/before noon	上午
pm	post meridiem/afternoon	下午
st	statim/immediately	立即
DC	/discontinue	停止
prn	pro re nate/as necessary	需要时(长期)
sos	si opus sit/one dose if necessary	需要时(限用一次,12小时内有效)
12n	/12 clock at noon	中午12时
12mn	/midnight	午夜
R,Rp	recipe/prescription	处方 / 请取
ID	injectio intradermica/intradermic(injection)	皮内注射
H	injectio hypodermica/hypodermic(injection)	皮下注射
IM/im	injectio muscularis/intramuscular(injection)	肌内注射

续表

缩写	拉丁文 / 英文	中文译意
IV/iv	injectio venosa/intravenous（injection）	静脉注射
ivgtt/ivdrip	injectio venosa gutta/intravenous drip	静脉滴注
OD	oculus dexter/right eye	右眼
OS	oculus sinister/left eye	左眼
OU	oculus unitus/both eyes	双眼
AD	auris dextra/right ear	右耳
AS	auris sinistra/left ear	左耳
AU	arues unitas/both ears	双耳
gtt	gutta/drip	滴
g	/gram	克
ml/ml	/milliliter	毫升
aa	ana/of each	各
ad	ad/up to	加至
po	per os/oral medication	口服
tab	taballa/tablet	片剂
comp	compositus/compound	复方
pil	pilula/pill	丸剂
lot	lotio/lotion	洗剂
mist	mistura/mixture	合剂
tr	tincture/tincture	酊剂
pulv	pulvis/powder	粉剂 / 散剂
ext	extractum/extract	浸膏
cap	capsula/capsule	胶囊
sup	suppositorium/suppository	栓剂
syr	syrupus/syrup	糖浆剂
ung	unguentum/ointment	软膏剂
inj	injectio/injection	注射剂

五、影响药物作用的因素

每种药物都有各自的药理作用及特点，同时，药物疗效也会受机体因素（如患者的年龄、性别、心理行为、病理状态等）和药物因素（如剂量、剂型、给药途径与时间、联合用药等）的影响而出现不同程度的差异。为了保证每位患者在用药过程中都能达到最佳的治疗效果和最小的不良反应，护士必须掌握影响药物作用的各种因素，以便及时采取恰当的护理措施。

（一）机体因素

1. 生理因素

（1）年龄与体重：一般来说，药物用量与体重成正比。但与成人相比，老人和儿童对药物的反应不同，除体重因素外，还与机体的功能状态和生长发育有关。老年人各种器官衰退，特别是肝、肾功能的减退会影响到药物的代谢与排泄，因而对药物的耐受性降低。另外，由于记忆力的衰退，老年人用药的依从性较差，经常出现漏服、重服的现象，临床医务人员应加强老年人药物知识的宣教，并督促其遵医嘱服药。儿童的各项生理功能及调节机制尚未发育完善，与成人的差别较大，对药物的反应比较敏感。如小儿使用利尿药后容易出现严重的血钾和血钠降低，是因为其对影响水盐代谢和酸碱平衡的药物较为敏感。

（2）性别：性别不同对药物的反应（性激素除外）一般无明显的差别。但女性在月经期、妊娠期、分娩期和哺乳期时用药要特别注意。如月经期慎用或禁用峻泻药、抗凝药和刺激性药物，以免引起盆腔充血、月经过多；妊娠期特别注意有些药物可以通过胎盘进入胎儿体内引起中毒或造成胎儿畸形；分娩期使用镇静药要注意用药时机，避免吗啡等镇静药对新生儿呼吸产生抑制作用；哺乳期用药要考虑有些药物通过乳汁排泄，进入乳儿体内影响发育或引起中毒。

2. 病理状态

疾病可影响机体对药物的敏感性，也可改变药物的体内过程，从而增强或减弱药物的效应。在病理因素中，应特别注意肝肾功能受损程度。肝功能不良时肝药酶活性降低，使药物代谢速度变慢，造成药物作用增强，半衰期延长。如地西泮（安定）的正常半衰期为 46.6 小时，肝硬化患者可使该药半衰期延长达 105.6 小时，因此，如地西泮、苯巴比妥、洋地黄毒苷等主要在肝脏代谢的药物要注意减量、慎用或禁用。同样，肾功能不良时，药物排泄减慢、半衰期也会延长，某些主要经肾脏消除的药物如氨基糖苷类抗生素、头孢唑林等应减少剂量或适当延长给药间隔时间，避免引起蓄积中毒。

3. 心理行为因素

药物的效应在一定程度上会受到心理行为因素的影响，特别是医务人员的暗示、患者的情绪、对药物治疗的信赖度和配合度等。护士在药物治疗的过程中是执行者也是监督者，与患者交往过程中的体态语言会影响患者对药物治疗的态度，热情向上的体态语言，会让患者感到处于一个安全的氛围中，使患者愉快地接受治疗，最终达到康复的目的。患者的情绪直接影响着药物效应的各个环节，包括药物的分布、吸收、代谢和排泄等，从而影响药物效应的发挥。患者愉快、乐观，药物则易发挥作用；相反，若患者忧郁、悲哀、愤怒等不良情绪导致神经内分泌系统功能紊乱，不仅会影响机体的物质能量代谢，甚至可诱发或加重病情。患者对药物的信赖程度也可影响药物疗效。当患者对某种药物的疗效产生怀疑时，可能会采取不配合态度，出现拒绝服药或漏服的现象；相反如果患者对药物信赖，可提高疗效，甚至使某些本无活性的药物起到一定的"治疗作用"，如"安慰剂"的疗效正是心理因素影响的结果。

（二）药物因素

1. 药物剂量　药物效应与剂量之间呈一定关系，药物必须达到一定的剂量才能产生效应。在一定范围内，药物剂量增加或减少，其药效会相应增加或减少。当剂量超过一定限度时则会产生中毒反应。如氯化钾溶液，静脉用药时速度过快会造成单位时间内进入体内的药量过大，引起毒性反应，因此在输注氯化钾溶液时要特别注意控制静脉输液时的速度。洋地黄类药物使用安全范围小，因此在用药的过程中要特别注意患者的反应，监测其生命体征、中毒情况等。

2. 药物剂型　不同剂型的同一药物由于吸收量与速度不同，从而影响药效的快慢和强弱。如肌内注射时，水溶液比混悬液、油剂吸收快，因而作用发生也较快；口服给药时，液体制剂比固体制剂吸收快。

3. 给药途径与时间　不同的给药途径能影响药效的强弱，甚至个别药物会出现质的差别。如硫酸镁口服给药产生缓泻和利胆作用，肌内注射则产生抗惊厥和降压作用。应根据患者的具体情况，选择恰当的给药途径，充分发挥药物的治疗作用，减少不良反应的发生。用药的次数与间隔时间取决于药物的半衰期，应根据患者的具体情况，以维持药物在血中的有效浓度为最佳选择。用药时要综合考虑药物性质及其吸收情况、对消化道的刺激性、需要药物作用的时间等因素。医院常用给药时间与安排见表4-2。

表4-2　医院常用给药时间与安排（外文缩写）

给药时间	安排	给药时间	安排
qm	6am	q2h	6am，8am，10am，12n，2pm…
qd	8am	q3h	6am，9am，12n，3pm，6pm…
bid	8am，4pm	q4h	8am，12n，4pm，8pm，12mn…
tid	8am，12n，4pm	q6h	8am，2pm，8pm，2am
qid	8am，12n，4pm，8pm	qn	8pm

4. 联合用药　联合用药指同时或先后采取两种或两种以上的药物来达到治疗的目的。联合用药会使机体与药物之间产生相互作用，同时药物与药物之间也会相互影响，最终导致药物的吸收、分布、生物转化、排泄及作用效应等各方面的相互干扰，从而改变药物的效应和毒性。合理的联合用药可以增强疗效，减少毒性作用。如抗结核的药物异烟肼和乙胺丁醇合用能增强药物效应，提高抗结核的作用，同时乙胺丁醇还可延缓异烟肼耐药性的产生。不合理的联合用药会降低疗效，增加毒性，在临床用药时应予以注意。如维生素C若与磺胺类合用，会使药效降低。庆大霉素若与阿米卡星、链霉素配伍可导致肾功能

损害、神经性耳聋等；若与依他尼酸和呋塞米配伍，可致永久性耳聋；又如静脉滴注青霉素的患者不能同时口服琥乙红霉素片，因为琥乙红霉素片可干扰青霉素的杀菌效能。因此，护士应该根据用药情况，熟悉药物间的相互作用合理用药，从药物的药效学、药动学及机体情况等方面分析，判断联合用药是否合理，并指导患者安全用药。临床静脉滴注药物时，要遵守药物配伍禁忌的规定，避免药物在混合使用或大量稀释时产生化学或物理改变。

（三）其他因素

饮食可以影响药物的吸收和排泄，进而影响药物的疗效。①饮食能促进药物的吸收增加疗效：高脂饮食可以促进脂溶性维生素 A、维生素 D、维生素 E 的吸收，因此维生素 A、维生素 D、维生素 E 宜在餐后服用；酸性食物可增加铁剂的溶解度，促进铁的吸收。②饮食能干扰药物的吸收降低疗效：在补钙时不宜同食菠菜，因菠菜中含有大量的草酸，草酸与钙结合成草酸钙而影响钙的吸收。服铁剂时不能与茶水、高脂饮食同时服用，因茶叶中的鞣酸与铁结合形成铁盐妨碍吸收；脂肪抑制胃酸分泌，也影响铁的吸收。③饮食能改变尿液的 pH 而影响药物疗效：鱼、肉等在体内代谢产生酸性物质，豆制品、蔬菜等素食在体内代谢产生碳酸氢盐，它们排出时会影响尿的 pH，进而影响药物疗效。如氨苄西林在酸性尿液中杀菌力强，在治疗泌尿系统感染时，应多食荤食，使尿液呈酸性，增强抗菌作用。磺胺类药物在碱性尿液中抗菌力较强，应多食素食，以碱化尿液增加疗效。

【知识拓展】

配伍禁忌

配伍禁忌（incompatibility）：两种或两种以上药物在体外相互混合时发生物理或化学的相互作用，从而改变药物的性质，影响药物疗效或产生毒性反应称为配伍禁忌。正因为药物之间有相互作用，因此当同时使用多种药物时，护士要认真核对药物的配伍禁忌表，避免发生配伍禁忌的差错或事故。特别是在使用新药时必须慎重，必要时应该按照规定做交叉配伍试验。

第二节　口服给药法

口服给药（oral administration）是临床上最常用、方便、经济、安全、适用范围广的给药方法，药物经口服后被胃肠道吸收进入血液循环，从而达到局部治疗和全身治疗的目的。然而，由于口服给药吸收较慢且不规则，易受胃内容物的影响，药物产生效应的时间较长，因此不适用于急救、意识不清、呕吐不止、禁食等患者。

一、目的

协助患者遵照医嘱安全、正确地服下药物，以达到减轻症状、治疗疾病、维持正常生理功能、协助诊断和预防疾病的目的。

二、操作前准备

（一）评估患者并解释

1. 评估　①患者的病情、年龄、意识状态及治疗情况；②患者的吞咽能力，有无口腔、食管疾患，有无恶心、呕吐状况；③患者是否配合服药及遵医行为；④患者对药物的相关知识了解程度。

2. 解释　向患者及家属解释给药目的和服药的注意事项。

（二）药物及用物准备

1. 药物准备　患者所需口服药物由中心药房负责准备。病区护士负责把服药车、医生处方送至中心药房，中心药房的药剂师负责摆药、核对，并将服药车上锁，外勤人员将服药车送至病区。

2. 用物准备　药车、服药本、小药卡、饮水管、水壶（内盛温开水）等。

（三）患者准备

了解服药目的、方法、注意事项和配合要点，取舒适体位。

（四）环境准备

环境清洁、安静，光线充足。

（五）护士准备

衣帽整齐，修剪指甲，洗手，戴口罩。

三、操作步骤

操作步骤	要点与说明
1. 备齐用物	检查药物是否在有效期内，有无潮湿、混浊、变色等情况
2. 发药 （1）在规定时间内送药至患者床前 （2）将药袋打开，核对药物	依据服药本核对药物，严格执行查对制度，采用双人核对法，确认无误后才能发药
（3）核对床号、姓名、腕带，并询问患者名字，得到准确回答后才可发药	
（4）协助患者取舒适体位，解释服药目的及注意事项	如患者提出疑问，应重新核对后再发药 如患者不在或因故暂不能服药，应将药物带回保管，适时再发或交班

续表

操作步骤	要点与说明
（5）提供温开水，协助患者服药，并确认患者服下	对危重患者及不能自行服药的患者应喂药；鼻饲患者须将药物碾碎，用水溶解后，从胃管注入，再用少量温开水冲洗胃管
（6）药袋放回时再查对一次	
（7）发药完毕后，药袋按要求做相应处理，清洁发药车	防止交叉感染
（8）洗手、观察与记录，	观察药物疗效，若有异常，及时与医生联系，酌情处理；记录药物名称、剂量、服药的时间，及药物疗效、副作用等

四、注意事项

（一）严格执行查对制度和无菌操作原则。

（二）宜用温开水服药，通常温度在40～60℃，禁用茶水、牛奶服药。

（三）婴幼儿、鼻饲患者、气管插管患者或上消化道出血患者所用的固体药，发药前需将药片研碎。

（四）及时告知患者药物治疗情况，对于增加或停用某种药物时，应向患者解释，以取得患者的配合。

（五）注意药物之间的配伍禁忌。

五、健康教育

解释用药的目的和注意事项，根据药物的特性进行正确的用药指导。

（一）对牙齿有腐蚀作用或使牙齿染色的药物，应用吸水管吸服，避免牙齿与药液接触，服药后漱口，以保护牙齿。

（二）缓释片、肠溶片、胶囊吞服时不可嚼碎；舌下含片应放舌下或两颊黏膜与牙齿之间待其溶化。

（三）健胃药宜在饭前服；助消化药及对胃黏膜有刺激性的药物宜在饭后服，以减轻对胃黏膜的刺激；催眠药在睡前服；驱虫药宜在空腹或半空腹服用。

（四）抗生素及磺胺类药物应准时服药，以保证有效的血药浓度。

（五）止咳糖浆等药物对呼吸道黏膜起安抚作用，服药后不宜立即饮水，以免药液被稀释，降低疗效。

（六）某些磺胺类药物经肾脏排出，尿少时易析出结晶堵塞肾小管，服药后要多饮水。

（七）服强心苷类药物时需加强对心率及节律的监测，脉率低于每分钟 60 次或节律不齐时应暂停服用，并告知医生。

【案例分析】

——————————— 避免同名同姓患者给药错误 ———————————

患者，男性，34 岁，因"阑尾炎"拟行手术治疗，住"30 床"，临下班时病房又收住一位急诊患者，当时没有病床而原"30 床"患者又不在病房，护士紧急中将这位急诊患者安排在"30 床"临时救治。碰巧的是，这位急诊患者与原"30 床"患者同名同姓，护士也忽视了这个问题。夜班护士执行夜间治疗，呼叫姓名后便将原"30 床"患者的治疗执行在了新"30 床"患者身上。护士做完所有患者治疗返回治疗室查对白班医嘱时才发现问题，立即将此事告诉了值班医生。经过严密观察、积极处理后这位新患者没有出现任何不良反应，而且病情很快得到了控制。

本案例提示我们，为了保证患者安全，护士一定要严格执行三查八对制度，做到操作前、操作中、操作后查对，至少采取姓名和年龄或住院号两种患者信息进行查对，必要时查对诊断。为了防止出错，姓名相同或发音相同的患者最好不要安置在同一病房。

（陈燕华）

第三节　注射给药法

注射给药（administering injection）是将无菌药液或者是生物制剂注入体内的方法，以达到预防和治疗疾病的目的。注射给药法具有药物吸收快、血药浓度升高迅速、进入体内的药量准确等优点，适用于因各种原因不能经口服给药的患者或需要药物迅速发生作用的患者。但注射给药法也会造成一定程度的组织损伤，引起疼痛及潜在并发症。另外，因药物吸收快，某些药物的不良反应出现迅速，处理也相对困难。常用的注射给药法包括皮内注射、皮下注射、肌内注射及静脉注射。

一、注射给药的护理原则

（一）严格执行查对制度

1. 做好"三查八对"，并采用两种及以上方法识别患者身份，确保准确无误给药。

2. 检查药物质量，如发现药液过期、混浊、沉淀、变色、变质或药液瓶身有裂痕等现象,则不可使用。

3. 同时注射多种药物,应检查药物有无配伍禁忌。

（二）严格遵守无菌操作原则

1. 注射环境应空气清洁、光线明亮,符合无菌操作要求。

2. 注射前护士必须修剪指甲、洗手、戴口罩、衣帽整洁。

3. 注射器内壁、活塞轴、乳头、针梗、针尖及针栓内壁必须保持无菌。

4. 注射部位皮肤按要求进行消毒:①消毒范围直径>5cm,用棉签蘸取 2%碘酊,以注射点为中心向外螺旋式消毒,待碘酊干后,用 75% 乙醇以同法脱碘,范围大于碘酊消毒面积,待乙醇干后即可注射。②或用 0.5% 碘伏或安尔碘以同法消毒两遍,无须脱碘。

（三）选择合适的注射器及针头

1. 根据药物性质选择合适的注射器和针头。

2. 注射器在有效期内,包装完好不漏气;注射器与针头衔接紧密;针头未生锈、锐利、无弯曲。

（四）选择合适的注射部位

1. 注射部位应该根据注射途径和注射药物进行选择,同时要避开神经、血管处(动、静脉注射除外)。

2. 不可在炎症、瘢痕、硬结、皮肤受损处进针。

3. 对需长期注射的患者,应经常更换注射部位。

（五）严格执行消毒隔离制度,预防交叉感染

1. 注射时做到一人一套物品,包括注射器、针头、止血带、垫巾。

2. 所用物品须按消毒隔离制度处理;对一次性物品应按规定处理(针头置于锐器盒,集中焚烧;注射空筒与活塞分离,毁形后集中置于医用垃圾袋中统一处理),不可随意丢弃。

（六）注射药液现配现用

药液在规定注射时间临时抽取,即刻注射,以防药物效价降低或被污染。

（七）注射前排尽空气

注射前必须排尽注射器内空气,特别是静脉注射,以防气体进入血管形成栓塞;排气时防止药液浪费。

（八）注射前检查回血

进针后、注射药液前,务必检查有无回血。静脉注射必须见有回血后方可注入药物。皮下、肌内注射无回血方可注射,如有回血,须拔出针头重新进针。

（九）掌握合适的进针角度和深度

1. 根据不同的注射方法选择合适进针角度和深度。

2. 进针时不可将针梗全部刺入注射部位，以防不慎断针增加处理的难度。

（十）掌握无痛注射技术

1. 注射前告知患者注射药物相关知识以取得患者配合，采取合适体位，使肌肉放松，便于进针，注射前行心理护理解除患者思想顾虑，分散其注意力。

2. 注射时做到"二快一慢"，即进针、拔针快，推药速度缓慢并均匀。

3. 注射刺激性较强的药物时，应选用细长针头，进针要深；同时注射多种药物，一般应先注射刺激性较弱的药物，再注射刺激性强的药物。

二、注射给药的护理技术

（一）用物准备

1. 治疗车上层

（1）治疗盘，常规放置：①无菌持物镊，放于灭菌后的干燥容器内；②2% 的碘酊、75% 乙醇或 0.5% 碘伏等皮肤消毒液；③无菌棉签、无菌纱布或棉球、砂轮、弯盘、启瓶器，静脉注射时备止血带、一次性垫巾等。

（2）注射器及针头：注射器（syringe）由空筒（barrel）和活塞（plunger）组成。空筒前端为乳头（tip），表面有刻度，活塞后部为活塞轴、活塞柄。针头（needle）由针尖（bevel）、针梗（shaft）和针栓（hub）三部分组成（图 4-1）。常用注射器规格和针头型号有多种（表 4-3）。

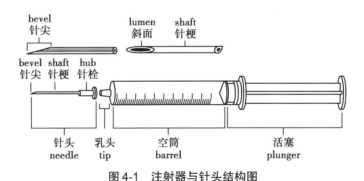

图 4-1　注射器与针头结构图

表 4-3　各种注射法所用注射器和针头

注射法	注射器规格	针头型号
皮内注射	1ml	$4\frac{1}{2}$ 号
皮下注射	1ml、2ml	5—6 号
肌内注射	2ml、5ml	6—7 号
静脉注射	5、10、20、30、50、100ml	6—9 号

（3）注射药液：按医嘱准备。

（4）医嘱卡：作为注射给药的依据。

（5）无菌盘。

（6）手消毒液。

2. 治疗车下层　锐器收集盒、医用垃圾桶、生活垃圾桶。

（二）操作前准备

1. 环境准备　清洁、安静、光线适宜。

2. 护士准备　衣帽整洁，修剪指甲，洗手，戴口罩。

3. 抽吸药液　用注射器抽吸适量药液，为注射做准备。

【知识拓展】

无针注射器

无针注射器就是在进行药物注射时不借助针头，使用高压射流原理，使药液形成较细的液体流，液体药物以超细、高速、直线喷出，高压射流的方式瞬间穿透皮肤到达皮下。由于注射原理的改变，药液在皮下弥散分布，起效时间更快，药物吸收率更高。1866年，法国科学家首次提出"无针注射"的概念，众多学者就开始研制无须针头、凭借高速气流推动将药液扩散注入患者体内的注射器。经多年研制，世界上第一只无针注射器产品于1992年在德国上市，获批专用于注射胰岛素。无针注射作为一种新的注射技术，近些年渐渐应用于临床，无针注射技术的应用被称为"医用注射技术的一次革命"。

（三）操作步骤

操作步骤	要点与说明
1. 查对药物	严格执行无菌操作原则和查对制度，实行双人核对，避免差错
2. 铺无菌盘	严格执行无菌操作原则
3. 抽吸药液	
▶ **自安瓿内抽吸药液**	
（1）消毒、折断：将安瓿尖端药液弹至体部，在安瓿颈部划一锯痕，用75%乙醇棉签消毒后，垫无菌纱布或棉球折断安瓿。安瓿颈部若有蓝色标记，则无须折痕，用75%乙醇棉签消毒颈部后，垫无菌纱布或棉球折断安瓿	垫无菌纱布或棉球折断安瓿，以防止锐器伤
（2）抽吸药液：持注射器，将针头斜面向下置入安瓿内的液面下，持活塞柄，抽动药液（图4-2，图4-3）	针头不可触及安瓿外口，针尖斜面向下，利于吸药 抽药时不可触及活塞体部，以免污染药液

续表

操作步骤	要点与说明
▶ 自密封瓶内抽吸药液 （1）消毒瓶塞：除去密闭瓶盖中心部分，常规消毒瓶塞，待干	
（2）注入空气：注射器内吸入与所需药液等量的空气，示指固定针栓，将针头插入瓶内，注入空气（图4-4A）	增加瓶内压力，利于吸药
（3）抽药：倒转药瓶，将针头在液面下，吸取药液至所需量（图4-4B）	
（4）拔针：以示指固定针栓，拔出针头（图4-4C）	
4. 排尽空气　将针头垂直向上，轻拉活塞，使针头内的药液流入注射器，并使气泡集中乳头口，轻推活塞，驱出气体	如注射器乳头偏向一边，排气时，使注射器乳头向上倾斜，使气泡集中乳头根部，驱出气体
5. 保持无菌　排气完毕，再次核对无误后，套上安瓿、密闭瓶或护针帽，放入无菌盘内备用	注意防止锐器伤

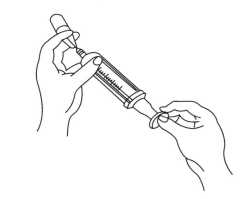

图4-2　从小安瓿内抽吸药液

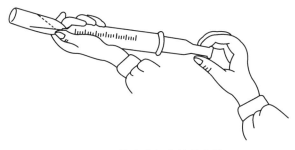

图4-3　从大安瓿内抽吸药液

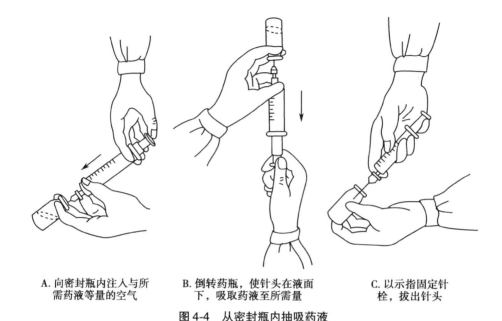

A. 向密封瓶内注入与所　　B. 倒转药瓶，使针头在液面　　C. 以示指固定针
　需药液等量的空气　　　　　下，吸取药液至所需量　　　　栓，拔出针头

图4-4　从密封瓶内抽吸药液

（四）注意事项

1. 严格执行无菌操作原则和查对制度。

2. 抽药时不能握住活塞体部，以免污染空筒内壁和药液；排气时不可浪费药液以免影响药量的准确性。

3. 据药液的性质抽吸药液：混悬剂摇匀后立即抽吸；抽吸结晶、粉剂药物时，用无菌生理盐水、注射用水或专用溶媒将其充分溶解后抽吸；油剂可稍加温或双手对搓药瓶（药液遇热易破坏者除外）后，用稍粗针头抽吸。

4. 药液需现用现配，避免药液污染和效价降低。

5. 用尽药液的安瓿或密封瓶不可立即丢弃，以备注物时查对。

三、常用注射法

常用注射方法有皮内注射、皮下注射、肌内注射、静脉注射（图4-5）。

◆ 皮内注射法

皮内注射法（intradermal injection，ID）是将少量药液或生物制品注射于表皮与真皮之间的方法。

（一）目的

1. 进行药物过敏试验，以观察有无过敏反应。

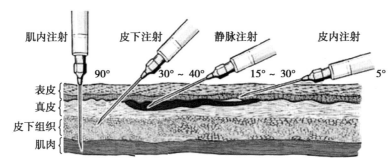

肌内注射　皮下注射　静脉注射　皮内注射

90°　30°～40°　15°～30°　5°

表皮
真皮
皮下组织
肌肉

图4-5　常用注射法

2．预防接种，如卡介苗。

3．局部麻醉的起始步骤。

4．协助诊断人体对细菌或病毒的易感性，如结核菌素试验。

（二）操作前准备

1. 评估患者并解释

（1）评估：①患者的病情、用药史、过敏史、家族史、治疗情况；②患者的配合程度、对药物的作用及不良反应的认知度；③注射部位的皮肤状况，有无皮肤病、炎症、瘢痕等。

（2）解释：向患者及家属解释皮内注射的目的、方法、注意事项、配合要点、药物作用及副作用。

2. 患者准备

（1）了解皮内注射的目的、方法、注意事项、配合要点、药物作用及副作用。

（2）取舒适体位，暴露注射部位。

3. 环境准备　宽敞、明亮、清洁、安静、光线适宜。

4. 护士准备　衣帽整洁，修剪指甲，洗手，戴口罩，戴手套。

5. 用物准备

（1）治疗车上层

1）注射盘：内有盛无菌持物镊的无菌容器、皮肤消毒液（75% 乙醇）、无菌棉签、无菌纱布或棉球、砂轮、弯盘、启瓶器。

2）无菌盘、1ml 注射器、药液（按医嘱准备）、做药物过敏试验时备 0.1% 盐酸肾上腺素和 2ml 注射器。

3）医嘱卡。

4）一次性橡胶手套、手消毒液。

（2）治疗车下层：锐器盒、医用垃圾桶、生活垃圾桶。

（三）操作步骤

以药物过敏实验为例

操作步骤	要点与说明
1. 抽吸药液　按医嘱抽吸药液,置于无菌盘内	严格执行查对制度和无菌操作原则
2. 床边核对　携用物至患者床旁,核对患者床号、姓名、腕带	操作前查对,实行双人核对,避免差错
3. 定位消毒　选择注射部分,用 75% 乙醇消毒皮肤,待干	根据皮内注射的目的选择部位:如药物过敏试验常选用前臂掌侧下段(内侧),因该处皮肤较薄,易于注射,且皮肤颜色较浅、毛发较少,易辨认局部反应;预防接种常选用上臂三角肌下缘;局部麻醉则选择麻醉处 忌用含碘消毒剂消毒,以免着色影响对局部反应的观察及与碘过敏反应相混淆 若患者乙醇过敏,可选择 0.9% 生理盐水进行皮肤清洁
4. 核对、排气　二次核对,排尽空气	操作中查对:患者床号、姓名、药名、浓度、剂量、给药方法及时间
5. 进针推药　左手绷紧局部皮肤,右手以平执式持注射器(图 4-6),针头斜面向上,与皮肤呈 5° 进针。待针头斜面完全进入皮内后,放平注射器,左手拇指固定针栓,注入药液 0.1ml,使局部隆起形成一半球状皮丘,皮肤变白并显露毛孔(图 4-7)	进针角度不能过大,否则会刺入皮下,影响结果的观察和判断 注入剂量要准确 操作过程中观察患者反应,与患者沟通,倾听患者感受
6. 拔针观察　注射完毕,迅速拔出针头,勿按压针眼	嘱患者勿按揉注射部位,勿沾水,且不能离开病室或注射室,20 分钟后观察局部反应,做出判断
7. 再次核对	操作后查对:患者床号、姓名、药名、浓度、剂量、给药方法及时间
8. 操作后处理 (1) 协助患者取舒适卧位,整理床单位	
(2) 清理用物	所用物品须按消毒隔离制度处理,对一次性物品应按规定处理
(3) 洗手	严格执行七步洗手法
(4) 记录	试验结果判断 阴性:皮丘大小无改变,局部无红肿、红晕,无自觉症状,无不适反应 阳性:皮丘直径大于 1cm 或者出现伪足,皮丘隆起出现硬结红晕,局部有痒感,可出现头晕、心慌、恶心,严重时可出现过敏性休克 将过敏试验结果记录在病历上并签字,阳性用红笔标记"+",阴性用蓝笔或黑笔标记"-"

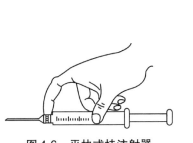

图 4-6　平执式持注射器

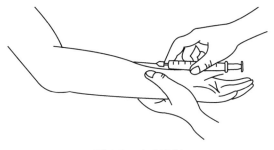

图 4-7　皮内注射

（四）注意事项

1. 严格执行查对制度，双人核对医嘱，避免出现差错。

2. 严格遵循无菌操作原则，操作环境宽敞、明亮、安全、舒适、干净。

3. 做药物过敏试验前，护士应详细询问患者的用药史、过敏史及家族史，如患者对需要注射的药物有过敏史，则不可做皮试，应及时与医生联系，更换其他药物。

4. 在为患者做药物过敏试验前，要备好急救药品，必要时备氧气、急救车等，以防发生意外。

5. 做药物过敏试验消毒皮肤时忌用含碘消毒剂，以免着色影响对局部反应的观察及与碘过敏反应相混淆。

6. 药物过敏试验结果如为阳性反应，告知患者或家属，不能再用该种药物，并记录在病历上。

7. 如皮试结果不能确认或怀疑假阳性时，应采取对照试验。方法为：更换注射器及针头，注入 0.1ml 生理盐水于另一前臂相应部位，20 分钟后对照观察反应。

（五）健康教育

1. 给患者做药物过敏试验后，嘱患者勿离开病室或注射室，20 分钟后观察结果。同时对患者进行健康宣教，告知患者皮试的注意事项，如有不适应立即通知护士，以便及时处理。

2. 拔针后指导患者勿按揉局部、勿沾水，以免影响结果的观察。

◆　**皮下注射法**

皮下注射法（subcutaneous injection，H）是将少量药液或生物制剂注入皮下组织的方法。

（一）目的

1. 用于不宜或不能口服，且需在一定时间内发生药效的药物，如胰岛素、肾上腺素等药物注射。

2. 预防接种,如各种疫苗、菌苗。

3. 适合小剂量及刺激性弱的药物注射。

4. 局部麻醉用药。

(二)操作前准备

1. 评估患者并解释

(1)评估:①患者的病情、治疗情况、用药史、过敏史;②患者的配合程度、对药物的作用及不良反应的认知度;③注射部位的皮肤状况,有无皮肤病、炎症、瘢痕等。

(2)解释:向患者及家属解释皮下注射的目的、方法、注意事项、配合要点、药物作用及其副作用。

2. 患者准备

(1)了解皮下注射的目的、方法、注意事项、配合要点、药物作用及副作用。

(2)注射前排尿或排便,协助患者取舒适体位,暴露注射部位。

(3)环境准备　操作环境宽敞、明亮、安全、清洁、安静、温度适宜,必要时用屏风遮挡患者,保护患者隐私。

3. 护士准备　衣帽整洁,修剪指甲,洗手,戴口罩,戴手套。

4. 用物准备

(1)治疗车上层

1)注射盘:内有盛无菌持物摄的无菌容器、皮肤消毒液(2%的碘酊、75%乙醇,或0.5%碘伏)、无菌棉签、无菌纱布或棉球、砂轮、弯盘、启瓶器。

2)无菌盘、1~2ml注射器、5~6号针头、药液(按医嘱准备)。

3)医嘱卡。

4)一次性橡胶手套、手消毒液。

(2)治疗车下层:锐器盒、医用垃圾桶、生活垃圾桶。

(三)操作步骤

操作步骤	要点与说明
1. 抽吸药液　按医嘱抽吸药液,置于无菌盘内	严格执行查对制度和无菌操作原则
2. 床边核对　携用物至患者床旁,核对患者床号、姓名、腕带	操作前查对,实行双人核对,避免差错
3. 定位消毒　选择注射部位,常规消毒皮肤,待干	常选择的注射部位有上臂三角肌下缘,两侧腹壁,后背,大腿前侧、外侧等部位(图4-8)
4. 核对、排气　二次核对,排尽空气	操作中查对:患者床号、姓名,药物名称、浓度、剂量、给药方法及时间

续表

操作步骤	要点与说明
5. 进针推药 一手绷紧局部皮肤，一手持注射器，以示指固定针栓，针头斜面向上，与皮肤呈 30°～40°，将针梗的 1/2～2/3 快速刺入皮下（图 4-9）。松开绷紧皮肤的手，抽动活塞，如无回血，缓慢注射药液	进针角度不宜超过 45°，以免刺入肌层确保针头未刺入血管内
6. 拔针按压 注射毕，用无菌干棉签轻压针刺处，快速拔针后按压至不出血为止	
7. 再次核对	操作后查对：患者床号、姓名、药名、浓度、剂量、给药方法及时间
8. 操作后处理	
（1）协助患者取舒适卧位	
（2）清理用物	所用物品须按消毒隔离制度处理，对一次性物品应按规定处理
（3）洗手	
（4）记录	记录注射时间，药物名称、浓度、剂量，患者的反应

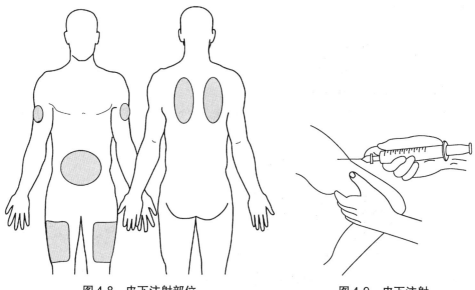

图 4-8　皮下注射部位　　　　　　图 4-9　皮下注射

（四）注意事项

（1）严格执行查对制度，双人核对医嘱，避免出现差错。

（2）严格遵循无菌操作原则，操作环境宽敞、明亮、安全、舒适、干净。

（3）刺激性强的药物不宜用皮下注射。

（4）长期皮下注射者，应有计划地经常更换注射部位，防止局部产生硬结。

（5）过于消瘦者，护士可捏起局部组织，适当减小进针角度。

（五）健康教育

对需要长期皮下注射的患者，如胰岛素注射，应让患者建立轮流交替注射部位的计划，经常更换注射部位，减少皮下硬结的产生，促进药物的充分吸收，提高药物疗效。

◆ 肌内注射法

肌内注射法（intramuscular injection，IM）将一定量药液注入肌肉组织的方法。一般选择肌肉丰厚且距大血管及神经较远处作为注射部位。臀大肌为最常用的注射部位，其次为臀中肌、臀小肌、股外侧肌及上臂三角肌。

肌内注射

（一）肌内注射定位法

1. 臀大肌注射定位法 臀大肌起自髂后上棘与尾骨尖之间，肌纤维平行向外下方止于股骨上部。坐骨神经起自骶丛神经，自梨状肌下孔出骨盆至臀部，在臀大肌深部，约在坐骨结节与大转子之间中点处下降至股部，其体表投影为自大转子尖至坐骨结节中点向下至腘窝。注射时注意避免损伤坐骨神经。臀大肌注射的定位方法有两种。

（1）十字法：从臀裂顶点向左侧或向右侧划一水平线，然后从髂嵴最高点作一垂直线，将一侧臀部分为四个象限，其外上象限并避开内角（从髂后上棘至股骨大转子连线），即为注射区（图4-10A）。

（2）连线法：从髂前上棘至尾骨作一连线，其外1/3处为注射部位（图4-10B）。

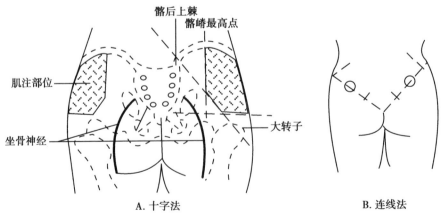

A. 十字法　　　　　　　　　　　　　B. 连线法

图 4-10　臀大肌注射定位法

2. 臀中肌、臀小肌注射定位法　三指定位法和两指定位法。

（1）三指定位法（三横指定位法）：以患者手指宽度为标准，髂前上棘外侧三横指处即为注射部位。

（2）两指定位法（示指、中指定位法）：操作者将示指尖和中指尖分开，分别置于髂前上棘和髂嵴下缘处，在髂嵴、示指、中指之间构成一个三角形区域，其示指与中指构成的内角为注射区即为注射部位（图4-11）。

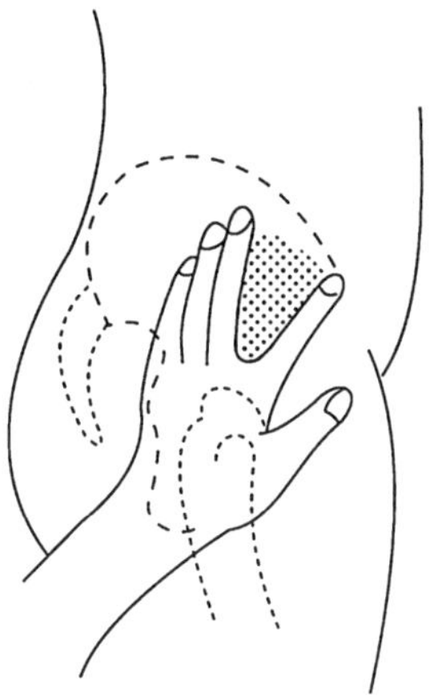

3. 股外侧肌注射定位法　适用于 2 岁以下幼儿，注射部位在大腿中段外侧，此处注射范围广，大血管、神经干很少通过，可供多次注射。一般成人可取髋关节下 10cm 至膝关节上 10cm，宽约 7.5cm 的范围（图4-12）。

4. 上臂三角肌注射定位法　上臂外侧，肩峰下 2～3 横指处（图4-13）。此处只可作小剂量注射，因为肌肉较薄。

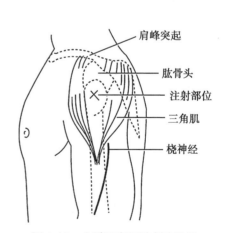

图 4-11　臀中肌、臀小肌注射定位法

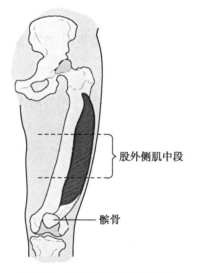

图 4-12　股外侧肌注射定位法

图 4-13　上臂三角肌注射定位法

【知识拓展】

三角肌九区划分法

将三角肌的长和宽度均分为三等分，使三角肌成为九个区，分别为三角肌上、中、下 1/3 部的前、中、后区（图 4-14）。

1. 绝对安全区　三角肌的上 1/3 部的前、中、后区。

2. 相对安全区　三角肌的中 1/3 部的前、中区。

3. 危险区　三角肌的中、下 1/3 部的后区，因有桡神经通过。

4. 三角肌的下 1/3 部的前、中区因肌肉太薄不能作肌内注射。

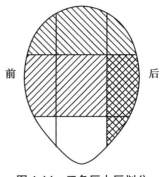

前　　　　　　后

图 4-14　三角区九区划分

（二）肌内注射目的

1. 药物要求比皮下注射更快发生疗效，且不能或不宜做口服、静脉注射时。

2. 用于药物刺激性较强或药液量较大的药物。

（三）操作前准备

1. 评估患者并解释

（1）评估：①患者的病情、治疗情况、用药史、过敏史；②患者的配合程度、对药物的作用及不良反应的认知度；③注射部位的皮肤状况，有无皮肤病、炎症、瘢痕等。

（2）解释：向患者及家属解释肌内注射的目的、方法、注意事项、配合要点、药物作用及其副作用。

2. 患者准备

（1）了解肌内注射的目的、方法、注意事项、配合要点、药物作用及副作用。

（2）注射前排尿或排便，协助患者取舒适体位，暴露注射部位。

3. 环境准备　操作环境宽敞、明亮、安全、清洁、安静、温度适宜，必要时用屏风遮挡患者，保护患者隐私。

4. 护士准备　衣帽整洁，修剪指甲，洗手、戴口罩，戴手套。

5. 用物准备

（1）治疗车上层

1）注射盘：内有盛无菌持物镊的无菌容器、皮肤消毒液（2% 的碘酊、75% 乙醇或 0.5% 碘伏）、无菌棉签、无菌纱布或棉球、砂轮、弯盘、启瓶器。

2）无菌盘、2～5ml 注射器、6～7 号针头、药液（按医嘱准备）。

3）医嘱卡。

4）一次性橡胶手套、手消毒液。

（2）治疗车下层：锐器盒、医用垃圾桶、生活垃圾桶。

（四）操作步骤

操作步骤	要点与说明
1. 抽吸药液　按医嘱抽吸药液，置于无菌盘内	严格执行查对制度和无菌操作原则
2. 床边核对　携用物至患者床旁，核对患者床号、姓名、腕带	操作前查对，实行双人核对，避免差错
3. 安置体位　根据病情不同采取侧卧位、俯卧位、仰卧位或坐位	为使局部肌肉放松，患者侧卧位时上腿伸直，下腿稍弯曲；俯卧位时足尖相对，足跟分开，头偏向一侧；坐位时椅子稍高，便于操作；仰卧位常用于危重及不能翻身的患者 注射前排尿或排便
4. 定位消毒　选择注射部位，常规消毒皮肤，待干	根据患者病情、年龄、药液性质选择注射部位
5. 核对、排气　二次核对，排尽空气	操作中查对：患者床号、姓名、药名、浓度、剂量、给药方法及时间
6. 进针推药　左手拇、示指绷紧局部皮肤，右手以执笔式持注射器，中指固定针栓，将针梗的 1/2～2/3 迅速垂直刺入皮肤，松开绷紧皮肤的手，抽动活塞，如无回血，缓慢注射药液（图4-15）	消瘦者及患儿进针深度酌减 切勿将针头全部刺入，以防针梗从根部衔接处折断，难以取出 确保针头未刺入血管内
7. 拔针按压　注射毕，用无菌干棉签轻压针刺处，快速拔针后按压至不出血为止	
8. 再次核对	操作后查对：患者床号、姓名、药名、浓度、剂量、给药方法及时间
9. 操作后处理	
（1）协助患者取舒适卧位	整理床单位
（2）清理用物	所用物品须按消毒隔离制度处理，对一次性物品应按规定处理
（3）洗手	
（4）记录	记录注射时间，药物名称、浓度、剂量，患者的反应

（五）注意事项

1. 严格执行查对制度，双人核对医嘱，避免出现差错。

2. 严格遵循无菌操作原则，操作环境宽敞、明亮、安全、舒适、干净。

3. 同时注射两种或两种以上药物时，注意配伍禁忌。

4. 2岁以下婴幼儿不宜选用臀大肌注射，因其臀大肌尚未发育好，注射臀大肌时有损伤坐骨神经的危险，最好选择臀小肌、股外侧肌和臀中肌注射。

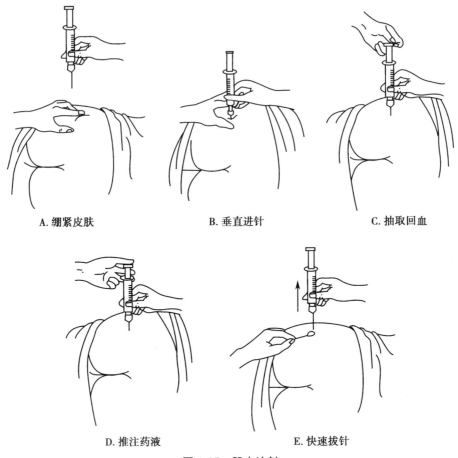

A. 绷紧皮肤　　　　　　B. 垂直进针　　　　　　C. 抽取回血

D. 推注药液　　　　　　E. 快速拔针

图 4-15　肌内注射

5. 注射中若针头折断，应先固定局部组织，以防断针移位，同时安抚患者情绪，并嘱其保持原位不动，尽快用无菌血管钳夹住断端取出；如断端全部埋入肌肉，应速请外科医生处理。

6. 对需长期注射者，应选用细长针头，交替更换注射部位，以避免或减少硬结的发生。

（六）健康教育

如因长期多次注射出现局部硬结时，教会患者热敷、理疗等处理方法。

◆　静脉注射

静脉注射法（intravenous injection，IV）是自静脉注入药液的方法。常用的静脉包括：①四肢浅静脉：上肢常用肘部浅静脉（贵要静脉、肘正中静脉、头静脉）、腕部及手背静脉；下肢常用大隐静脉、小隐静脉及足背静脉（图 4-16）。

②头皮静脉：小儿头皮静脉极为丰富，分支甚多，互相沟通交错成网且静脉表浅易见，易于固定，方便患儿肢体活动，故患儿静脉注射多采用头皮静脉（图4-17）。③股静脉：股静脉位于股三角区，在股神经和股动脉的内侧（图4-18）。

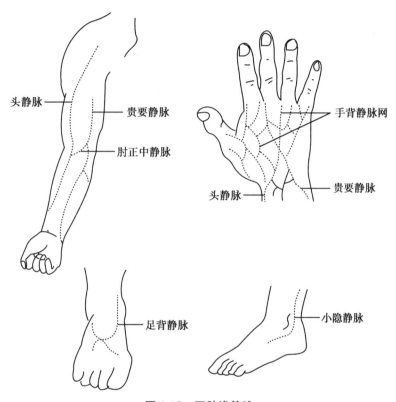

图4-16　四肢浅静脉

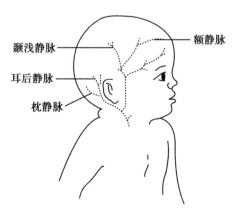

图4-17　小儿头皮静脉分布

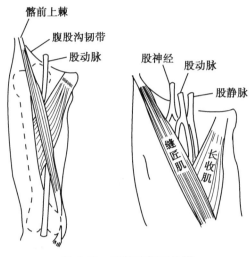

图 4-18　股静脉解剖位置

（一）目的

1. 注入药物,用于药物不宜口服、皮下注射或肌内注射又需迅速发挥药效时。

2. 药物因浓度高、刺激性大、量多而不宜采取其他注射方法。

3. 注入药物做某些诊断性检查和试验,如静脉注入造影剂。

4. 静脉营养治疗。

5. 适宜抢救危重症患者时注入药物或置管加压输血输液。

（二）操作前准备

1. 评估患者并解释

（1）评估：①患者的病情、治疗情况、用药史、过敏史；②患者的配合程度、对药物的作用及不良反应的认知度；③穿刺部位的皮肤状况、静脉管壁弹性及充盈度。

（2）解释：向患者及家属解释静脉注射的目的、方法、注意事项、配合要点、药物的作用及副作用。

2. 患者准备

（1）了解静脉注射的目的、方法、注意事项、配合要点、药物作用及副作用。

（2）注射前排尿或排便,协助患者取舒适体位,暴露注射部位。

3. 环境准备　操作环境宽敞、明亮、安全、清洁、安静、温度适宜,必要时用屏风遮挡患者,保护患者隐私。

4. 护士准备　衣帽整洁,修剪指甲,洗手,戴口罩,戴手套。

5. 用物准备

（1）治疗车上层

1）注射盘：内有无菌持物镊、皮肤消毒液（2%的碘酊、75% 乙醇或 0.5%

碘伏)、无菌棉签、无菌纱布或棉球、砂轮、弯盘、启瓶器、止血带、一次性垫巾、胶布。

　2）无菌盘、注射器(规格视药量而定)、6～9号针头、药液(按医嘱准备)。

　3）医嘱卡。

　4）一次性橡胶手套、无菌手套(股静脉注射使用)、手消毒液。

　(2)治疗车下层：锐器盒、医用垃圾桶、生活垃圾桶。

(三)操作步骤

操作步骤	要点与说明
1. 抽吸药液　按医嘱抽吸药液，置于无菌盘内	严格执行查对制度和无菌操作原则
2. 床边核对　携用物至患者床旁，核对患者床号、姓名、腕带	操作前查对，实行双人核对，避免差错
3. 实施注射	
▶ 四肢浅静脉注射	
(1)定位消毒：选择合适静脉，在穿刺部位下方放置一次性垫巾，在穿刺部位上方(近心端)约6cm处扎紧止血带(股静脉不用扎止血带)，常规消毒皮肤，待干	选择粗直、弹性好、易于固定的静脉，避开关节和静脉瓣 以手指探明静脉走向及深浅 对需长期注射者，应由小到大，由远心端到近心端有计划地选择静脉，化疗患者宜选用粗直的手臂血管
(2)核对、排气：二次核对，排尽空气	操作中查对：患者床号、姓名、药名、浓度、剂量、给药方法及时间
(3)进针穿刺：嘱患者轻握拳，以左手拇指绷紧静脉下端皮肤，使其固定。右手持注射器，示指固定针栓(若使用头皮针，手持头皮针小翼)，针头斜面向上，与皮肤呈15°～30°自静脉上方或侧方刺入皮下，再沿静脉走向滑行刺入静脉(图4-19)，见回血，可再沿静脉走行进针少许	穿刺时应沉着，切勿乱刺，一旦出现局部血肿，立即拔出针头，按压局部，另选其他静脉重新穿刺
(4)两松一固定：松开止血带，患者松拳，固定针头(如为头皮针，用胶布固定)	
(5)推注药液：缓慢推注药液，注药过程中要试抽回血，以检查针头是否仍在静脉内(图4-20)	注射对组织有强烈刺激性的药物，穿刺时应使用抽有生理盐水的注射器及针头，注射穿刺成功后，先注入少量生理盐水，证实针头确在静脉内，再换上抽有药液的注射器进行推药(针头不换)，以免药液外溢而致组织坏死
(6)拔针、按压：注射毕，用无菌干棉轻压针刺处，快速拔针后按压至不出血为止	

操作步骤	要点与说明
▶ 小儿头皮静脉注射	
（1）安置体位：患儿取仰卧或侧卧位	
（2）定位消毒：选择合适头皮静脉，常规消毒皮肤，待干	必要时剃去注射部位毛发
（3）核对、排气：二次核对，排尽空气	操作中查对：患者床号、姓名、药名、浓度、剂量、给药方法及时间
（4）穿刺注射：由助手固定患儿头部。术者左手拇、示指固定静脉两端，右手持头皮针小翼，沿静脉向心方向平行刺入，见回血后推药少许。如无异常，用胶带固定针头，缓慢注射药液	注射过程中注意约束患儿，防止其抓拽注射部位 注药过程中要试抽回血，以检查针头是否仍在静脉内。如有局部疼痛或肿胀隆起，回抽无回血，提示针头滑出静脉，应拔出针头，更换部位，重新穿刺
（5）拔针按压：注射毕，用无菌干棉签轻压针刺处，快速拔针后按压至不出血为止	
▶ 股静脉注射	
（1）安置体位：协助患者取仰卧位，下肢伸直略外展外旋	
（2）定位消毒：在腹股沟中内 1/3 交界处，用左手触得股动脉搏动最明显处，股静脉位于股动脉内侧 0.5cm 处，常规消毒局部皮肤，左手戴无菌手套	
（3）核对、排气：二次核对，排尽空气	操作中查对：患者床号、姓名、药名、浓度、剂量、给药方法及时间
（4）穿刺注射：左手再次扪及股动脉搏动最明显部位并予固定。右手持注射器，针头与皮肤呈 90° 或 45°，在股动脉内侧 0.5cm 处刺入，抽动活塞见有暗红色回血，提示针头已进入股静脉，固定针头，注入药液	如抽出血液为鲜红色，提示针头进入股动脉，应立即拔出针头，用无菌纱布压穿刺处 5～10 分钟，直至无出血为止
（5）拔针按压：注射毕，拔出针头。局部用无菌纱布加压止血 3～5 分钟，然后用胶布固定	以免引起出血或形成血肿
4. 再次核对	操作后查对：患者床号、姓名、药名、浓度、剂量、给药方法及时间
5. 操作后处理	
（1）协助患者取舒适卧位	整理床单位
（2）清理用物	
（3）洗手	
（4）记录	记录注射时间，药物名称、浓度、剂量、患者的反应

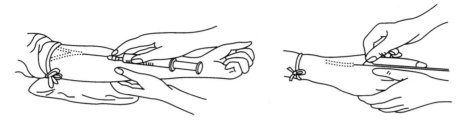

图 4-19　静脉注射进针法

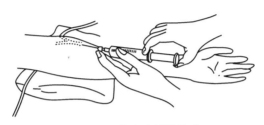

图 4-20　静脉注射推药法

（四）注意事项

（1）严格执行查对制度，双人核对医嘱，避免出现差错。

（2）严格遵循无菌操作原则，操作环境宽敞、明亮、安全、舒适、干净。

（3）长期静脉注射者要保护血管，应由远心端向近心端有计划地选择静脉，化疗患者宜选用粗直的手臂血管。

（4）注射对组织有强烈刺激性的药物时，会有药液外溢导致组织坏死的风险，因此在注射药液时一定要在确认针头在静脉内后方可推注。

（5）股静脉注射时应判断针头是否在静脉，如抽出鲜红色血液提示针头误入股动脉，应立即拔出针头，用无菌纱布紧压穿刺处5～10分钟，直至无出血为止。

（6）根据病情及药物性质，掌握推药速度，若需要长时间、微量、均匀、精确地注射药物，有条件的医院可选用微量注射泵（图4-21），更为安全可靠。

（7）根据患者年龄、病情及药物性质，掌握推药速度，随时听取患者主诉，观察患者及注射部位情况。

（五）静脉注射失败的常见原因

（1）针头未刺入血管内（穿刺过浅，或静脉滑动）。临床判断：无回血，注入药物局部隆起，主诉疼痛（图4-22A）。

（2）针头斜面未全部进入血管内，部分药液溢出至皮下。临床判断：可有回血，穿刺部位局部隆起，主诉疼痛（图4-22B）。

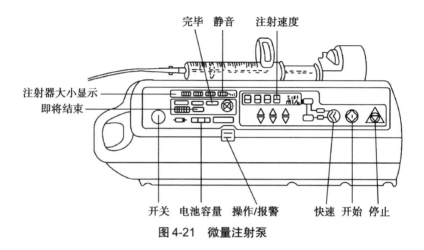

图4-21　微量注射泵

（3）针头刺破对侧血管壁，针头斜面部分在血管内，部分在对侧血管壁外。临床判断：可有回血，因药液溢出至深层组织局部无隆起，主诉疼痛（图4-22C）。

（4）针头穿刺对侧血管壁。临床判断：无回血，注入药物无隆起，主诉疼痛（图4-22D）。

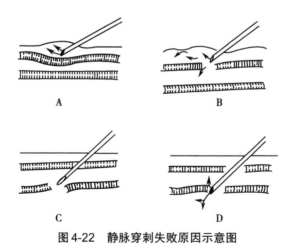

图4-22　静脉穿刺失败原因示意图

（六）特殊患者的静脉穿刺要点

（1）肥胖患者：肥胖者皮下脂肪较厚，静脉不明显，且位置较深，但相对固定，注射时，在摸清血管走向后由静脉上方进针，进针角度稍加大（30°～40°）。

（2）水肿患者：可沿静脉解剖位置，用手按揉局部，以暂时驱散皮下水分，使静脉充分显露后再行穿刺。

（3）脱水患者：血管充盈不良，穿刺困难。可作局部热敷、按摩，待血管充盈后再穿刺，或在扎好压脉带后嘱患者活动手掌，轻揉穿刺部位皮肤，由远心端向近心端揉。

（4）老年患者：老年人皮下脂肪较少，静脉管壁增厚、易滑动且脆性较大，针头难以刺入或易穿破血管对侧。注射时，可沿静脉走向用拇指和示指分别固定穿刺段静脉上下两端进行穿刺。

第四节　雾化吸入法

雾化吸入法（inhalation）是通过使用雾化装置，将药液分散成细小的雾滴以气雾状喷出，使其悬浮在气体中经口或鼻由呼吸道吸入的治疗，以达到预防和治疗疾病的目的。吸入药物除了对呼吸道局部产生作用外，还可通过肺组织吸收而产生全身性疗效。雾化吸入用药的优点在于用药量小、起效快、不良反应轻，因此广泛应用于临床。常用的雾化吸入法有超声波雾化吸入法、氧气雾化吸入法和手压式雾化器雾化吸入法。

一、超声波雾化吸入法

超声波雾化吸入法（ultrasonic nebulization）是应用超声波声能产生高频震荡，借助高速气流的氧气，破坏药液表面的张力，使药液形成雾状，再由呼吸道吸入，以预防和治疗呼吸道疾病的方法。超声波雾化吸入的特点为雾量大小可以调节；雾滴小而均匀（直径 <5µm）；患者感觉温暖舒适（雾化器电子部分产热，对雾化液起轻度加温的作用）；治疗效果好（药液可被吸入到终末细支气管和肺泡）。

超声波雾化吸入器的构造：超声波雾化吸入器由四部分组成（图 4-23）：①超声波发生器：通电后可输出高频电能，其面板上有电源和雾量调节开关，指示灯及定时器；②水槽与晶体换能器：水槽内盛冷蒸馏水，其底部有一晶体换能器，接收发生器输出的高频电能，并将其转化为超声波声能；③雾化罐与透声膜：雾化罐盛药液，其底部为一半透明的透声膜，声能可透过此膜与罐内药液作用，产生雾滴喷出；④螺纹管和口含嘴（或面罩）。

超声波雾化吸入器的作用原理：超声波发生器通电后输出的高频电能通过水槽底部晶体换能器转换为超声波声能，声能震动并透过雾化罐底部的透声膜作用于罐内的药液，使药液表面张力破坏而成为细微雾滴，通过导管在患者深吸气时进入呼吸道。

（一）目的

（1）湿化气道、稀释痰液：常用于呼吸道湿化不足、痰液黏稠不易咳出者，可配合人工呼吸器使呼吸道湿化，也可作为气管切开术后常规治疗手段。

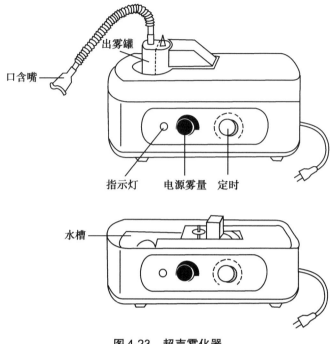

出雾罐

口含嘴

指示灯　电源雾量　定时

水槽

图 4-23　超声雾化器

（2）治疗呼吸道感染：消除炎症，减轻呼吸道黏膜水肿，稀释痰液，促进痰液排出。常用于咽喉炎、支气管扩张、肺炎、肺脓肿、肺结核等患者。

（3）改善通气：解除支气管痉挛，保持呼吸道通畅。常用于支气管哮喘、喘息性支气管炎等患者。

（4）预防呼吸道感染：常用于胸部手术、心脏手术前后预防和控制呼吸道感染的常规手段。

（二）操作前准备

1. 评估患者并解释

（1）评估：①患者的病情、治疗情况、用药史、过敏史；②患者的配合程度、对药物的作用及不良反应的认知度；③呼吸道是否通畅、面部及口腔黏膜有无感染、出血、溃疡等。

（2）解释：向患者及家属解释超声波雾化吸入法的目的、方法、注意事项及配合要点。

2. 患者准备

（1）了解超声被雾化吸入法的目的、方法、注意事项、配合要点、药物作用及副作用。

（2）雾化前排尿或排便，协助患者取卧位或坐位接受雾化治疗。

3. 环境准备 操作环境宽敞、明亮、安全、清洁、安静、温度适宜。

4. 护士准备 衣帽整洁,修剪指甲,洗手,戴口罩。

5. 用物准备

（1）治疗车上层

1）超声波雾化吸入器一套。

2）水温计、弯盘、冷蒸馏水、生理盐水。

3）药液:抗生素:常用庆大霉素、卡那霉素等控制呼吸道感染;平喘药:常用氨茶碱、沙丁胺醇等解除支气管痉挛;祛痰药:常用 α- 糜蛋白酶等稀释痰液,帮助祛痰;糖皮质激素:常用地塞米松等减轻呼吸道黏膜水肿。

（2）治疗车下层:锐器盒、医用垃圾桶、生活垃圾桶。

（三）操作步骤

操作步骤	要点与说明
1. 检查 使用前检查雾化器各部件是否完好,有无松动、脱落等异常情况	
2. 连接 连接雾化器主件及附件	
3. 加水 加冷蒸馏水于水槽内,水量视不同类型的雾化器而定,要求浸没雾化罐底部的透声膜	水槽和雾化罐内切忌加温水或热水,水槽内无水时,不可开机,以免损坏仪器
4. 加药 将药液用生理盐水稀释至30～50ml 倒入雾化罐内,检查无漏水后,将雾化罐放入水槽,盖紧水槽盖	水槽底部的晶体换能器和雾化罐底部的透声膜薄而质脆,易破碎,操作中注意不要损坏
5. 开始雾化 （1）床边核对:携用物至患者床旁,核对患者床号、姓名、腕带	操作前查对,实行双人核对,避免差错
（2）安置体位:协助患者取合适卧位	
（3）调节雾量:接通电源,打开电源开关(指示灯亮),调整定时开关至所需时间,打开雾化开关,调节雾量	大档雾量 3L/min,中档雾量 2L/min,小档雾量 1L/min 一般每次15～20分钟
（4）二次核对	操作中查对:患者床号、姓名、药名、浓度、剂量、给药方法及时间
（5）雾化吸入:将口含嘴放入患者口中(也可用面罩),指导患者做闭口深呼吸,直至药液吸完为止	水槽内须保持有足够的冷水,如发现水温超过50℃或水量不足,应关机,更换或加入冷蒸馏水
（6）再次核对	操作后查对:患者床号、姓名、药名、浓度、剂量、给药方法及时间
6. 结束雾化 （1）治疗完毕,取下口含嘴	
（2）关雾化开关,再关电源开关	连续使用雾化器时,中间需间隔30分钟

续表

操作步骤	要点与说明
7. 操作后处理	
（1）协助患者擦干面部，清洁口腔，取舒适卧位，整理床单位	
（2）清理用物，放掉水槽内的水，擦干水槽。将口含嘴、雾化罐、螺纹管浸泡于消毒液内1小时，再洗净晾干备用	
（3）洗手，记录	记录雾化开始与持续时间，患者的反应及效果

（四）注意事项

（1）护士熟悉雾化器性能，雾化器水槽内不可在缺水状态下长时间开机，应保持足够的水量，水槽内水温超过50℃时，应及时关机或添加冷蒸馏水。

（2）水槽底部的晶体换能器和雾化罐底部的透声膜薄而质脆，容易变形或破碎，在操作及清洗过程中，动作要轻，勿用力按压，防止损坏。

（3）使用雾化器后，黏稠的分泌物经湿化后膨胀致痰液不易咳出时，如果患者痰液排出困难，应予以拍背以协助痰液排出，必要时吸痰。

（4）治疗过程若要加水入水槽，必须关机操作，而需加入药液时，不必关机，直接从盖上小孔内添加即可。

（5）雾化器连续使用时，应间隔30分钟，以免过热损坏机器。

（五）健康教育

（1）向患者介绍超声波雾化吸入器的作用原理并教会其正确的使用方法。

（2）教给患者深呼吸的方法及用深呼吸配合雾化的方法。

（3）患者雾化后应立即用清水漱口。

二、氧气雾化吸入法

氧气雾化吸入法（oxygen nebulization）是借助高速氧气气流，使药液形成雾状，随吸气进入呼吸道的方法。

氧气雾化器的构造：雾化吸入器包括吸入管口、盛药物的储药罐、雾化口含嘴三部分（图4-24）。

氧气雾化器的作用原理：基本原理是利用高速氧气流通过毛细管口并在管口产生负压，将药液由相邻的管口吸出，所吸出的药液又被毛细管口高速的氧气流撞击成细小的雾滴，成气雾状喷出，随患者呼吸进入呼吸道而达到治疗的作用。

（一）目的

同超声波雾化吸入法。

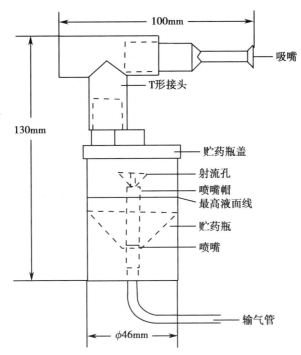

100mm

吸嘴

T形接头

130mm

贮药瓶盖

射流孔

喷嘴帽

最高液面线

贮药瓶

喷嘴

输气管

φ46mm

图 4-24　射流式氧气雾化器

（二）操作前准备

1. 评估患者并解释　同超声波雾化吸入法。

2. 患者准备　同超声波雾化吸入法。

3. 环境准备　环境清洁、安静,光线、温湿度适宜。

4. 护士准备　衣帽整洁,修剪指甲,洗手,戴口罩。

5. 用物准备

（1）治疗车上层:氧气雾化吸入器、氧气装置一套(温化瓶勿放水)、弯盘、药液(遵医嘱准备)、生理盐水。

（2）治疗车下层:锐器盒、医用垃圾桶、生活垃圾桶。

（三）操作步骤

操作步骤	要点与说明
1. 检查　使用前检查雾化器各部件是否完好,有无松动、脱落、漏气等异常情况	
2. 加药　遵医嘱将药液稀释至 5ml,注入雾化器的药杯内	
3. 核对　携用物至患者床边,核对患者床号、姓名、腕带	操作前查对,实行双人核对,避免差错

续表

操作步骤	要点与说明
4. 连接　将雾化器的接气口连接于氧气筒或中心吸氧装置的输氧管上	氧气湿化瓶内勿放水，以免液体进入雾化吸入器内使药液稀释
5. 调节　调节氧流量，一般为6～8L/min	
6. 二次核对	操作中查对：患者床号、姓名、药名、浓度、剂量、给药方法及时间
7. 开始雾化　指导患者手持雾化器，将吸嘴放入口中紧闭嘴唇深吸气，用鼻呼气，如此反复，直至药液吸完为止	深吸气，使药液充分到达细支气管和肺内，可提高治疗效果
8. 再次核对	操作后查对：患者床号、姓名、药名、浓度、剂量、给药方法及时间
9. 结束雾化	
10. 操作后处理	
（1）协助患者擦干面部，清洁口腔，取舒适卧位，整理床单位	
（2）清理用物	
（3）洗手，记录	记录雾化开始时间与持续时间、患者的反应及效果

（四）注意事项

（1）正确使用供氧装置，注意用氧安全，做好"四防"，即防火、防震、防油、防热。在搬运氧气筒时应避免倾倒、撞击，以防爆炸。

（2）使用雾化器时，氧气湿化瓶内勿盛水，以免液体进入雾化器内使药液稀释影响疗效。

（3）雾化前应检查雾化器与氧气的链接处是否紧密，有无漏气。

（4）观察及协助排痰，注意观察患者痰液排出情况，如痰液仍未咳出，可予以拍背、吸痰等方法协助排痰。

（五）健康教育

同超声波雾化吸入法。

三、手压式雾化器雾化吸入法

手压式雾化器露化吸入法是利用拇指按压雾化器顶部（图4-25），使药液从喷嘴喷出，形成雾滴作用于口腔及咽部气管、支气管黏膜而被其吸收的治疗方法。

（一）目的

主要通过吸入拟肾上腺素类药、氨茶碱或沙丁胺醇等支气管解痉药，改善通气功能，适用于支气管哮喘、喘息性支气管炎的对症治疗。

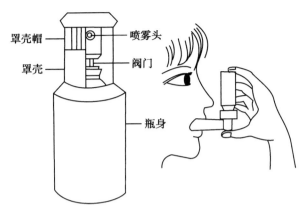

图 4-25 手压式雾化器

（二）操作前准备

（1）评估患者并解释：同超声波雾化吸入法。

（2）患者准备：同超声波雾化吸入法。

（3）护士准备：衣帽整洁，修剪指甲，洗手，戴口罩。

（4）用物准备：按医嘱准备手压式雾化器（内含药物）。

（5）环境准备：环境清洁、安静，光线、温湿度适宜。

（三）操作步骤

操作步骤	要点与说明
1. 检查 使用前检查雾化器是否完好	
2. 核对 携用物至患者床边，核对患者床号、姓名、腕带	操作前查对，实行双人核对，避免差错
3. 开始雾化	
（1）摇匀药液：取下雾化器保护盖，充分摇匀药液	
（2）二次核对	操作中查对：患者床号、姓名、药名、浓度、剂量、给药方法及时间
（3）放入口中：将雾化器倒置，接口端放入患者口中，嘱平静吸气	
（4）按压喷药：吸气开始时，按压气雾瓶顶部，使之喷药，然后深吸气，药物经口吸入，吸气末尽可能延长屏气时间，再呼气，反复1～2次	深吸气、屏气，使药液充分到达细支气管和肺内，可提高治疗效果
（5）再次核对	操作后查对：患者床号、姓名、药名、浓度、剂量、给药方法及时间

续表

操作步骤	要点与说明
4. 结束雾化	
5. 操作后处理	
（1）协助患者清理口腔,取舒适卧位	整理床单位
（2）清理用物	塑料外壳定期温水清洁
（3）洗手,记录	记录雾化开始时间与持续时间、患者的反应及效果

（四）注意事项

（1）喷雾器使用后放在阴凉处（30℃以下）保存。其塑料外壳应定期用温水清洁。

（2）使用前检查雾化器各部件是否完好,有无松动、脱落等异常情况。

（3）每次1～2喷,两次使用间隔时间不少于3～4小时。

（五）健康教育

（1）指导患者或家属正确使用手压式雾化吸入器给药。

（2）教会患者评价疗效,当疗效不满意时,不随意增加或减少用量或缩短用药间隔时间,以免加重不良反应。

（3）帮助患者分析并解释引起呼吸道痉挛的原因和诱因,指导其选择适宜的运动,预防呼吸道感染。

第五节　药物过敏试验法

药物过敏反应是异常的免疫反应,有些患者在应用某些药物时,会发生不同程度的过敏反应,临床表现可有发热、皮疹、血管神经性水肿、血清病综合征等,严重者可发生过敏性休克而危及生命。

药物过敏反应的基本原因在于抗原、抗体的相互作用。药物作为一种抗原,进入机体后,有些个体体内会产生特异性抗体（lgE、IgG 及 IgM）,使 T 淋巴细胞致敏,当再次应用同类药物时,抗原、抗体在致敏淋巴细胞上相互作用,引起过敏反应。药物的过敏反应通常具有以下特点。

1. 药物过敏反应不具有普遍性,只发生于少数人。药物过敏反应的发生与人的过敏体质有关,与所用药物的药理作用及用药的剂量无关。

2. 通常不发生在首次用药时,一般均在再次用药后发病,但有可能患者过去接触过（如吸入）而自己并不知道。

3. 机体从接受药物到形成抗体需要一定的时间,所以过敏反应有或长或短的潜伏期。

4．皮肤过敏试验时，有少数患者会呈假阴性反应，可能是剂量太小不足以诱发过敏反应，皮试前用了抗过敏药物也可呈假阴性反应；还有少救患者在皮肤试验期间即可发生严重的过敏性反应。

5．化学结构相似的药物之间有交叉或不完全交叉过敏反应。

为防止过敏反应，在使用致敏性高的药物前，除应详细询问患者用药史、过敏史、家族过敏史，仔细阅读药品说明书，了解药物化学性质外，对特殊药物，还应做药物过敏试验。护理人员应掌握药物过敏试验的方法，正确判断试验结果，同时掌握过敏反应处理方法。

药物过敏试验可用皮内注射法、皮肤划痕法、静脉注射法、口服试验法、眼结膜试验法等，可根据药物的性质选用。

皮内注射法是最常用的药物过敏试验法，可以测定速发型过敏反应，对预测过敏性休克反应有参考价值，一般采用一定量药液皮内注射的方法，20 分钟后判断并记录试验结果，结果阴性才可用药。

一、青霉素过敏试验及过敏反应的处理

青霉素主要用于敏感的革兰氏阳性球菌、阴性球菌和螺旋体感染。青霉素的毒性较低，最常见的不良反应是过敏反应，其发生率在各种抗生素中最高，约3%～6%。常发生于多次接受青霉素治疗者，偶见初次用药的患者。各种类型的变态反应（Ⅰ、Ⅱ、Ⅲ、Ⅳ型）都可以出现，但以皮肤过敏反应和血清样反应较为多见（表 4-4）。前者主要表现为荨麻疹，严重者会发生剥落性皮炎；后者一般于用药后 7～14 天出现，临床表现与血清病相似，有发热、关节肿痛、皮肤发痒、荨麻疹、全身淋巴结肿大及腹痛等症状。上述反应多不严重，停药或应用 H₁ 受体阻断药可恢复。属Ⅰ型变态反应的过敏性休克虽然少见，但其发生、发展迅猛，可因抢救不及时而死于严重的呼吸困难和循环衰竭。

表 4-4　青霉素过敏反应的分类

类型	皮肤试验能否预测	中介物	发生时间	特征
Ⅰ	能	IgE	<1h	过敏反应、血管性水肿、呼吸困难、低血压
Ⅱ	否	IgG、IgM、补体	>72h	发热、关节痛、脾功能亢进、淋巴结病
Ⅲ	否	IgG、IgM、补体	>72h	局部缺血或坏死
Ⅳ	否	T淋巴细胞	>72h	接触性皮炎
特异性	否	多种	>72h	斑丘疹、Stevens-Johnson综合征

青霉素本身不具有免疫原性，其制剂中所含的高分子聚合物及其降解产物（如青霉烯酸、青霉噻唑酸等）作为半抗原进入人体后，可与蛋白质、多糖及多肽类结合而成为全抗原，引起过敏反应。此外，半合成青霉素（如阿莫西林、氨苄西林、羧苄西林等）与青霉素之间有交叉过敏反应，用药前同样要做皮肤过敏试验。

（一）青霉素过敏试验法

青霉素过敏试验通常以 0.1ml（含青霉素 20～50 单位）的试验液皮内注射，根据皮丘变化及患者全身情况来判断试验结果，过敏试验结果阴性方可使用青霉素治疗。

1. 目的　通过青霉素过敏试验，确定患者对青霉素是否过敏，以作为临床是否应用青霉素治疗的依据。

2. 操作前准备

（1）评估患者并解释

1）评估：①患者的用药史、过敏史及家族过敏史，如有青霉素过敏史者应停止该项试验，有其他药物过敏史或变态反应疾病史者应慎用；②病情、治疗情况、用药情况，如曾使用青霉素，停药 3 天后再次使用，或在使用过程中改用不同生产批号的制剂时，需重做过敏试验；③心理状态和意识状态；④对青霉素过敏试验的认识程度及合作态度。

2）向患者及家属解释过敏试验的目的、方法、注意事项及配合要点。

（2）患者准备

1）患者了解过敏试验的目的、方法、注意事项及配合要点。

2）患者空腹时不宜进行皮试，因个别患者于空腹时注射用药，会发生晕眩、恶心等反应，易与过敏反应相混淆。

（3）环境准备：注射环境安静、整洁、光线适宜。

（4）护士准备：衣帽整洁，修剪指甲，洗手，戴口罩。

（5）用物准备

1）注射盘、1ml 注射器、2～5ml 注射器，4～5 号针头、6～7 号针头，青霉素药液（青霉素 G80 万单位 / 瓶）、生理盐水。

2）抢救用物与用品：0.1% 盐酸肾上腺素，急救小车（备常用抢救药物），氧气，吸痰器等。

3. 操作步骤

（1）试验液的配制：通常以每 ml 含青霉素 200～500U 的皮内试验液为标准，注入剂量为 0.1ml，含青霉素 20～50U。下面以青霉素钠 80 万 U 配制成每 ml 含青霉素 40U 的皮试液为例，介绍试验液的配制方法（表 4-5）。

表4-5　青霉素皮肤试验液的配制

青霉素钠	加0.9%氯化钠溶液（ml）	每ml药液青霉素钠含量（U/ml）	要点与说明
80万U	4	20万	用5ml注射器，6～7号针头
0.2ml上液	0.8	4万	以下用1ml注射器，6～7号针头
0.1ml上液	0.9	4 000	每次配制时均需将溶液摇匀
0.1ml上液	0.9	400	配制完毕换接4½号针头，妥善放置

（2）试验方法：确定患者无青霉素过敏史，于患者前臂掌侧下段皮内注射青霉素皮试溶液0.1ml（含青霉素20～50U），注射后观察20分钟，20分钟后判断并记录试验结果。

（3）试验结果判断（表4-6）。

表4-6　青霉素皮肤试验结果的判断

结果	局部皮丘反应	全身情况
阴性	大小无改变，周围无红肿，无红晕	无自觉症状，无不适表现
阳性	皮丘隆起肿大，出现红晕，直径大于1cm，周围有伪足伴局部痒感	可有头晕、心慌、恶心，甚至发生过敏休克

4. 注意事项

（1）青霉素过敏试验前详细询问患者的用药史、药物过敏史及家族过敏史。

（2）凡初次用药、停药3天后再用，以及在应用中更换青霉素批号时，均须按常规做过敏试验。

（3）皮肤试验液必须现配现用，浓度与剂量必须准确。

（4）严密观察患者：首次注射后须观察30分钟，注意局部和全身反应，倾听患者主诉，并备好肾上腺素注射液与注射器，做好急救准备工作。

（5）皮试结果阳性者不可使用青霉素，并在体温单、病历、医嘱单、床头卡醒目注明，同时将结果告知患者及其家属。

（6）如对皮试结果有怀疑，应在对侧前臂皮内注射生理盐水0.1ml，以做对照，确认青霉素皮试结果为阴性方可用药。使用青霉素治疗过程中要继续严密观察反应。

（二）青霉素过敏性休克及其处理

1. 发生机制　青霉素过敏性休克（anaphylactic shock）属Ⅰ型变态反应，发生率约为（5～10）/万，特点是反应迅速、强烈，消退亦快。目前对其发生机制的解释是：青霉素本身不具有抗原性，其降解产物青霉噻唑酸和青霉烯酸为半抗原，进入机体后与蛋白质或多肽分子结合而发挥完全抗原的作用，有些个体在此作用下能产生相当量的 IgE 类抗体。IgE 能与肥大细胞和嗜碱性粒细胞结合。当再次接触相同的变应原时，变应原与上述细胞表面的 IgE 特异性地结合，所形成的变应原 -IgE 复合物能激活肥大细胞和嗜酸性粒细胞，使之脱颗粒。从排出的颗粒中及从细胞内释出的一系列生物活性介质，如组胺、激肽、白三烯等，引起毛细血管扩张、血管壁通活性增加、平滑肌收缩和腺体分泌增多。临床上可表现为荨麻疹、哮喘、喉头水肿，严重时可引起窒息、血压下降或过敏性休克（图 4-26）。至于初次注射青霉素引起的过敏性休克，则很可能与患者在以往生活中，通过其他方式接触过与青霉素有关的变应原成分有关。

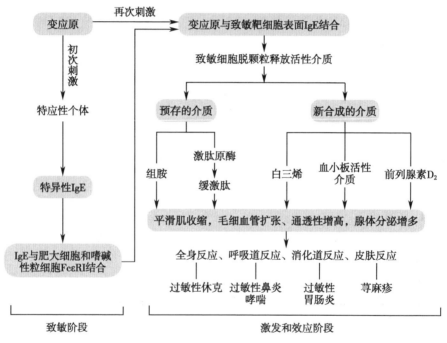

图 4-26　青霉素过敏反应（Ⅰ型）原理

2. 临床表现　青霉素过敏性休克多发生在注射后 5～20 分钟内，甚至可在数秒内发生。既可发生于皮内试验过程中，也可发生于初次肌内注射或静脉注射时；还有极少数患者发生于连续用药过程中。其临床表现主要包括如下几个方面。

（1）呼吸道阻塞症状：由于喉头水肿、支气管痉挛、肺水肿引起，可表现为胸闷、气促、哮喘与呼吸困难，伴濒死感。

（2）循环衰竭症状：由于周围血管扩张导致有效循环量不足，可表现为面色苍白，出冷汗、发绀，脉搏细弱，血压下降。

（3）中枢神经系统症状：因脑组织缺氧，可表现为面部及四肢麻木，意识丧失，抽搐或大小便失禁等。

（4）其他过敏反应表现：可有荨麻疹，恶心、呕吐、腹痛与腹泻等。

3. 急救措施　由于青霉素过敏性休克发生迅猛，务必要做好预防及急救准备并在使用过程中密切观察患者的反应，一旦出现过敏性休克应立即采取以下措施组织抢救。

（1）立即停药，协助患者平卧，报告医生，就地抢救。

（2）立即皮下注射 0.1% 盐酸肾上腺素 1ml，小儿剂量酌减。症状如不缓解，可每隔半小时皮下或静脉注射该药 0.5ml，直至脱离危险期。盐酸肾上腺素是抢救过敏性休克的首选药物，具有收缩血管、增加外周阻力、提升血压、兴奋心肌、增加心排出量以及松弛支气管平滑肌等作用。

（3）给予氧气吸入，改善缺氧症状。呼吸受抑制时，应立即进行口对口人工呼吸，并肌内注射尼可刹米、洛贝林等呼吸兴奋剂。有条件者可插入气管导管，借助人工呼吸机辅助或控制呼吸。喉头水肿导致窒息时，应尽快施行气管切开。

（4）根据医嘱静脉注射地塞米松 5～10mg，或将氢化可的松琥珀酸 200～400mg 加入 5%～10% 葡萄糖溶液 500ml 内静脉滴注；应用抗组胺类药物，如肌内注射盐酸异丙嗪 25～50mg 或苯海拉明 40mg。

（5）静脉滴注：10% 葡萄糖溶液或平衡溶液扩充血管容量。如血压仍不回升，可按医嘱加入多巴胺或去甲肾上腺素静脉滴注。

（6）若发生呼吸心搏骤停，立即进行复苏抢救。如施行体外心脏按压，气管内插管或人工呼吸等急救措施。

（7）密切观察病情，记录患者生命体征、神志和尿量等病情变化；不断评价治疗与护理的效果，为进一步处置提供依据。

【知识拓展】

弗莱明与青霉素

青霉素的发现被认为是 20 世纪医学领域中最伟大、最突出的成就之一。青霉素是由英国细菌学家弗莱明（Alexander Fleming，1881—1955）发现的。1928 年，他在伦敦圣玛丽医学院的微生物实验室任细菌学讲师。一次偶然的机会，弗莱明观察到培养葡萄球菌的平皿被青霉素污染了，并有一个现象引起了他的注意：在这个被青霉素污染了的培养皿上，青霉菌落周围的一些葡萄球菌菌落都被溶解了。弗莱明意识到这种现象的重要意义，因此进行深入研究。他有意识地在青霉球菌培养皿和其他微生物中接种了青霉菌，证实了青霉菌对葡萄球菌和其他细菌菌落有溶解作用。弗莱明设想，可能是青霉菌的代谢产物杀灭了这些细菌，把青霉菌的代谢产物称为青霉素。之后他又用青霉菌培养的滤液局部治疗伤口感染，取得了一些成功。青霉素第一次真正用在临床医学上是在 1941 年，它被用在一位被葡萄球菌感染的患者身上，效果良好。自此，青霉素的显著疗效得到了医药界的认可并开始广泛应用于患者身上。弗莱明也因他在青霉素研究方面的杰出贡献获得了 1945 年诺贝尔生理学或医学奖。

二、头孢菌素类药物过敏试验法

头孢菌素类药物是一类高效、低毒、广谱的抗生素，因可致过敏反应，故用药前需做皮肤过敏试验。此外，应注意头孢菌素类和青霉素之间可呈现不完全的交叉过敏反应，对青霉素过敏者约有 10%～30% 对头孢菌素过敏，而对头孢菌素过敏者绝大多数对青霉素过敏。

（一）方法

以头孢拉定为例，皮试液以含头孢拉定 500μg/ml 的生理盐水溶液为标准。皮试注入剂量为 0.1ml（含头孢拉定 50μg）。皮试液配制方法如下表（表 4-7）。

表 4-7　头孢拉定皮肤试验液的配制

头孢拉定	加 0.9% 氯化钠溶液（ml）	每 ml 药液头孢拉定含量	要点与说明
0.5g	2	250mg	用 2～5ml 注射器，6～7 号针头
取上液 0.2ml	0.8	50mg	换用 1ml 注射器
取上液 0.1ml	0.9	5mg	每次配制时均需将溶液摇匀
取上液 0.1ml	0.9	500μg	配制完毕换接 4½ 号针头，妥善放置

（二）注意事项

1. 头孢菌素类药物皮肤试验前应详细询问患者的用药史、药物过敏史和家族过敏史。

2. 凡初次用药、停药 3 天后再用，以及更换批号时，均需按常规做过敏试验。

3. 皮肤试验液必须临用时配制，浓度与剂量必须准确。

4. 严密观察患者的反应，首次注射后须观察 30 分钟，注意局部和全身反应，倾听患者的主诉，做好急救准备。

5. 皮肤试验阳性者不可使用头孢菌素类药物，应及时报告医生，同时在体温单、病历、医嘱单、床头卡和注射本加以注明，并将结果告知患者及家属。

有关皮试的评估、准备、结果的判断以及过敏反应的处理，参见青霉素皮内试验有关内容。

三、破伤风抗毒素过敏试验及脱敏注射法

破伤风抗毒素（tetanus antitoxin，TAT）是用破伤风类毒素免疫马血浆经物

理、化学方法精制而成，是一种特异性抗体，能中和患者体液中的破伤风毒素。常在救治破伤风患者时应用，有利于控制病情发展；并常用于有潜在破伤风危险的外伤伤员，作为被动免疫的预防注射。

TAT 对于人体是一种异种蛋白，具有抗原性，注射后可引起过敏反应。主要表现为发热、速发型或迟缓型血清病。反应一般不严重，但偶尔可见过敏性休克，抢救不及时可导致死亡。故首次使用 TAT 前，必须做过敏试验。如果结果阴性，方可把所需剂量一次注射完。若皮试结果为阳性，可采用脱敏注射法或注射人破伤风免疫球蛋白（human tetanus immunoglobulin，HTIG），注射过程要密切观察，一旦发现异常，立即采取有效的处理措施。

（一）TAT 过敏试验

1. TAT 皮试液配制　用 1ml 注射器吸取 TAT 药液（1 500U/ml）0.1ml，加生理盐水稀释至 1ml（1ml 内含 TAT 150U），即可供皮试使用。

2. 皮内试验方法　取上述皮试液 0.1ml（内含 TAT 15U）作皮内注射，20 分钟后判断皮试结果。

3. 皮试结果判断标准

阴性：局部无红肿、全身无异常反应。

阳性：皮丘红肿，硬结直径大于 1.5cm，红晕范围直径超过 4cm，有时出现伪足或有痒感，全身过敏性反应表现与青霉素过敏反应相类似，以血清病型反应多见。

如皮试结果为阴性，可把所需剂量一次肌内注射。如结果为阳性，需采用脱敏注射法。

（二）TAT 脱敏注射法

脱敏注射法是将所需要的 TAT 剂量分次少量注入体内（表 4-8）。脱敏的基本原理是：小剂量注射时变应原所致生物活性介质的释放量少，不至于引起临床症状；短时间内连续多次药物注射可以逐渐消耗体内已经产生的 IgE，最终可以全部注入所需药量而不致发病。但这种脱敏只是暂时的，经过一定时间后，IgE 再产生而重建致敏状态。故日后如再用 TAT，还需重做皮内试验。

采用 TAT 脱敏注射时，预先应按抢救过敏性休克的要求准备好急救物品。

表 4-8　破伤风抗毒素脱敏注射法

次数	TAT（ml）	加 0.9% 氯化钠溶液（ml）	注射途径
1	0.1	0.9	肌内注射
2	0.2	0.8	肌内注射
3	0.3	0.7	肌内注射
4	余量	稀释至 1ml	肌内注射

按上表，每隔 20 分钟肌内注射 TAT 一次，直至完成总剂量注射（TAT 1 500U）。在脱敏注射过程中，应密切观察患者的反应。如发现患者有面容苍白、发绀、荨麻疹及头晕、心跳等不适或过敏性休克时，应立即停止注射并配合医生进行抢救。如过敏反应轻微，可待症状消退后，酌情将剂量减少、注射次数增加，在密切观察患者情况下，使脱敏注射顺利完成。

四、普鲁卡因过敏试验

普鲁卡因为一种局部麻醉药，可做浸润麻醉、传导麻醉、腰椎麻醉及硬膜外麻醉，偶可见过敏反应。凡首次应用普鲁卡因，或注射普鲁卡因青霉素者均须做过敏试验。

1. 过敏试验方法　皮内注射 0.25% 普鲁卡因溶液 0.1ml，20 分钟后观察试验结果并记录。

2. 结果的判断和过敏反应的处理　同青霉素过敏试验及过敏反应的处理。

五、碘剂过敏试验

临床上常用碘化物造影剂作肾脏、胆囊等脏器造影，此类药物也可发生过敏反应，凡首次用药者应在碘造影前 1～2 天给过敏试验，结果为阴性时方可做碘造影检查。

（一）过敏试验方法

1. 口服法　口服 5%～10% 碘化钾 5ml，每日 3 次，共 3 天，观察结果。

2. 皮内注射法　皮内注射碘造影剂 0.1ml，20 分钟后观察结果。

3. 静脉注射法　静脉注射碘造影剂（30% 泛影葡胺）1ml，5～10 分钟后观察结果。

在静脉注射造影剂前，必须先做皮内注射，然后再行静脉注射，结果阴性时方可进行碘剂造影。

（二）结果判断

1. 口服法　有口麻、头晕、心慌、恶心呕吐、流泪、流涕、荨麻疹等症状为阳性。

2. 皮内注射法　局部有红肿、硬块，直径超过 1cm 为阳性。

3. 静脉注射法　有血压、脉搏、呼吸及面色等改变为阳性。

有少数患者虽过敏试验阴性，但在注射碘造影剂时也会发生过敏反应，故造影时仍需备好急救药品。过敏反应的处理同青霉素过敏反应的处理。

六、链霉素过敏试验及过敏反应的处理

链霉素主要对革兰氏阴性细菌及结核分枝杆菌有较强的抗菌作用。因链霉素本身具有毒性作用，主要损害第八对脑神经，还可导致皮疹、发热、荨麻疹、

血管性水肿等过敏反应，其导致过敏性休克发生率虽较青霉素低，但死亡率很高，故使用链霉素时，应做皮肤过敏试验。

（一）链霉素过敏试验法

试验用物准备除链霉素制剂、10%葡萄糖酸钙或5%氯化钙外，其他用物同青霉素过敏试验法。

1. 试验液的配制　以每ml试验液含链霉素2 500U为标准配制（表4-9）。

2. 试验方法　取上述皮试液0.1ml（含链霉素250U）做皮内注射，注射后观察20分钟，20分钟后判断皮试结果，其结果判断标准与青霉素相同。

表4-9　链霉素皮肤试验液的配制

链霉素	加0.9%氯化钠溶液（ml）	每ml药液链霉素含量（U/ml）	要点与说明
100万U	3.5ml	25万	用5ml注射器，6～7号针头
0.1ml上液	0.9	2.5万	换用1ml注射器
0.1ml上液	0.9	2 500	每次配制时均需将溶液摇匀，配制完毕换接4½号针头，妥善放置

（三）链霉素过敏反应的临床表现及处理

链霉素过敏反应的临床表现与青霉素过敏反应大致相同。轻者表现为发热、皮疹、荨麻疹，重者可致过敏性休克。一旦发生过敏性休克，其救治措施与青霉素过敏性休克基本相同。

链霉素的毒性反应比过敏反应更常见、更严重，可出现全身麻木、抽搐、肌肉无力、眩晕、耳鸣、耳聋等症状。患者若有抽搐，可用10%葡萄糖酸钙或5%氯化钙，静脉缓慢推注，小儿酌情减量；患者若有肌肉无力、呼吸困难，宜用新斯的明皮下注射或静脉注射。

【知识拓展】

静脉注射泵的使用

为了使静脉注射药物剂量精确、速度均匀，可使用静脉注射泵推注药液。使用注射泵时，除按静脉注射的用物准备外，需另备注射泵、注射泵延长管、抽吸5～10ml生理盐水的注射器。具体操作方法如下。

1. 将抽吸药液的注射器与泵管相连，妥善固定于注射泵上。

2. 接通电源，根据医嘱调整好注射速度和注射时间。

3. 将抽吸生理盐水的注射器与头皮针相连，穿刺静脉，成功后固定头皮针。

4. 分离注射器与头皮针，将注射泵延长管和头皮针连接，按"开始"键启动注射泵,开始推注药液,注意随时观察患者的反应和药液输入的情况。

5. 药液推注完毕,按"停止"键。拔针、按压、整理床单位。

6. 关闭注射泵,取下注射器,切断电源。

7. 洗手,记录。记录注入药液的时间、药液名称、浓度、剂量、患者反应等。

8. 按消毒隔离原则处理用物。

附4-1　动脉注入药液的方法

动脉注射(arterial injection)是自动脉注入药液的方法。常用动脉有股动脉、桡动脉。做区域性化疗时,头面部疾患选用颈总动脉;上肢疾患选用锁骨下动脉;下肢疾患选用股动脉。

(一)目的

1. 加压输入血液,以迅速增加有效血容量,用于抢救重度休克的患者。

2. 注入造影剂,用于施行某些特殊检查,如脑血管造影。

3. 注射抗癌药物做区域性化疗。

(二)操作前准备

1. 评估患者并解释

(1)评估:患者的病情及治疗情况;意识状态、肢体活动能力;对动脉注射与动脉血标本采集的认知和合作程度;穿刺部位的皮肤及血管状况。

(2)解释:向患者及家属解释动脉注射的目的、方法、注意事项及配合要点,药物的作用及副作用。

2. 患者准备

(1)患者了解动脉注射的目的、方法、注意事项及配合要点、药物作用及副作用。

(2)取舒适体位,暴露注射部位。

3. 环境准备　清洁、安静、光线适宜,必要时用屏风遮挡患者。

4. 护士准备　衣帽整洁,修剪指甲,洗手,戴口罩。

5. 用物准备

(1)治疗车上层:注射盘、注射器(规格视药量而定)、6～9号针头、无菌纱布、无菌手套(必要时)、注射卡及药液(按医嘱准备)。

(2)治疗车下层:生活垃圾箱与医用垃圾箱。

(三)操作步骤

操作步骤	要点与说明
1. 按医嘱抽取药液	
2. 核对　携用物至患者床边,核对患者床号、 姓名、腕带	确认患者

续表

操作步骤	要点与说明
3. 体位　协助患者取适当体位,暴露穿刺部位	桡动脉穿刺点为前臂侧腕关节上 2cm、动脉搏动明显处 股动脉穿刺点在腹股沟股动脉搏动明显处。穿刺时,患者取仰卧位,下肢伸直略外展外旋,以充分暴露穿刺部位
4. 消毒　常规消毒皮肤,范围大于 5cm,常规消毒左手示指和中指或戴无菌手套	
5. 二次核对	操作中查对
6. 穿刺　在欲穿刺动脉搏动最明显处固定动脉于两指间,右手持注射器,在两指间垂直或与动脉走向呈 40°角刺入动脉	
7. 推药　见有鲜红色血液涌进注射器,即以右手固定穿刺针的方向和深度,左手推进药液	
8. 取针、按压　注射毕,迅速拔出针头,局部用无菌纱布加压止血 5～10 分钟	直至无出血为止
9. 再次核对	操作后查对
10. 操作后处理	
(1)协助患者取舒适卧位,整理床单位	
(2)清理用物	将注射器放置治疗车下层,毁形处理
(3)洗手,并记录	记录注入药液的时间,药液名称、浓度、剂量,患者反应等

（四）注意事项

1. 严格执行查对制度和无菌操作原则。

2. 新生儿宜选择桡动脉穿刺,因股动脉穿刺垂直进针时易伤及髋关节。

3. 推注药液过程中应注意观察患者局部情况与病情变化。

4. 拔针后局部用无菌纱布或沙袋加压止血,以免出血或形成血肿。

（五）健康教育

向患者说明动脉注射的目的、方法、注意事项及配合要点。

附 4-2　压缩雾化吸入法

压缩雾化吸入法是利用压缩空气将药液变成细微的气雾(直径 3μm 以下),使药物直接被吸入呼吸道的治疗方法。

（一）目的

同氧气雾化吸入法。

（二）操作前准备

1. 评估患者并解释　同超声波雾化吸入法。

2. 患者准备　同超声波雾化吸入法。

3. 环境准备　环境安静、整洁，光线、温湿度适宜。

4. 护士准备　衣帽整洁，修剪指甲，洗手，戴口罩。

5. 用物准备

（1）压缩雾化吸入器装置

1）构造：空气压缩机，通电后可将空气压缩，其面板上有电源开关、过滤器及导管接口；喷雾器，其下端有空气导管接口与压缩机相连，上端可安装进气活瓣（如使用面罩，则不用安装进气活瓣），中间部分为药皿，用以盛放药液；口含器，带有呼气活瓣。

2）作用原理：空气压缩机通电后输出的电能将空气压缩，压缩空气作用于喷雾器内的药液，使药液表面张力破坏而形成细微雾滴，通过口含器随患者的呼吸进入呼吸道。

（2）常用药物：同超声波雾化吸入法。

（3）其他用物：弯盘、纱布、治疗巾、电源插座。

（三）操作步骤

操作步骤	要点与说明
1. 检查　并连接雾化器	使用前检查雾化器各部件是否完好以免意外发生
2. 加水　水槽内加冷蒸馏水至浸没雾化罐底部的透声膜	水量视不同类型的雾化器而定
3. 加药　将药液用生理盐水稀释至 30～50ml 倒入雾化罐内，检查无漏水后，将雾化罐放入水槽，盖紧水槽盖	
4. 核对　携用物至患者床边，核对患者床号、姓名、腕带	确定患者
5. 铺治疗巾　协助取舒适卧位，铺治疗巾于患者的颔下	
6. 开始雾化 （1）接通电源，打开电源开关（指示灯亮），调整定时开关至所需时间 （2）打开雾化开关，调节雾量	一般每次定时 15～20 分钟，雾量大小可随患者的需要和耐受情况适当调节，过大会使患者不适，过小达不到治疗效果
（3）将口含嘴放入患者口中或将面罩妥善固定，指导患者做深呼吸	深呼吸可以帮助药液到达呼吸道深部，更好地发挥疗效 观察雾化吸入的治疗效果
7. 结束雾化 （1）治疗毕，取下口含嘴或面罩 （2）关雾化开关，再关电源开关	

续表

操作步骤	要点与说明
8. 操作后处理	
（1）擦干患者面部，协助其取舒适卧位，整理床单位	协助患者翻身叩背，促进痰液排出
（2）清理用物，放掉水槽内的水，擦干水槽，将口含嘴、雾化罐、螺纹管浸泡于消毒液内1小时，再洗净晾干备用	严格按照消毒隔离原则清理用物
（3）洗手，记录	记录压缩雾化的时间，药液名称、浓度、剂量，患者反应等

（四）注意事项

（1）使用前检查电源电压是否与压缩机吻合。

（2）压缩机放置在平稳处，勿放于地毯或毛织物上。

（3）治疗过程中密切观察患者的病情变化，出现不适可做适当休息或平静呼吸；如有痰液嘱患者咳出，不可咽下。

（4）定期检查压缩机的空气过滤器内芯，喷雾器要定期清洗，发生喷嘴堵塞应反复清洗或更换。

（五）健康教育

（1）向患者及家属介绍雾化吸入的相关知识，指导其正确地吸入药物，使药液充分达到呼吸道深部，更好地发挥疗效。

（2）雾化后指导患者正确地咳嗽，以促进痰液的排出，减轻呼吸道感染。

（3）指导患者和家属了解有关预防呼吸道疾病发生的相关知识。

附 4-3　胰岛素笔注射

（一）目的

注射胰岛素，控制血糖。

（二）操作前准备

1. 评估患者并解释

（1）评估：①患者的病情、治疗情况、胰岛素使用情况；②注射部位的皮肤及皮下组织状况；③患者的配合程度、对药物的作用及不良反应的认知度。

（2）解释：向患者及家属解释胰岛素皮下注射的目的、方法、注意事项、配合要点、药物的作用及副作用。

2. 患者准备

（1）了解胰岛素注射的目的、方法、注意事项、配合要点、药物作用及其副作用。

（2）取舒适体位，暴露注射部位。

3. 环境准备　清洁、安静、光线适宜，必要时用屏风遮挡患者。

4. 护士准备　衣帽整洁，修剪指甲，洗手，戴口罩。

5. 用物准备

（1）治疗车上层：注射盘（内有 75% 乙醇、无菌棉签）、胰岛素注射笔、胰岛素笔芯。

（2）治疗车下层：医用垃圾桶、生活垃圾桶、锐器盒。

（三）操作步骤

操作步骤	要点与说明
1. 安装胰岛素笔芯	
（1）回温：提前 30 分钟从冰箱冷藏室取出胰岛素，在室温下回温	刚从冰箱里取出的胰岛素温度过低，活性没有达到最佳效果，直接注射也会引起机体不适；而在高温情况下，胰岛素会部分失效
（2）核对：核对胰岛素的剂型，检查笔芯有无破损或漏液，检查笔芯中的药液性状，并确认在有效期内	
（3）安装：旋开笔帽，拧开笔芯架，将笔芯装入笔芯架，拧紧	
（4）摇匀：将胰岛素笔平放在手心中，水平滚动10 次，然后用手持胰岛素笔，通过肘关节和前臂的上下摆动，上下翻动 10 次，使瓶内药液充分混匀	在使用云雾状胰岛素（如 NPH 和预混胰岛素）之前，应将胰岛素充分混匀
（5）装针：撕掉针的保护片，顺时针拧紧针头	
（6）排气：将剂量调节旋钮至 2U，针尖向上直立，手指轻弹笔芯架数次，使空气聚集在顶部后，按压注射键，直至一滴胰岛素从针头溢出，即表示驱动杆已与笔芯完全接触，且笔芯内的气泡已排尽	使用前及更新笔芯后均应排尽笔芯内空气
2. 床边核对　携用物至患者床旁，核对患者床号、姓名、腕带	操作前查对
3. 定位消毒　选择注射部位，75% 乙醇消毒皮肤，待干	适用注射胰岛素的部位有腹部、大腿外侧、上臂外侧和臀部外上侧
4. 调整剂量　剂量显示窗为零，调整剂量选择环，在显示窗中选择相应剂量	
5. 核对、排气	操作中查对：患者床号、姓名、药名、浓度、剂量、给药方法、时间及有效期

续表

操作步骤	要点与说明
6. 进针推药　使用较短（4mm 或 5mm）的针头时，大部分患者无须捏起皮肤，并可 90°进针；使用较长（≥8mm）的针头时，需要捏皮，并 45°角进针以降低肌内注射风险。快速按下注射键，应在拔出针头前至少停留 10 秒	确保药物剂量全部被注入体内，同时防止药液渗漏
7. 拔针按压　注射毕，用无菌干棉签轻压针刺处，快速拔针后按压片刻	
8. 再次核对	操作后查对：患者床号、姓名、药名、浓度、剂量、给药方法、时间及有效期
9. 操作后处理 （1）协助患者取舒适卧位 （2）清理用物 （3）洗手，记录	 针头套上外针帽后规范丢弃 记录注射时间，胰岛素名称、剂量，患者的反应

（肖　璐）

第五章

静脉输液与输血

第一节 静脉输液

静脉输液是将一定量无菌溶液或药物直接输入静脉的治疗方法。

静脉输液

一、静脉输液的目的及原理

（一）静脉输液目的

1. 补充水分及电解质，纠正水、电解质失衡，维持机体酸碱平衡。常用于脱水、酸碱平衡紊乱的患者，如剧烈呕吐、腹泻、大手术后、烧伤等患者。

2. 增加血容量，改善微循环，维持血压及微循环灌注量。常用于抢救大出血、严重烧伤、休克等患者。

3. 输入药物，治疗疾病。如输入抗生素控制感染；输入解毒药达到解毒作用；输入脱水剂，降低颅内压，达到利尿消肿的目的。

4. 补充营养，供给热量。常用于慢性消耗性疾病、肠道吸收障碍、不能经口进食等患者。

（二）静脉输液原理

静脉输液是利用大气压和液体静压形成的输液系统内压高于人体静脉压的原理将溶液或药液输入静脉内。

二、静脉输液常用溶液及作用

（一）晶体溶液

晶体溶液的特点是分子量小、在血管内存留时间短，能维持细胞内、外水分的相对平衡，纠正体内水、电解质失衡。常用的晶体溶液包括以下几类。

1. 葡萄糖溶液 用于补充水分和热量，减少蛋白质消耗，防止酮体产生，促进钠（钾）离子进入细胞内。葡萄糖进入人体后迅速分解，一般不产生高渗和利尿作用，常用于静脉给药的稀释剂，临床常用溶液有 5% 葡萄糖溶液和 10%

葡萄糖溶液。

2. 等渗电解质溶液 用于补充水和电解质，维持体液和渗透压平衡。常用的等渗电解质溶液包括 0.9% 氯化钠溶液、5% 葡萄糖氯化钠溶液和复方氯化钠溶液（林格液）等。

3. 高渗溶液 用于利尿脱水，消除水肿，维持体液和渗透压平衡，可在短时间内提高血浆渗透压，回收组织水分进入血管。用于降低颅内压，改善中枢神经系统的功能。临床常用的有 20% 甘露醇、25% 山梨醇和 25%～50% 葡萄糖溶液。

4. 碱性溶液 用于纠正酸中毒，维持酸碱平衡。

（1）碳酸氢钠溶液（NaHCO₃）：NaHCO₃ 进入人体后，解离成钠离子和碳酸氢根离子，碳酸氢根离子和体液中剩余的氢离子结合生成碳酸，最终以水和二氧化碳形式排出体外。此外，NaHCO₃ 还能提升血中的二氧化碳结合力，补碱速度快，且不易加重乳酸血症，但由于二氧化碳需要通过肺排出，因此不宜用于呼吸功能不全的患者。常用的 NaHCO₃ 浓度为 5% 和 1.4%。

（2）乳酸钠溶液：乳酸钠进入人体后，解离为钠离子和乳酸根离子，钠离子在血中与碳酸氢根离子结合形成碳酸氢钠。乳酸根离子可与氢离子生成乳酸。休克、缺氧、肝功能不全、右心衰竭及新生儿对乳酸利用能力差，易加重乳酸血症，所以不宜使用。常见的乳酸钠溶液浓度为 11.2% 和 1.84%。

（二）胶体溶液

胶体溶液特点是分子量大，其在血管中存留时间长，能有效维持血浆胶体渗透压，增加血容量，提高血压，改善微循环。常用的胶体溶液包括以下种类。

1. 右旋糖酐溶液 为水溶性多糖类高分子聚合物。常用溶液为低分子右旋糖酐和中分子右旋糖酐两种。低分子右旋糖酐的主要作用是降低血液黏稠度，减少红细胞聚集，改善血液循环和组织灌注量，防止血栓形成。中分子右旋糖酐能提高血浆胶体渗透压，补充血容量。

2. 代血浆 作用与低分子右旋糖酐相似，有良好的扩容效果，输入后可提高循环血量和心排出量，代血浆在体内停留时间较长，过敏反应少，急性大出血时可与全血共用。常用的有羟乙基淀粉（706 代血浆）、明胶多肽注射液和聚乙烯吡咯酮等。

3. 血液制品 提高胶体渗透压和增加循环血容量，补充蛋白质和抗体，有利于组织修复和提高免疫力。常用的血液制品有 5% 白蛋白和血浆蛋白等。

（三）静脉高营养溶液

可提供热量，补充蛋白质，维持正氮平衡，并补充各种维生素和矿物质。主要成分有氨基酸、脂肪酸、高浓度葡萄糖、水、维生素、矿物质或右旋糖酐。常用溶液为复方氨基酸、脂肪乳等。

三、常用输液部位

静脉输液时应根据患者的年龄、病情、病程、神志、体位,溶液种类,输液时间长短,静脉等情况来选择穿刺部位。常用以下输液部位。

（一）周围浅静脉

1. 上肢浅静脉常用的有肘正中静脉、头静脉、贵要静脉、手背静脉网。手背静脉网是成人患者输液时的首选部位;肘正中静脉、头静脉、贵要静脉可以用来做静脉血标本采集、静脉推注药液及经外周中心静脉置管（PICC）的穿刺部位。

2. 下肢浅静脉常用的有大隐静脉、小隐静脉和足背静脉网。因下肢静脉有静脉瓣容易形成血栓,可增加静脉栓塞和血栓性静脉炎的危险,故不作为静脉输液时的首选部位。

（二）头皮静脉

常用小儿静脉输液。小儿头皮静脉分支多,交错成网,表浅易见,不易滑动且易于固定。较大的头皮静脉有颞浅静脉、额静脉、耳后静脉及枕静脉。

（三）颈外静脉和锁骨下静脉

常用于中心静脉插管,需要长期持续静脉输液或需要静脉高营养的患者,多选择此部位。

四、常用静脉输液法

临床上,静脉输液按照输入液体是否与大气相通,分为密闭式静脉输液法和开放式静脉输液法;按照进入血管通道器材所到达的位置,分为周围静脉输液法和中心静脉输液法。

密闭式静脉输液法是将一次性输液器插入原装密封瓶或软包装密封袋进行输液的方法,因此法污染机会少,故目前临床广泛使用。

开放式静脉输液法是将溶液倒入开放式容器内进行输液的方法,此法尽管能灵活更换液体种类和数量,随时添加药物,但是药液易被污染,故目前临床上较少使用。

周围静脉输液法的常用穿刺工具有头皮穿刺针和静脉留置针,此法因操作简单,危险性小,临床已广泛使用;中心静脉输液法的常用穿刺工具为中心静脉导管,虽此法穿刺的是近心端的粗大血管,在临床上也广泛应用,但由于穿刺置管技术要求较高,难度较大,一般由医生、麻醉师、有经验的护士在严格无菌条件下进行。

◆ **密闭式周围静脉输液法**

（一）目的

同"静脉输液目的"。

（二）评估

1. 患者年龄、病情、有无过敏史、心肺情况、意识状态、自理能力等。

2. 患者用药史、所用药物特性、治疗作用及可能出现的不良反应。

3. 患者对静脉输液的认识、心理状态及合作程度。

4. 患者肢体活动度、穿刺部位皮肤及血管状况等。

（三）操作前准备

1. 患者准备　了解输液的目的、方法、注意事项及配合要点；排空大小便，取舒适卧位，穿刺部位局部皮肤清洁。

2. 环境准备　安静、安全、整洁、舒适，温湿度适宜，光线适中，必要时用屏风或围帘遮挡。

3. 用物准备

（1）治疗车上层：注射盘，有止血带、一次性治疗巾、小垫枕、无菌输液贴（胶布）、输液瓶贴、瓶套、启瓶器、砂轮、弯盘；液体及药物（遵医嘱备用）、输液器、病历夹及输液执行单、输液卡、输液架、手消毒液。静脉留置针输液法另备静脉留置针、透明敷贴，封管液。

（2）治疗车下层：生活垃圾桶、医用垃圾桶、锐器回收盒。

（3）其他：输液架，必要时备夹板及绷带、输液泵。

4. 操作者准备　着装整洁，洗手，戴口罩。

（四）操作步骤

步骤	说明
▲头皮针静脉输液法 **1. 核对检查** （1）两人核对输液执行单、输液瓶贴，准确核对床号、姓名、药名、浓度、剂量、给药时间及方法	◇ 严格执行查对制度，避免差错事故
（2）检查药液质量	◇ 对光检查药液有无浑浊、沉淀及絮状物等，检查药物是否过期，瓶盖有无松动，瓶身有无裂痕
2. 准备药液 （1）根据输液执行单填写输液瓶贴，两人核对后将输液瓶贴倒贴在输液瓶或（袋）上	◇ 消毒瓶口方法准确，勿将瓶贴覆盖在原有标签上，如果是机打的输液贴，应进行核对
（2）瓶套套在输液瓶上，开启瓶盖，常规消毒瓶口，遵医嘱加入所需药物	◇ 按正确方法加药，并注意配伍禁忌
3. 插输液器　检查输液器质量，将输液管针头插入瓶塞至针头根部，关闭调节器	◇ 检查输液器包装是否完整、有效期、有无漏气 ◇ 避免污染针头及消毒的瓶塞

步骤	说明
4. 核对、解释 携用物至患者床旁,正确识别患者并做好解释,认真核对药名、浓度、剂量、给药时间及方法	◇ 操作前查对:避免差错事故
5. 初次排气 输液瓶倒挂于输液架上,将茂菲式滴管倒置,轻轻挤压滴管,当液体达到滴管内 1/2～2/3 满时,迅速放正滴管,使液平面缓缓下降,直到排尽导管和针头内的空气,关闭调节器待用	◇ 输液器内无气泡,防止空气栓塞
6. 选择静脉 协助患者取适当体位,小垫枕、治疗巾及止血带垫于肢体下,扎止血带判断静脉深浅及方向,再松开止血带	◇ 选择粗、直、弹性好的血管,避开静脉瓣和关节活动处的血管
7. 消毒皮肤 常规消毒皮肤,消毒范围直径 >5cm,待干,扎止血带(穿刺点上方 6～8cm 处扎止血带),备输液贴(胶布)	◇ 消毒方法准确,直径大于 5cm
8. 核对、排气 (1)核对:再次核对床号、姓名、药名、浓度、剂量、给药时间及方法 (2)打开调节器,再次排气	
9. 静脉穿刺 取下护针帽,嘱患者轻握拳,一手拇指固定血管,一手持针柄,针尖斜面向上,针梗与静脉方向一致,从血管壁正上方以 15°～30°刺入皮肤,见回血后,降低进针角度,潜行送入少许	◇ 穿刺前确定输液管内无气泡 ◇ 固定血管避免污染消毒区域 ◇ 沿静脉走向进针,防止刺破血管 ◇ 见回血后再进针少许可以保证针头斜面全部在血管内
10. 固定调节 (1)嘱患者松拳,一手固定针柄,另一手松止血带,松调器,观察液体输入顺畅后,用输液贴固定针柄、保护穿刺点、固定导管 (2)根据病情、年龄及药物性质调节输液速度	◇ 滴速调节准确,一般成人 40～60 滴/min,小儿 20～40 滴/min
11. 核对整理 (1)再次核对 (2)整理用物,协助患者取舒适卧位,将床边呼叫器置于患者易取处 (3)洗手后记录	◇ 操作后查对,避免差错事故
12. 巡视观察 加强巡视,密切观察输液情况,有不良反应及故障要及时处理,以保障输液顺利通畅	
13. 查对换液 (1)继续输液者,根据药物配伍情况,两药液之间可用生理盐水冲管,并准备第二瓶药液 (2)常规消毒瓶口,确认输液管滴管内液体不少于 1/2 时,迅速拔出生理盐水瓶(袋)中的输液器粗针头,插入第二瓶液体内 (3)检查确认滴管内液面高度合适,输液管内无气泡,输液通畅后调整好滴速	

步骤	说明
14. 查对、拔针　输液完毕后确认无误,轻揭输液贴(胶布),关闭调节器,拔出针头后,迅速用干棉签(无菌棉球)纵向按压穿刺点及以上的部位(至不出血为止)	✧ 纵向按压穿刺点及以上皮肤目的是同时压迫皮肤穿刺点及静脉穿刺点,防止皮下出血
15. 整理记录 (1)协助患者活动穿刺肢体,采取舒适卧位 (2)整理床单位及用物 (3)洗手后记录	
▲静脉留置针(套管针)静脉输液法	✧ 保护静脉,防止因反复穿刺给患者造成的痛苦和血管损伤,适用于长期输液、静脉穿刺困难等患者。其特点是外套管柔软,对血管刺激性小,可完成间断给药、补充液体,以利于抢救和治疗
1—4　同头皮针静脉输液	
5. 检查用物 (1)检查留置针包装、型号、生产日期、有效期后,确认针尖及套管尖端完好 (2)检查无菌透明敷贴包装、有效期并打开,注明留置日期和时间	✧ 标记日期和时间为更换套管针提供依据
6. 排气、连接　按头皮针静脉输液排气,将气体全部排出后,取出静脉留置针,将小部分头皮针头插入留置针的静脉帽内,当液体注满静脉帽后,将全部头皮针头插入静脉帽内,排尽留置针气体后关闭调节器,妥善放置	✧ 输液器及留置针内无气泡,防止空气栓塞 ✧ 连接排气时注意无菌操作
7. 定位、消毒　选择粗直、弹性好的静脉,常规消毒皮肤,扎止血带,必要时戴无菌手套	✧ 消毒直径 8cm 以上 ✧ 止血带距穿刺点上方 8~10cm
8. 核对、旋转　核对患者,排气,取下护针帽,旋转针芯	✧ 避免外套管与针芯粘连 ✧ 避免药液浪费
9. 穿刺、送管 (1)进针:左手绷紧皮肤,右手持留置针针翼,保持针尖斜面向上,针梗与血管方向一致,从血管正上方使针头与皮肤呈 15°~30° 进针,见回血后降低角度 5°~15° 沿静脉进入 0.2cm 左右 (2)退针芯:左手持 Y 接口,右手先退出针芯少许,将外套管沿血管方向送入的同时退针芯,左手固定两翼,右手迅速将针芯抽出,放入锐器回收盒	✧ 先退针芯后送入外套管,防止针芯损伤血管 ✧ 退针芯时防止将外套管带出 ✧ 外套管要全部送入皮肤内

续表

步骤	说明
10. 固定、调节 松止血带,嘱患者松拳,松调节器,用无菌透明敷贴固定留置针,再用胶布(标准置管日期及时间)固定留置针三叉接口、头皮针管及针柄,调节滴速	◇ 固定敷贴避免穿刺点及周围被污染,皮肤应处于无张力状态 ◇ 调节滴速见头皮针静脉输液
11—13 **同头皮针静脉输液**	
14. 拔针封管 输液完毕,再次核对,关闭调节器,拔出头皮针,常规消毒静脉帽,用注射器注入封管液	◇ 封管可以保证静脉输液管道通畅,并可以将残留的药液冲入血流,避免刺激局部血管 ◇ 正压封管:推注封管液时边旋转针头边退针,推注完毕立即关闭延长管阀门,拔出注射器针头
15. 再次输液 核对后常规消毒静脉帽,将排气后的输液器针头插入静脉帽内,进行输液	◇ 注意无菌操作及查对原则
16. 拔针按压 输液完毕,去除胶布和无菌敷贴,关闭调节器,迅速拔出留置针,纵向按压穿刺点至不出血为止	
17. 整理记录 同头皮针静脉输液	

(五)注意事项

(1)严格执行无菌操作及查对制度。

(2)选择粗、直、弹性好的血管,避开静脉瓣和关节活动处的血管。对需要长期输液的患者,要有计划地从远心端小静脉开始穿刺,交替选用,合理使用和保护静脉。

(3)注意药物的配伍禁忌,根据患者病情、用药原则和药物性质,合理安排输液顺序。

(4)加强输液过程中的巡视,密切观察输液情况和患者的反应。如:注射部位有无肿胀,针头有无脱出,衔接部位是否紧密,输液管内有无空气,滴注是否通畅,瓶内剩余液体量等,询问有无局部疼痛和全身不适。

(5)为防止空气栓塞的发生,输液前必须排尽输液管及头皮针的气体,输液中要及时更换药液,加压输液时要有护士看守,输液完毕要及时拔针。

(6)严禁在输液的肢体侧进行抽血化验和测量血压。

(7)24小时连续输液者应每天更换输液管一次。

(8)留置针输液时,每次输液完毕后均应注入一定量的封管液,做到正压封管,防止发生血液凝固,堵塞输液管。

◆ 密闭式中心静脉输液法

密闭式中心静脉输液法，包括经外周中心静脉置管（peripherally inserted central venous catheters PICC）输液法、颈外静脉穿刺置管输液法、锁骨下静脉穿刺置管输液法。临床上 PICC 的操作多由临床专科护士完成，后两种密闭式中心静脉输液法的操作多由医生完成，护士的主要职业是术中配合，以及插管后的输液及护理。

颈外静脉是颈部最大的浅静脉，位于颈外侧皮下，位置表浅且较易固定，因此在特殊情况下可以输液，但不可多次穿刺，其穿刺点为下颌角和锁骨上缘中点连线上 1/3 处，颈外静脉外缘。

（一）目的

1. 长期持续输液，周围静脉穿刺困难的患者。

2. 长期静脉内输入高浓度或刺激性强的药物，或行静脉内高营养治疗的患者。

3. 周围循环衰竭的危重患者，用来测量中心静脉压。

（二）评估

同密闭式静脉输液。

（三）操作前准备

1. 患者准备　了解输液的目的、方法、注意事项及配合要点；排空大小便，取舒适卧位，穿刺部位局部皮肤清洁。

2. 环境准备　安静、安全、整洁、舒适，温湿度适宜，光线适中，必要时用屏风或围帘遮挡。

3. 用物准备　除头皮针静脉输液法的用物外，还需配备的物品。

（1）无菌穿刺包：内置穿刺针 2 根（长约 6.5cm，内径 2mm，外径 2.6mm）、硅胶管 2 条（长约 25～30cm，内径 1.2mm，外径 1.6mm）、5ml 和 10ml 注射器各 1 个、6 号针头 2 枚、平针头 1 个、尖头刀片、镊子、无菌纱布 2～4 块、洞巾、弯盘。

（2）另备：无菌生理盐水、2% 利多卡因注射液、无菌手套、无菌敷贴、0.4% 枸橼酸钠生理盐水或肝素稀释液、无菌静脉帽。

4. 操作者准备　着装整洁，洗手，戴口罩。

（四）操作步骤

步骤	说明
1—5　同头皮针静脉输液法	
6. 安置体位　协助患者去枕平卧，头偏向对侧，肩下垫一小薄枕，使患者头低位，颈部伸展平直	◇　充分暴露穿刺部位，便于穿刺
7. 定穿刺点　操作者立于患者头侧或对侧，选择穿刺点并正确定位（图 5-1）	
8. 消毒皮肤　常规消毒局部皮肤	
9. 铺洞巾　打开无菌穿刺包，戴上无菌手套，铺洞巾	◇　执行标准预防原则

步骤	说明
10. 局部麻醉　由助手协助，操作者用 5ml 注射器抽取 2% 利多卡因，在穿刺部位进行局部麻醉。用 10ml 注射器抽取无菌生理盐水，以平针头连接硅胶管，排尽空气备插管时用	
11. 再次查对　再次核对床号、姓名、药液	
12. 穿刺静脉	
（1）先用刀片尖端，在穿刺点上刺破皮肤做引导	◇ 减少进针时皮肤阻力
（2）助手以手按压静脉三角处	◇ 阻断血流时静脉充盈，便于穿刺
（3）操作者用左手拇指绷紧皮肤，右手持穿刺针与皮肤成 45° 角进针，入皮后成 25° 角沿静脉方向穿刺	
13. 正确插管 （1）见回血后，立即拔出针内芯，左手拇指用纱布堵住针栓孔，右手持备好的硅胶管送入针孔内 10cm 左右 （2）插管时由助手一边抽回血，一边缓慢注入生理盐水	◇ 插管动作要轻柔，避免硅胶管打折，当插入不畅时，可改变插管方向
14. 接输液器 （1）确定硅胶管在血管内后，缓慢退出穿刺针 （2）再次抽回血，注入生理盐水 （3）移开洞巾，接输液器输液	◇ 检查导管是否在血管内 ◇ 输液不畅时，观察硅胶管有无弯曲、是否滑出血管外
15. 固定调速 （1）用无菌敷贴覆盖穿刺点，并固定硅胶管 （2）硅胶管与输液器接头处用无菌纱布包扎，并用胶布固定在颌下 （3）根据患者的年龄、病情、药物的性质，调节滴速	◇ 固定要牢固，防止硅胶管脱出
16. 封管 （1）暂停输液时，用生理盐水或稀释肝素溶液注入硅胶管进行封管 （2）用无菌静脉帽塞住针栓孔，再用安全别针固定在敷料上	◇ 防止血液凝集在硅胶管内 ◇ 每天更换穿刺点敷料，用 0.9% 过氧乙酸溶液擦拭硅胶管，常规消毒局部皮肤
17. 再行输液　再行输液时，取下静脉帽，消毒针栓孔，接上输液装置即可	
18. 拔管整理 （1）停止留置输液时，在硅胶管末端接注射器，边抽吸边拔硅胶管 （2）拔管后，局部加压数分钟，用 75% 乙醇消毒穿刺部位，并覆盖无菌纱布 （3）协助患者取舒适卧位，整理床单位	◇ 可防止残留的小血块和空气进入血管，避免形成血栓
19. 清理记录 （1）清理用物 （2）洗手，记录	◇ 污物按规定处理，避免交叉感染的发生 ◇ 记录拔管时间和患者反应

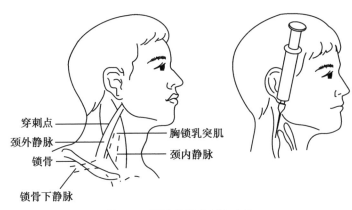

穿刺点
颈外静脉
锁骨
锁骨下静脉
胸锁乳突肌
颈内静脉

图 5-1　颈外静脉穿刺点定位

（五）注意事项

（1）严格执行无菌操作及查对制度，预防感染及差错事故的发生。

（2）正确选择穿刺点。不可过高或过低，过高因近下颌角而妨碍操作，过低则易损伤锁骨下胸膜及肺尖而导致气胸。

（3）每天输液前要先检查导管是否在静脉内。

（4）输液过程中应加强巡视，如发现硅胶管内有回血，应即使用生理盐水冲注，以免血块堵塞硅胶管。若溶液滴注不畅，及时检查硅胶管是否滑出血管外或弯曲。

（5）每天停止输液时，要进行封管。若发现硅胶管内有凝血，应用注射器将凝血块抽出，切忌将凝血块推入血管造成血栓。

（6）每日常规消毒穿刺点及周围皮肤并更换敷料。更换敷料时应注意观察局部皮肤情况，一旦出现红、肿、热、痛等炎症表现，应做相应的抗炎处理。

五、输液速度及时间的计算

在输液过程中，每毫升溶液的滴数称为该输液器的点滴系数。目前，临床上常用静脉输液器的点滴系数有 10、15、20 等型号。输液的速度和所需时间可按照下列公式进行。

（一）已知输入液体的总量和每分钟输入的滴数，计算输液所需的时间

$$输液所需时间（小时）= \frac{液体总量（ml）\times 点滴系数}{每分钟滴速 \times 60（分钟）}$$

例如：患者输入的液体总量为 800ml，每分钟滴速为 40 滴，所用点滴系数为 15，请问要用多长时间输完？

$$输液所需时间（小时）= \frac{800（ml）\times 15}{40 滴 \times 60（分钟）} = 5 小时$$

（二）已知输入液体的总量和预计输入的时间，计算输液速度

$$每分钟滴速 = \frac{液体总量（ml）\times 点滴系数}{输液时间（分钟）}$$

例如：患者需输入液体 900ml，计划 6 小时输完，所用输液器滴系数为 20，求每分钟滴速。

$$每分钟滴速 = \frac{900ml \times 20}{6 小时 \times 60} = 50（滴）$$

六、常见输液反应及处理

（一）发热反应

1. 原因 因输入致热物质所引起。多由于用物灭菌不彻底、输入的溶液或药物制剂不纯、消毒保存不良，输液器和注射器质量不合格，输液过程中未能严格执行无菌技术操作等因素所致。

2. 临床表现 多发生于输液后数分钟至 1 小时，患者表现为发冷、寒战，继之高热。轻者体温在 38℃左右，停止输液后可自行恢复正常；重者体温可达 40℃以上，伴有头痛、恶心、呕吐、脉速等全身症状。

3. 预防 输液前应认真检查药液的质量、输液器具的包装与灭菌日期；严格执行无菌技术操作。

4. 护理措施

（1）发热反应轻者减慢输液速度或停止输液，及时通知医生，观察生命体征的变化。

（2）重者立即停止输液，保留剩余药液和输液器，必要时进行细菌培养，查找发热反应的原因。

（3）患者寒战时给予保暖，高热时采用物理降温。必要时遵医嘱给予抗过敏药物或激素治疗。

（二）急性肺水肿（循环负荷过重）

1. 原因 输液速度过快或短时间内输入过多液体，使循环血容量急剧增加，心脏负荷过重而引起心力衰竭、肺水肿。

2. 临床表现 患者突感胸闷、气促、呼吸困难，咳嗽、咯粉红色泡沫样痰，面色苍白、出冷汗，严重时泡沫样血性痰自口鼻涌出。两肺听诊布满湿啰音，心率快且心律不齐。

3. 预防 严格控制输液速度和输液量，对心肺功能不全、老年人及儿童更应慎重。

4. 护理措施

（1）输液过程中加强巡视，出现症状时，立即减慢输液速度，通知医生，安慰患者，减轻其紧张心理。若病情允许，立即安置患者取端坐位，双腿下垂，以减少下肢静脉血回流，减轻心脏负荷。

（2）给予高流量氧气吸入，一般氧流量为6～8L/min，以提高肺泡内氧分压，减少肺泡内毛细血管渗出液的产生，改善低氧血症。同时，湿化瓶内加入20%～30%乙醇溶液，可以降低肺泡内泡沫表面张力，使泡沫破裂消散，改善肺泡内的气体交换，缓解缺氧症状。

（3）遵医嘱给予镇静、平喘、扩血管、强心、利尿等药物治疗，以稳定患者紧张情绪，扩张周围血管，加速体内液体的排出，减少回心血量，减轻心脏负荷。

（4）必要时用止血带或血压计袖带轮流适当加压四肢，以阻断静脉血流，减少回心血量，减轻心脏负荷，但加压时要保证动脉血能通过，每隔5～10分钟轮流放松一侧肢体上的止血带，症状缓解后，逐渐解除止血带，注意观察肢体的情况。

（三）静脉炎

1. 原因

（1）长期输入浓度较高、刺激性较强的药物，引起局部静脉壁发生化学性炎性反应。

（2）静脉内放置刺激性较强的输液导管时间过长，引起局部静脉壁机械性的损伤。

（3）输液中未严格执行无菌技术操作，导致局部静脉感染等。

2. 临床表现　沿静脉走向出现条索状红线，局部组织发红、肿胀、灼热、疼痛，有时伴有畏寒、发热等全身表现。

3. 预防　严格执行无菌操作；对血管壁刺激性强、浓度高的药物应充分稀释后再输入；静脉内置管时间不宜过长。对于需要长期输液的患者要有计划地更换输液部位，以保护静脉。由于下肢静脉血流缓慢，易发生血栓和炎症，最好选用上肢静脉。

4. 护理措施

（1）停止在静脉炎的部位继续输液，抬高患肢并制动。

（2）局部用50%硫酸镁溶液或95%乙醇溶液湿热敷，每日2次，每次20分钟。

（3）中药如意金黄散加醋调成糊状，局部外敷，每日2次。

（4）合并感染者，根据医嘱给予抗生素治疗。

（四）空气栓塞

1. 原因

（1）输液时导管内空气未排尽；输液管连接不紧密，有漏气。

（2）加压输液、输血时无人守护。

（3）液体输完未及时更换药液、拔针，造成大量空气进入血液循环。

（4）拔出较粗的、近胸腔的深静脉导管后，穿刺点封闭不严密。

进入静脉的气体，随血液循环经右心房到右心室。如空气量少，则随血流被右心室压入肺动脉，并分散到肺小动脉内，最后经毛细血管吸收，因而损害较小；如果空气量大，则在右心室内阻塞肺动脉的入口，使血液不能进入肺动脉，因而从机体组织回流的静脉血不能在肺内进行气体交换，引起机体严重缺氧而危及生命（图5-2）。

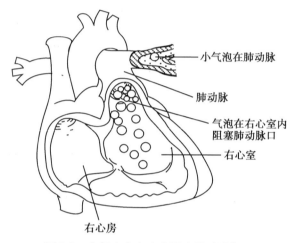

图5-2 空气在右心室内阻塞肺动脉入口

2. 临床表现 患者胸部异常不适或有胸骨后疼痛，随即发生呼吸困难，严重发绀，有濒死感，心前区听诊可闻及响亮的持续的"水泡音"，心电图呈现心肌缺血和急性肺心病的改变。

3. 预防 输液前认真检查输液器的质量；排尽输液管内的空气；输液中加强巡视，及时添加药物；输液完毕及时拔针；加压输液时要有专人守护；拔出较粗的近胸腔的深静脉导管后，必须立即严密封闭穿刺点。

4. 护理措施

（1）立即安置患者取左侧卧位并保持头低足高位，使肺动脉口的位置低于右心室，以便气体能浮向右心室尖部，避开肺动脉入口，随心脏舒缩，气泡被血液打成泡沫，分次小量的进入肺动脉内，弥散至肺泡逐渐被吸收（图5-3）。

（2）给予高流量氧气吸入，可提高患者血氧浓度，改善患者缺氧状态，条件允许的情况下可以通过中心静脉导管抽出空气。

（3）严密观察患者病情变化，如果有异常及时对症处理。做好病情的动态记录。

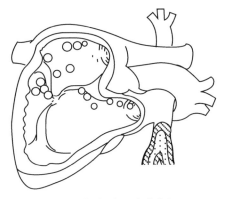

图 5-3　气泡避开肺动脉入口

（秦元梅）

第二节　静 脉 输 血

静脉输血是将全血或成分血如血浆、红细胞、白细胞或血小板等通过静脉输入体内的方法。

一、静脉输血的目的及原则

（一）静脉输血的目的

1. 补充血容量　增加有效循环血量，提升血压，增加心排出量，维持正常的血液循环。常用于失血、失液引起的血容量不足或休克的患者。

2. 补充血浆蛋白　增加蛋白质，改善营养，维持有效血浆胶体渗透压，减轻组织液渗出和组织水肿，从而保持有效循环血量。常用于低蛋白血症患者。

3. 纠正贫血　增加血红蛋白含量，提高红细胞携氧能力，改善组织器官的缺氧情况。用于血液系统疾病引起的严重贫血及某些慢性消耗性疾病的患者。

4. 补充各种凝血因子和血小板　改善凝血功能，有助于止血。常用于凝血功能障碍的患者。

5. 补充补体、抗体　增强机体免疫力，提高机体抗感染的能力。常用于严重感染的患者。

6. 排出有害物质　改善组织器官的缺氧情况，常用于一氧化碳、苯酚等化学药物中毒的患者。一氧化碳、苯酚等化学物质中毒时，血红蛋白失去了运氧能力或不能释放氧气供机体组织利用，可以通过换血疗法，把不能释放氧气的红细胞换出。

（二）静脉输血的原则

1. 输血前必须做血型鉴定及交叉配血试验。

2. 患者如需再次输血，则必须重新做交叉配血试验，以排除机体已产生抗体的情况，避免再次输血发生不良反应。

3. 无论输全血还是成分血，均需输同型血。但在紧急情况下，如无同型血，可选用 O 型血输给患者。AB 型血患者可接受其他血型的血液，但要求直接交叉配血试验结果是阴性（不凝集），而间接交叉配血试验结果可以阳性（凝集），一次少量输入，一般最多不超过 400ml，且输入速度要缓慢，供血者血清中的抗体可被受血者大量的血浆稀释，不足以引起受血者的红细胞凝集而发生输血反应。

二、血液制品的种类

（一）全血

全血指采集后未经过任何加工而全部保存备用的血液，包括新鲜血和库存血两种。

1. 新鲜血　指在 2～6℃环境中保存 1 周以内的血液。由于存放时间短，新鲜血基本保留了血液原有的各种成分，可以补充各种血细胞、凝血因子和血小板，适用于血液病患者。

2. 库存血　指在 2～6℃环境中保存 2～3 周的血液。库存血中的有效成分会随着时间的推移而发生变化。由于血细胞的破裂，大量的 K^+ 外溢进入血浆，使血浆中的 K^+ 浓度逐渐升高。同时，随着保存时间的延长，血液中的葡萄糖分解，使血浆中乳酸增加，血液 pH 下降。因此，在大量输入库存血时，应警惕酸中毒和高钾血症的发生。库存血适用于各种原因引起的大出血。

（二）成分血

成分血是指根据血液成分比重不同，将血液中的不同成分加以分离提纯，制成高浓度的血液制品，根据患者病情需要，分别输入相关血液成分的方法。

1. 血细胞成分　包括红细胞、白细胞和血小板 3 类。

（1）红细胞

1）浓缩红细胞：新鲜全血经离心沉淀去除血浆后的剩余部分。主要生理功能是增加携氧能力，适用于各种携氧功能缺陷的患者，如各种急慢性失血患者、血容量正常的贫血患者、高钾血症、肝肾功能障碍者。

2）红细胞悬液：经新鲜全血离心沉淀去除血浆后的红细胞加等量的红细胞保养液制成的血液制品。适用于战地急救及中小手术者。

3）洗涤红细胞：新鲜全血经离心去除血浆和白细胞后，用无菌生理盐水洗涤数次，最后加适量生理盐水悬浮，2～6℃环境下保存时间不超过 24 小时。因为抗体含量较少,适用于免疫性溶血性贫血患者、对血浆蛋白过敏的贫血患者、脏器移植术后以及反复输血患者等。

（2）白细胞浓缩悬液:新鲜全血离心后取其白膜层的白细胞,保存条件为4℃环境,48小时内有效。主要生理功能是提高机体抗感染能力,适用于粒细胞缺乏伴严重感染者。

（3）浓缩血小板:新鲜全血离心后所得,22～24℃保存,以普通采血袋盛装的浓缩血小板保存期为24小时,以专用血小板存储袋盛装的可保留5天。主要生理功能是参与止血,适用于血小板减少或血小板功能障碍所致的出血患者。

2. 血浆成分　新鲜全血离心后所得到的液体部分。主要成分为血浆蛋白,不含血细胞,无凝集原,可分为以下几种。

（1）新鲜冰冻血浆:在 -18℃以下冰冻成块的血液制品,有效期为1年。使用时,置于37℃温水中融化,于6小时内输完。因含有全部的凝血因子,适用于凝血因子缺乏的患者。

（2）普通冰冻血浆:在 -18℃以下的环境中冰冻成块,可低温保存4年。使用时,需置于37℃温水中融化,于6小时内输完。

3. 其他血液制品

（1）白蛋白制剂:从血浆中提取而得的血液制品,临床常用的是5%的白蛋白制剂。可增加血浆蛋白,提高血浆胶体渗透压,减少组织液渗出,减轻水肿,同时补充血容量。适用于低蛋白血症患者,如肝硬化腹水、烧伤、营养性水肿、肾病等。

（2）抗血友病球蛋白浓缩剂:适用于血友病患者。

（3）纤维蛋白原:适用于纤维蛋白缺乏症、弥散性血管内凝血（DIC）患者。

三、静脉输血的适应证与禁忌证

（一）适应证

1. 各种原因引起的大出血　一次出血量 <500ml 时,机体可自我代偿,不必输血。失血量在 500～800ml 时,需要立即输血,一般首选晶体溶液、胶体溶液或少量血浆增量剂输注。失血量 >1 000ml 时,应立即补充全血或血液成分。但血或血浆不宜用作扩容剂,晶体结合胶体液扩容是治疗失血性休克的主要方案。血容量补足之后,输血主要目的是提高血液的携氧能力,此时应首选红细胞制品。

2. 贫血或低蛋白血症　输注浓缩红细胞、血浆、清蛋白。

3. 严重感染　输入新鲜血以补充抗体和补体,切忌使用库存血。

4. 凝血功能障碍　可输注新鲜血或成分血,如血小板、凝血因子、纤维蛋白原等。

（二）禁忌证

静脉输血禁忌包括：急性肺水肿、充血性心力衰竭、肺栓塞、恶性高血压、真性红细胞增多症、肾功能极度衰竭及对输血有变态反应者。

四、静脉输血的方法

静脉输血法包括间接静脉输血法、直接静脉输血法及自体静脉输血法，目前以间接静脉输血法最为常用。

（一）输血前准备

1. 输血申请及知情同意　主治医师根据患者情况，提出输血申请，并逐项填写输血申请单，主治医师向患者及其家属进行解释说明，征得患者及家属的同意，并签署知情同意书。

2. 采集血标本　根据医嘱，护士抽取血标本 2ml，与已填好的输血申请单一并送交血库，做血型鉴定和交叉配血试验。采血时，禁忌同时采集两个患者的血标本，以防发生混淆。

3. 取血　根据输血医嘱，护士凭取血单到血库取血，并与血库工作人员共同做好三查八对。三查：血液的有效期、血液质量、输血装置是否完好；八对：患者姓名、床号、住院号、血袋（瓶）号、血型、交叉配血试验结果、血液制品种类及剂量。核对无误后，方可在交叉配血单上签全名，取回使用。

4. 妥善转运及保存

（1）从血库中取出的血制品不能剧烈震荡，以免红细胞大量破坏而引起溶血反应。

（2）如为库存血，可在室温下放置 15～20 分钟后再输入，以防输入血液温度过低，引起不良反应；但切勿加热，以免血浆蛋白凝固变性而引发输血反应。

（3）血制品中绝对不允许加入任何药物，以防血液变质。

5. 再次核对　输血前由两名护士再次核对，确保无误，方可输入。

（二）静脉输血法

1. 目的　同静脉输血目的。

2. 评估

（1）患者的病情及治疗情况。

（2）患者的血型、输血史及过敏史，所需血液制品的种类和用量。

（3）患者的心理状态，输血相关知识的了解程度。

（4）根据病情、输血量、年龄选择静脉。一般采用四肢浅静脉；急需输血时多采用肘部的静脉；周围循环衰竭时，可采用颈外静脉或锁骨下静脉。

3. 操作前准备

（1）患者准备：了解静脉血采集的目的、方法、注意事项及配合要点；签写知情同意书；排空大小便，取舒适卧位。

（2）环境准备：安静、安全、整洁、舒适，温湿度适宜，光线适中，必要时用屏风或围帘遮挡。

（3）用物准备

1）间接静脉输血法同密闭式周围静脉输液法，将一次性输液器换为一次性静脉输血器（滴管内有滤网，可滤过较大的细胞碎屑和纤维蛋白等微粒，而血细胞、血小板、凝血因子等可顺利通过；输血器穿刺针头为 9 号及以上针头，避免血细胞通过时，受挤压变形破坏）。

2）直接静脉输血法同静脉注射，另备 50ml 注射器及针头数个、3.8% 枸橼酸。

3）备生理盐水、血液制品，无菌手套。

（4）操作者准备：着装整洁，洗手，戴口罩。

4. 操作步骤

步骤	说明
▲间接输血法	
1. 核对告知　备齐用物携至床旁，正确识别患者并做好解释	◇ 严防差错事故的发生
2. 建立通路　按静脉输液法建立静脉通路，输入少量无菌生理盐水	◇ 冲洗输血器管壁
3. 再次核对　两名护士进行三查八对，核对无误后，两名护士分别签名	◇ 严防差错事故的发生
4. 摇匀血液　用手腕旋转动作轻轻摇匀贮血袋内的血液	◇ 避免剧烈震荡，以免造成红细胞破坏
5. 连接血袋　戴手套，打开血袋封口，常规消毒开口处塑料管，将输血器针头从生理盐水瓶上拔出后插入血袋开口处的塑料管内，缓慢将血袋挂在输液架上	◇ 戴手套保护医护人员的自身安全 ◇ 输血袋如果为双插头，则用锁扣锁住生理盐水通路（或用止血钳夹闭生理盐水通路），打开另一输血通路开始输血
6. 核对调速　三查八对后调节输血速度，开始缓慢输入，滴速应小于 20 滴 /min，观察 10～15 分钟后，如无不良反应，根据患者的年龄、病情调节滴速	◇ 严防差错事故的发生 ◇ 输血反应常发生于输血后的 10～15 分钟内，所以开始输入速度要慢：一般成人 40～60 滴 /min，儿童酌减，年老体弱、严重贫血、心肺功能不良者应谨慎，速度宜慢
7. 整理记录 （1）整理用物，整理床单位，协助患者取舒适卧位，将呼叫器放在患者易取处 （2）护士脱手套，洗手，记录，并告知输血注意事项	◇ 在输血记录单上记录输血开始的时间、滴速、患者的全身和局部状况，并签全名

续表

步骤	说明
8. 巡视观察 输血过程中，严密巡视，倾听患者主诉，观察有无不良反应发生	✧ 严密观察有无输血反应，及时处理
9. 续血处理 如需输入 2 袋及以上的血液，应在上一袋血液即将滴尽时，常规消毒生理盐水瓶塞后，拔下输血袋中的粗针头，插入生理盐水瓶中，输入少量生理盐水后，再用相同于第一袋输血的方法连接下一血袋继续输血	✧ 无菌生理盐水冲管能避免两袋血之间发生不良反应 ✧ 输完血的血袋至少保存 24 小时，以备出现输血反应时查找原因 ✧ 生理盐水冲管确保输血器内的血液全部输入体内，保证输血量精准
10. 冲管拔针 确认输血完毕后，在血液即将输完时，更换无菌生理盐水继续输入，血液全部输入体内后拔针，嘱患者按压片刻，至无出血	✧ 输血器针头较粗，按压时间应适当延长，直至穿刺点不出血为止
11. 整理记录 （1）安置患者于舒适体位，整理床单位，整理用物 （2）洗手，记录	✧ 将输血器针头剪入锐器盒内，输血器放入医用垃圾袋集中处理 ✧ 记录：输血时间、种类、血型、血量、输血量、血袋号、有无输血反应及相关处理 ✧ 输完血的血袋送至输血科保留 24 小时
▲直接输血法	✧ 将供血者的血液抽出后立即输给患者的方法，适用于无库存血而患者急需输血，以及婴幼儿的少量输血时
1. 准备卧位 供血者与患者分别躺在相邻的两张床上，各露出一侧手臂	✧ 方便操作
2. 认真查对 认真核对供血者和患者的姓名、血型和交叉配血试验结果	✧ 严格执行查对制度，防止差错事故的发生
3. 抽抗凝剂 在备好的注射器内加入一定量的抗凝剂	✧ 50ml 血中加 3.8% 枸橼酸钠溶液 5ml，防止血液凝固
4. 抽输血液 （1）将血压计袖带缠于供血者上臂并充气 （2）选择穿刺静脉，常规消毒皮肤 （3）用加有抗凝剂的注射器抽取供血者的血液，然后立即行静脉注射，为患者输入血液	✧ 压力维持在 100mmHg 左右使静脉充盈，一般选用粗大静脉，常用肘正中静脉 ✧ 操作时需要三人合作，一人抽血，一人传递，另一人输血，如此连续进行抽取供血者血液时不可过急过快，并注意观察其面色，询问有无不适 ✧ 给患者输入血液时不可过快，随时观察患者的反应 ✧ 连续抽血更换注射器时，不必拔出针头，放松袖带，用手压迫穿刺部位前端静脉，减少出血

续表

步骤	说明
5. 拔针按压 输血完毕,拔出针头,用无菌纱布块按压穿刺点,至无出血	
6. 整理记录 (1)协助患者卧于舒适卧位,整理床单位 (2)整理用物 (3)洗手,记录	◇ 污物按规定处理,避免交叉感染的发生 ◇ 记录内容:输血时间、血量、血型、有无输血反应

5. 注意事项

(1)血液自血库取出后,不要剧烈震荡,以免红细胞破坏而引起溶血,库存血不能加温,以免血浆蛋白凝固变性而引起不良反应。

(2)输血前,须有两名护士再次核对(三查八对),确定无误并检查血液无凝块后方可输入。

(3)在输血前后应输入生理盐水,冲洗输血器管道。开始输血 15 分钟内速度要慢,每分钟不超过 20 滴,因输血反应常在此阶段产生,如出现输血反应,应立即停止输血并报告医生处理。如无输血反应,可按医嘱进行输血,一般每分钟 40~60 滴,严重贫血、年老体弱、心衰患者和儿童速度宜慢。

(4)两袋血之间用生理盐水冲洗,以防两袋血之间发生不良反应。随时观察输血反应及病情变化,发现异常及时报告值班医师协同处理,并做好记录。

(5)血液内不可随意加入其他药品,如:钙剂、酸性及碱性药品、高渗或低渗液体,以防血液凝集或溶解。

(6)输血完毕,当班护士再查对无误后,将血袋置入干净塑料袋内,送输血科保存 24h 以备患者在输血后发生输血反应时检查分析原因。

五、自体输血和成分输血

(一)自体输血

自体输血是指采集患者体内的血液或手术中收集患者丢失的血液,经过洗涤加工,再回输给患者本人的方法。自体输血是最安全的输血方法。其优点是不需做血型鉴定和交叉配血实验,节约血源,防止输血反应,对一时无法获得同型血的患者也是唯一的血源。

1. 适应证 腹腔或胸腔内出血,如脾破裂、异位妊娠出血者;失血量在 1 000ml 以上的大手术;手术后引流血液回输(在术后 6 小时内的血液);特殊血型,很难找到供血者。

2. 禁忌证 腹腔或胸腔开放性损伤 4 小时以上,腹腔或胸腔内已经污染的血液;癌细胞污染的血液;有脓毒血症和菌血症者;贫血,凝血因子缺乏,合并心脏病等患者。

3. 自体输液的方法 有预存式自体输液血、术前稀释血液回输和回收式自体输血。

（1）预存式自体输血：经患者签字同意，术前采集患者自身的血液进行血库低温保存，待手术期间输用。对符合自身输血条件的择期手术患者，在术前3～5周内采血贮存，每周或隔周采血一次，术前三日停止采集。

（2）术前稀释血液回输：即术前采集血液，采集的血液可在室温下保存4小时，在术中和术后按先采集的血液先输的原则回输。一般在手术日手术开始前抽取患者一定量的自体血在室温下保存备用。

（3）回收式自体输血（术中失血回输）：是将患者体腔积血、手术失血及术后引流血液进行回收，经血液回收机回收后进行抗凝、滤过、洗涤等处理，达到一定的质量标准，然后回输给患者。适用于脾破裂、输卵管破裂等腹腔内出血，血液在6小时内，无污染或无凝块才能回收，但回收总量不宜过多，应限制在3 500ml内。同时应适当补充新鲜血浆和血小板。出现下列情况不能回收血液。

1）如怀疑流出的血液被细菌、粪便、羊水或消毒液污染。

2）怀疑流出的血液含有癌细胞。

3）流出血液的红细胞已被严重破坏。

（二）成分输血

1. 概念 成分输血是根据血液成分的不同，将血液的各种成分加以分离提纯，依据病情需要输注有关的成分。成分输血可起到一血多用、节约血源、减少输血反应的作用。

2. 特点

（1）成分血中成分单一而浓度高，每单位的量较少，除红细胞制品以每袋100ml为一单位外，其余制品如白细胞、血小板、凝血因子等每袋规格均以25ml为一单位。

（2）成分输血每次输入量为200～300ml，即需要8～12单位（袋）的成分血，这意味着一次给患者输入8～12位供血者的血液。

3. 注意事项

（1）某些成分血，如白细胞、血小板等（红细胞除外），存活期短，为确保成分输血的效果，以新鲜血为宜，且必须在24小时以内输入体内（从采血开始计时）。

（2）除白蛋白制剂外，其他各种成分血在输入前均应进行血型鉴定及交叉配血实验。

（3）成分输血时由于一次输入多个供血者的成分血，因此在输血前应根据医嘱给予患者抗过敏药物，以减少过敏反应的发生。

（4）由于一袋血液的成分血只有 25ml，几分钟即可输完，故成分输血时，护士应全程守护在患者身边，进行严密的监护，不能擅自离开患者，以免发生危险。

（5）如患者在输成分血的同时，还需输全血，则应先输成分血，后输全血，以保证成分血能发挥最好的效果。

六、常见输血反应及处理

输血是一项操作精细、难度较大、危险性高的护理技术。在整个输血过程中，护士不仅要严格执行无菌操作和查对制度，认真按照程序完成输血技术，还要严密巡视患者，及时发现输血反应，并给予有效的措施处理。

（一）发热反应

发热反应是输血反应中最常见的反应。

1. 原因

（1）输入致热物质：是最主要原因，如血液制品、保养液或输血器等被致热物质污染，致热物质随着血液制品输入患者体内而引起发热反应。

（2）抗原抗体反应：多次输血后，患者血液中会产生白细胞和血小板抗体，当再次输血时，发生的抗原抗体反应而引起发热。

（3）细菌污染：未严格执行无菌操作原则，造成输血污染。

2. 临床表现　多发生在输血过程中或输血后 1～2 小时内。患者开始有寒战或畏寒，继而体温升高，可达 38～41℃ 以上，持续时间由半小时至数小时不等。可伴有皮肤潮红、头痛、恶心、呕吐等症状，严重者可出现呼吸困难、血压下降、抽搐，甚至昏迷。

3. 预防

（1）严格管理血液制品及输血器，避免致热物质污染。

（2）严格执行无菌操作原则，避免细菌污染。

4. 护理措施

（1）反应轻者减慢输血速度或暂停输血，症状一般可自行缓解；反应重者，立即停止输血，用无菌生理盐水维持静脉通路，及时通知医生给予处理，并将保留的余血及输血器一并送检查找原因。

（2）给予对症处理，寒战者添加衣被注意保暖；高热者物理降温。

（3）密切观察病情，监测生命体征的变化。

（4）必要时遵医嘱给予抗过敏药、解热镇痛药，如异丙嗪或肾上腺皮质激素等。

（二）过敏反应

1. 原因

（1）患者自身为过敏体质，输入血液中的异体蛋白与其体内的蛋白质结合形成全抗原，引起过敏反应；多次输血后，患者体内产生过敏性抗体，再次输血时，抗原抗体发生作用致过敏反应。

（2）供血者为过敏体质，血液中的变态反应性抗体通过输血传给患者，在患者体内与相应抗原结合而发生过敏反应；供血者在献血前进食了可致敏的食物或药物，使被采集的血液中含有致敏物质，输给患者，引起过敏反应的发生。

2. 临床表现　过敏反应一般发生在输血后期或输血即将结束时，表现轻重不一，症状出现越早，反应越严重。

（1）轻度反应：局部或全身出现皮肤瘙痒或荨麻疹。

（2）中度反应：出现血管神经性水肿，多见于颜面部，表现为眼睑、口唇水肿，也可发生喉头水肿、支气管痉挛而致呼吸困难，两肺可闻及哮鸣音。

（3）重度反应：过敏性休克。

3. 预防

（1）规范管理血液和血制品。

（2）加强对供血者的筛选和管理，禁止采集有过敏史供血者的血液。

（3）供血者在献血前 4 小时内不宜进食高蛋白质、高脂肪的食物，不宜服用易致敏的药物，避免血中含有致敏物质。

（4）有过敏史的患者，输血前预防性地使用抗过敏药物。

4. 护理措施

（1）轻度过敏反应，减慢滴速，给予抗过敏药物，如异丙嗪、苯海拉明或地塞米松，密切观察病情变化。

（2）过敏反应重者立即停止输血，用无菌生理盐水维持静脉通路，迅速通知医生给予及时处理，遵医嘱给予抗过敏药物，如静脉滴注地塞米松或氢化可的松等，并将余血和输血器送检。

（3）呼吸困难者，给予氧气吸入；严重喉头水肿者行气管切开；循环衰竭者，立即进行抗休克治疗。

（4）严密观察病情变化，监测生命体征。

（三）溶血反应

溶血反应是最严重的一种输血反应，是受血者或供血者的红细胞发生异常破坏或溶解引起的一系列的临床症状。可分为血管内溶血和血管外溶血。

1. 血管内溶血

（1）原因

1）输入异型血：为最主要原因，溶血反应发生快，一般输入 10～15ml 即可出现症状。

2）输入变质血：如血液储存过久、血液被细菌污染、血液被剧烈震荡、保存温度过高等；血液中加入高渗、低渗或能影响血液 pH 值的药物等，致使红细胞被大量破坏溶解。

（2）临床表现

第一阶段：患者头部胀痛、面色潮红、恶心呕吐、四肢麻木、胸闷、腰背部剧烈疼痛。原因是患者血中的凝集素与输入血中红细胞表面的凝集原发生凝集反应，导致红细胞凝集成团，堵塞部分小血管，造成组织缺血缺氧。

第二阶段：患者出现黄疸、血红蛋白尿（酱油色），并伴畏寒、高热、呼吸困难、血压下降等。原因是凝集的红细胞溶解，使大量血红蛋白释放到血浆中所致。

第三阶段：患者出现肾功能衰竭，表现为少尿、无尿、管型尿和蛋白尿，高钾血症，酸中毒，严重者可致死亡。原因是大量的血红蛋白随着血液循环进入肾小管，遇酸性物质后形成结晶，阻塞肾小管；同时，由于抗原抗体反应，导致肾小管内皮细胞缺血、缺氧、坏死脱落，进一步加重了肾小管阻塞。

（3）预防

1）提高责任心，认真做好血型鉴定和交叉配血试验。

2）严格按照要求采集和保存血液，避免血液变质。

3）输血时，严格执行查对制度，严格按操作规程实施输血技术。

（4）护理措施

1）立即停止输血，用无菌生理盐水维持静脉通路，通知医生给予处理；保留余血和输血器，连同从另外一侧肢体重新抽取的血标本一并送检，做血型鉴定和交叉配血试验。

2）氧气吸入，同时根据医嘱给予升压药或其他药物治疗。

3）保护肾脏：双侧腰部封闭，并用热水袋敷双侧肾区，解除肾小管痉挛；遵医嘱静脉滴入碳酸氢钠溶液，以碱化尿液，减少血红蛋白遇酸而形成结晶体，避免对肾小管的阻塞。

4）密切观察生命体征及尿量，若发生急性肾功能衰竭，行腹膜透析或血液透析治疗。

5）若出现休克症状，则立即抗休克治疗。

6）心理护理：安慰患者，减轻其紧张、恐惧的心理。

2. 血管外溶血　多由 Rh 系统内的抗体（抗 D、抗 C 和抗 E）引起，红细胞破坏溶解，释放出的游离血红蛋白转化为胆红素，经血液循环至肝脏后迅速分解，然后通过消化道排出体外。Rh 阴性患者首次输入 Rh 阳性血液时不发生溶血反应，但输血 2～3 周后体内即产生抗 Rh 因子的抗体。如再次接受 Rh 阳性的血液，即可发生溶血反应。Rh 因子不合所引起的溶血反应较少见，且发生缓慢，可在输血后几小时至几天后才发生，症状较轻，有轻度的发热、乏力、血胆红素升高等表现。

（四）与大量输血有关的反应

大量输血是指 24 小时内紧急输血量等于或大于患者总循环血量。常见的反应如下。

1. 急性肺水肿（循环负荷过重） 同静脉输液。

2. 出血倾向

（1）原因：库存血中血小板和凝血因子有不同程度的破坏，大量输血时，导致患者血小板和凝血因子含量相对减少而引起出血。

（2）临床表现：患者可表现为黏膜和 / 或皮肤有瘀点、瘀斑，牙龈容易出血，穿刺部位、手术刀口有渗血，严重者可出现血尿。

（3）预防：可间隔输入新鲜血，每输 3～5 个单位的库存血，补充 1 个单位的新鲜血，或者根据凝血因子的缺乏情况补充相应的成分。

（4）护理：如果短时间内需要输入大量库存血时，密切观察有无黏膜、皮肤瘀点、瘀斑。穿刺部位、手术刀口有无渗血，并注意检测患者血压。

3. 枸橼酸钠中毒

（1）原因：3.8% 的枸橼酸钠是库存血的抗凝剂。大量输血时，也同时输入了大量的枸橼酸钠。如果患者肝功能受损，枸橼酸钠不能被完全代谢，就会与血中的游离钙结合，生成枸橼酸钙沉淀，使血钙浓度降低。

（2）临床表现：患者表现为低钙性抽搐，血压下降，心电图 Q-T 间期延长，心率缓慢甚至心搏骤停。

（3）预防：每输 1 000ml 的库存血，遵医嘱静脉注射 10% 的葡萄糖酸钙或氯化钙 10ml，补充钙离子，防止发生低钙性抽搐。

（4）护理：需严密观察患者反应，出现异常及时准确给药。

（五）其他

如细菌污染反应、空气栓塞、微血管栓塞、体温过低等，要严格把握采血、贮血和输血操作的各个环节，是预防上述反应的关键。

七、输血不良反应和意外的监测与报告

（一）监测与报告的意义

规范输血不良反应的监测、报告、调查、处理及追踪回访的基本程序，以确认是否发生输血不良反应，确保输血不良反应得到及时、准确的处理，最大限度减轻输血不良反应对患者造成的伤害，有助于提高采供血机构和用血医院的安全输血水平，为制定政策、法规提供决策信息，有助于输血新技术、新制品的研究和推广。

（二）监测与报告的工作程序

1. 若患者在接受输血治疗后出现严重输血不良反应症状，如短时间内出现

体温急剧升高、过敏反应、荨麻疹。输血后紫癜、休克、全身出血、血红蛋白尿、少尿或无尿等，应立即停止输血和／或给予药物对症治疗，并重新校对用血申请单、血袋的标签等，经治医师和实施输血护士共同填写《输血不良反应记录单》，并抽取患者 5ml 血样（lml 用 EDTA 抗凝，4ml 不抗凝），连同血袋一起送回输血科。

2．输血科在收到发生输血不良反应的"输血反应记录单"后，应针对输血症状对患者血样和所输注的血液做相应的鉴定和检测，以查明原因。对于必须继续输血的患者，应在排除引起输血不良反应的原因后选用相配血液输注，如经不规则抗体筛选、白细胞抗体的交叉配血试验等的血液，或选用特殊制备的血液成分，如去白细胞血液成分、洗涤红细胞、辐照血液等。

3．如果患者在接受输血治疗后一段时期内出现输血传染病症状，如病毒性肝炎、艾滋病、梅毒等，除向辖区疾病控制中心报告外，还应向供血机构书面报告。

附 5-1　锁骨下静脉穿刺置管输液法

锁骨下静脉穿刺可用于短时间内需大量输液或输血而外周静脉穿刺困难者，可用于中心静脉压测定、休克抢救时静脉输液通道，以及作静脉高营养疗法之用。

锁骨下静脉自第一肋外缘处延续腋静脉，位于锁骨后下方，向内至胸锁关节后方与颈内静脉汇合成无名静脉，左右无名静脉汇合成上腔静脉入右心房。此静脉较粗大，成人的管腔直径可达 2cm，位置虽不是很表浅，但常处于充盈状态，周围还有结缔组织固定，使血管不易塌陷，也较易穿刺，硅胶管插入后可以保留较长时间。此外，该血管离右心房较近，血量多，注入高渗液及化疗药物可很快被稀释，对血管壁的刺激性小。

1．目的

（1）长期不能进食或丢失大量液体，需补充大量高热量、高营养液体及电解质的患者。

（2）各种原因所致的大出血，需迅速输入大量的液体，以纠正血容量不足或提升血压的患者。

（3）长期输入高浓度或强刺激性药物的患者。

（4）需测定中心静脉压或需要紧急放置心内起搏导管的患者。

2．操作程序

（1）评估同密闭式周围静脉输液法。

（2）计划需要做好以下准备。

1）护士准备：同密闭式周围静脉输液法。

2）患者准备：与患者签署知情同意书。其余同密闭式周围静脉输液法。

3）用物准备：除头皮针静脉输液法的用物外，还需配备以下物品

①无菌穿刺包：内置穿刺针（20号）2根、硅胶管2条、射管水枪1个、平针头（8～9）2个、5ml注射器、镊子、扎结线、无菌纱布2块、洞巾2块、弯盘。

②另备：2%利多卡因注射液（1%普鲁卡因注射液）、无菌手套、无菌敷贴、0.4%枸橼酸钠生理盐水、1%甲紫。

4）环境准备：同密闭式周围静脉输液法。

（3）操作步骤

1）选择体位：协助患者去枕平卧，头偏向对侧，肩下垫一小薄枕，使患者头低肩高，充分暴露穿刺部位。

2）选择穿刺点并消毒皮肤：操作者立于床头，选择穿刺点并用1%甲紫标记进针点及胸锁骨节。常规消毒皮肤。

3）开包铺巾：打开无菌穿刺包，戴上无菌手套，铺洞巾。

4）备水枪及硅胶管：准备好注射水枪（图5-4，图5-5）及硅胶管，并抽吸0.4%枸橼酸钠生理盐水，连接穿刺针头，备穿刺射管用。

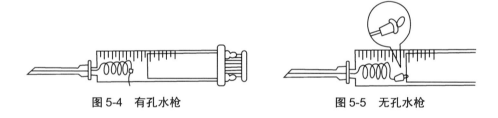

图 5-4　有孔水枪　　　　　　　　　图 5-5　无孔水枪

5）局部麻醉：操作者用5ml注射器抽取2%利多卡因，在穿刺部位进行局部麻醉。

6）选穿刺点：将枕头指向胸锁关节，与皮肤呈30°～40°角进针，边进针边抽回血，通过胸锁筋膜有落空感时，继续进针，直到穿刺成功。

7）穿刺射管：操作者持射管水枪，按试穿方向刺入锁骨下静脉，同时抽回血，如抽出暗红色血液，表明进入锁骨下静脉。嘱患者屏气，操作者一手按住水枪的圆孔及硅胶管末端，另一手快速推动活塞，硅胶管即随液体进入锁骨下静脉。一般射入长度为左侧16～19cm，右侧12～15cm。压住穿刺针顶端，将针退出，待针头退出皮肤后，将硅胶管轻轻从水枪中抽出。

8）连接输液器输液：将备好的输液器导管连接平针头，插入硅胶管内进行输液。

9）固定调速用无菌敷贴覆盖穿刺点，并固定硅胶管；在距离穿刺点约1cm处，将硅胶管缝合固定在皮肤上，覆盖无菌纱布，并用胶布固定。根据患者的年

龄、病情、药物的性质,调节滴速。

10)暂停输液:用 0.4% 枸橼酸钠生理盐水 1~2ml 或肝素稀释液 2ml 注入硅胶管进行封管,用无菌静脉帽塞住针栓孔,再用无菌纱布覆盖固定。

11)再行输液:再行输液时,取下静脉帽,消毒针栓孔,接上输液装置即可。

12)输液完毕:停止留置输液时,在硅胶管末端接注射器,边抽吸边拔硅胶管;拔管后,局部加压数分钟,用 75% 乙醇消毒穿刺部位,并覆盖无菌纱布。

3. 注意事项

(1)操作前要先叩患者两侧背部肺下界,并听诊两侧呼吸音,以便在术后不适时作为对照。

(2)严格执行无菌操作及查对制度,预防感染及差错事故的发生。

(3)正确选择穿刺点。在铺洞巾前将确定好的穿刺点及穿刺方向进行标记,避免因进针方向过度向外偏移而刺破胸膜,发生气胸。

(4)射管时,一定要用手压住水枪的圆孔处及硅胶管末端,以免硅胶管全部射入体内。另外,射管时推注水枪活塞应迅速,使水枪内的压力猛增而射出硅胶管,如果缓慢推注,即使水枪内的液体注完,仍不能射出硅胶管。

(5)退针时,切勿来回转动针头,以防针头斜面割断硅胶管。并且在穿刺针未退出血管时,不可放开按压圆孔处的手指,防止硅胶管吸入。

(6)每天输液前要先检查导管是否在静脉内。

(7)输液过程中应加强巡视,如发现硅胶管内有回血,应使用 0.4% 枸橼酸钠生理盐水冲注,以免血块堵塞硅胶管。如溶液点滴不畅,可用急速负压抽吸,不能用力推注液体以免将管内的凝血块冲入血管形成栓子。及时检查硅胶管是否滑出血管外或弯曲、头部位置是否不当、固定硅胶管的线结扎是否过紧,出现上述情况应及时处理。

(8)每天停止输液时,要进行封管。若发现硅胶管内有凝血,应用注射器将凝血块抽出,切忌将凝血块推入血管造成血栓。

(9)每日常规消毒穿刺点及周围皮肤并更换敷料。更换敷料时应注意观察局部皮肤情况,一旦出现红、肿、热、痛等炎症表现,应做相应的抗炎处理。

附 5-2　经外周中心静脉置管输液法

经外周中心静脉置管输液法(PICC 输液法)是由周围静脉置管,并将导管末端置于上腔静脉中下 1/3 进行输液的方法。此法具有适应证广、创伤小、操作简单、保留时间长、并发症少的优点,常用于中、长期的静脉输液或化疗用药等,一般静脉留置导管可在血管内保留 7 天至一年。目前临床 PICC 导管大多采用硅胶材质,柔软、有弹性,导管全长可放射显影。通常的 PICC 有两种:三向瓣膜式 PICC 导管,另一种是末端开放式 PICC 导管。三向瓣膜式 PICC 导管的三向瓣膜具有减少血液反流、防止空气进入的功能,穿刺成功后,根据患者个体需要进行修剪。末端开放式 PICC 导管可进行中心静脉压的测定,穿刺前,预先根据患者个体需要进行修剪。

1. 目的

(1)需补充静脉营养液等高渗溶液的患者。

(2)需输入高浓度或刺激性强药物的患者。

(3)需中长期静脉治疗的患者。

(4)外周静脉条件差且需用药的患者。

2. 操作程序

(1)评估:同头皮针静脉输液法。

(2)计划:需要做好以下准备。

1)护士准备:同密闭式周围静脉输液法。

2)患者准备:与患者签署知情同意书,其余同密闭式周围静脉输液法。

3)用物准备:除以下物品外,余同头皮针静脉输液法。

PICC 穿刺套件:PICC 导管、延长管、链接器、思乐扣、皮肤保护剂、肝素帽或正压接头。

PICC 穿刺包:治疗巾 3 块、洞巾、止血钳或镊子 2 把、3cm×5cm 小纱布 3 块、6cm×8cm 纱布 5 块、大棉球 6 个、弯盘 2 个。

其他物品:注射盘、无菌手套 2 副、0.9% 氯化钠溶液 500ml、20ml 注射器 2 个、10cm×12cm 透明敷贴、皮肤消毒液(75% 乙醇 + 碘伏)、抗过敏无菌胶布、皮尺、止血带。

4)环境准备:同密闭式静脉输液法。

3. 操作步骤 PICC 输液法(以三向瓣膜式导管为例)

(1)评估并选择静脉:常在肘部以贵要静脉、肘正中静脉和头静脉为序,选择静脉,首选右侧贵要静脉。

(2)知情同意:向患者及家属充分告知相关事宜,并签署知情同意书。

(3)安置体位:协助患者采取平卧位,暴露穿刺区域,穿刺侧上肢外展与躯干成 90°角,充分暴露穿刺部位便于穿刺。

(4)选择穿刺点并测量导管预置长度和臂围:根据上臂皮肤及血管的情况选择穿刺点。自穿刺点到右胸锁关节,向下至第三肋间隙的长度即为预置达上腔静脉的长度,如将此长度减去 2cm 即为达锁骨下静脉的长度,在肘窝上 9cm 处测双臂臂围并记录。

(5)皮肤消毒:打开 PICC 穿刺包,戴无菌手套,将一块治疗巾铺于穿刺肢体下,用 0.5% 氯己定溶液消毒 3 遍,(或用 75% 乙醇清洁脱脂,待干后再用碘伏消毒 3 遍),消毒范围以穿刺点为中心,直径 20cm,两侧至臂缘,且每次消毒方向需与上次相反,待干。

（6）无菌区:更换无粉无菌手套,铺洞巾及治疗巾,并将 PICC 穿刺套件及所需无菌用物置于无菌区。

（7）预冲导管:用注射器抽吸 0.9% 氯化钠 20ml 冲洗导管检查导管是否通畅,再将导管置于 0.9% 氯化钠溶液中。

（8）系止血带:由助手协助系止血带,注意止血带的末端反向于穿刺部位。

（9）麻醉穿刺:视情况可于穿刺前,先由助手用 2% 利多卡因在穿刺部位行局部麻醉,操作者左手紧绷皮肤,右手以 15°～30° 角进针,见回血后立即放低穿刺针以减小角度,再推进少许。嘱助手松开止血带后,再用右手保持钢针针芯位置,左手单独向前推进外插管鞘并用拇指固定,再用左手示指和中指按压并固定插管鞘上方的静脉以减少出血,右手撤出针。

（10）匀速送管:将导管缓慢、匀速送入,当导管置入约 15cm 即到达患者肩部时嘱患者将头转向穿刺侧,贴近肩部以防止导管误入静脉,直至置入预定长度。

（11）抽吸回血:用盛有 0.9% 氯化钠溶液的注射器抽吸回血。

（12）撤出管鞘:用无菌纱布块在穿刺点上方 6cm 处按压固定导管,将插管鞘从静脉管腔内撤出,远离穿刺点。

（13）撤出导丝:将支撑导丝与导管分离,并与静脉走行相平行,撤出支撑导丝。动作要轻柔、缓慢,禁止暴力抽去导丝。

（14）修剪管长:用无菌生理盐水纱布清洁导管上血迹,确认置入长度后,保留体外导管 5cm,用锋利的无菌剪刀与导管成直角,小心剪断导管,注意勿剪出斜面与毛碴。如果留在外面的导管长度<5cm,应轻轻将置入的导管外拉,拉出的长度以保证剪去 1cm 后体外导管长度达 5cm 为度。

（15）安装连接:将减压套筒安装到导管上,再将导管与连接器相连,推至根部但不可出褶皱。

（16）冲注导管:连接静脉帽或正压接头,再用 0.9% 氯化钠溶液 20ml 行脉冲式冲管。如为静脉帽,当 0.9% 氯化钠溶液推至最后 5ml 时,则需行正压封管,即边推边退针(冲净肝素帽)。

（17）清洁固定:用生理盐水纱布清洁穿刺点周围皮肤,然后涂皮肤保护剂,在近穿刺点 0.5cm 处放好白色固定护翼,导管出皮肤处逆血管方向摆放 L 或 U 弯,使用无菌胶布横向固定连接器翼型部分,穿刺点上方放置无菌纱布块,用 10cm×12cm 透明敷贴无张力粘贴,用已注明穿刺日期、时间及操作者指示胶带固定透明敷贴下缘,再用无菌脱敏胶布固定延长管。

（18）X 线确认:经 X 线确认导管在预置位置后即可按需要进行输液。

（19）做好记录:操作结束后,应将相关信息记录护理病历中,记录内容:

穿刺日期、穿刺时间、操作者、导管规格和型号、所选静脉及穿刺部位、操作过程等。

（20）导管维护：穿刺后第一个 24 小时更换敷料，以后每周更换敷料 1～2次。每次进行导管维护前，先确认导管体外长度，并询问患者有无不适。再抽回血以确定导管位置，再将回血注回静脉。注意揭敷贴时，应由下至上。观察并记录导管体内外刻度。消毒时以导管为中心，直径 8～10cm，先用 75% 乙醇清洁脱脂，待干后再用碘伏消毒 3 遍，再覆盖透明敷贴。

（21）拔管处理：拔管时应沿静脉走向，轻轻拔出后立即压迫止血，用无菌纱布块覆盖伤口，再用透明敷贴粘贴 24 小时。对照穿刺记录以确定导管有无损伤、断裂、缺损。

4. 注意事项

（1）PICC 输液法的禁忌证：患有严重出血性疾病、上腔静脉压迫综合征及不合作或躁动的患者；穿刺部位或附近组织有感染、皮炎、蜂窝织炎、烧伤等情况的患者；乳腺癌根治术后患侧；预插管位置有放射性治疗史、血栓形成史、血管外科手术史或外伤者等。

（2）送管时速度不宜过快，如有阻力，不能强行置入，可将导管退出少许再行置入。

（3）乙醇和丙酮等物质会对导管材料造成损伤。当使用含该类物质的溶液清洁护理穿刺部位时，应等待其完全干燥后再加盖敷料。

（4）置管后应密切观察穿刺局部有无红、肿、热、痛等症状，如出现异常，应及时测量臂围与置管前臂围相比较。观察肿胀情况，必要时行 B 超检查。

（5）疑似导管移位时，应再行 X 线检查，以确定导管尖端所处位置。禁止将导管体外部分移入体内。

（张　丽）

第六章

标 本 采 集

第一节　血液标本采集

血液检查是临床最常用的检验项目之一，它可以反映机体各种功能及异常变化，正确采集血液标本是获得准确、可靠检验结果的关键，为判断患者病情进展以及治疗疾病提供参考。

一、血液标本类型

（一）全血标本

1. 静脉全血标本　指的是来自静脉的全血标本，主要用于临床血液学检查，例如血细胞计数和分类、形态学检查、红细胞沉降率及测定血液中某些物质的含量。

2. 动脉全血标本　主要用于血气分析，为诊断、治疗、用药提供依据，常选择股动脉、桡动脉、肱动脉以及足背动脉。

3. 毛细血管全血　适用于仅需微量血液的检验，采血部位常选指端、耳垂。

（二）血浆标本

静脉全血标本经抗凝离心所得上清液即为血浆，用于血浆化学成分测定、内分泌激素、凝血检测等。

（三）血清标本

血液不加抗凝剂，经离心所得上清液即为血清，血清与血浆相比较，主要区别是缺乏纤维蛋白原。血清主要用于临床化学和免疫学等检测，如测定肝功能、脂类、电解质等。

（四）血培养标本

多用于培养检测血液中的病原菌。

二、静脉血标本的采集法

静脉血标本采集法是临床广泛应用的采血方法，不受气温和

ER-5

静脉采血

末梢循环变化的影响,目前临床常采用真空采血法,其具有计量准确、封闭无尘、刻度清晰、一次进针多管采血等优点,也是目前最佳的采血方法。真空采血法的基本原理是将胶塞头盖的试管抽成不同的真空度,根据检测需要选择相应的真空采血管(表6-1)。将双向针的针头端刺入静脉,待有回血后将软导管插入真空试管内,血液在负压作用下自动流入试管,形成全封闭的负压采血系统。

表6-1 真空采血管的种类及用途

类别	用途	标本类型	要求	添加剂	添加剂作用
红管(玻管)	生化/血清学/免疫血液学试验,如肝肾功、电解质等	血清	采血后不需混匀,静置1小时离心	无	
红管(塑管)	快速生化试验	血清	采血后立即颠倒混匀5～8次,静置5分钟离心	促凝剂	激活血液凝固
绿管	快速生化试验	血浆	采血后立即颠倒混匀5～8次	抗凝剂:肝素钠、肝素锂	抑制凝血
蓝管	凝血试验,如PT、APTT、各种凝血因子等	全血	采血后立即颠倒混匀5～8次,试验前混匀标本	枸橼酸钠:血液=1:9	螯合钙离子
黑管	红细胞沉降率试验	全血	采血后立即颠倒混匀5～8次,试验前混匀标本	枸橼酸钠:血液=1:4	螯合钙离子
紫管	血常规检查、糖化血红蛋白等检测	全血	采血后立即颠倒混匀5～8次,试验前混匀标本	EDTA	螯合钙离子
黄管	急诊各种生化和血清学实验	血清	采血后立即颠倒混匀5～8次,静置30分钟离心	惰性分离胶、促凝剂	硅胶血液凝固激活剂
灰管	葡萄糖试验	血浆	采血后立即颠倒混匀5～8次	草酸盐-氟化钠	抑制糖分解
血培养瓶	血液、体液细菌培养	需氧/厌氧	采集5～10ml,摇匀		

(一)目的

由静脉内抽取血液标本做化验检查。

(二)评估

为避免检验结果偏倚,保证顺利采血,采血者应对患者评估以下项目。

1. 评估禁饮食时间是否符合采血要求。禁饮、禁食的时间:患者一般以空腹 8～12 小时为宜。

2．评估患者有无运动、吸烟、饮酒或服用影响检查结果的特殊药物。

3．患者穿刺部位皮肤、血管状况和肢体活动度。

4．对血液标本的认知及合作程度。

（三）操作前准备

1. 患者准备

（1）向患者解释静脉采血的目的、方法、临床意义、可能的风险及注意事项。

（2）根据采血部位取舒适体位，暴露采血部位。

2. 环境准备　室内安静、光线充足、室温适宜，必要时予屏风遮挡。

3. 物品准备

（1）治疗车上层：治疗盘、无菌棉签、碘伏棉签（或碘酊，70%～80% 乙醇溶液；氯己定 - 乙醇消毒剂）、止血带、一次性治疗巾、小垫枕、手套、检验单、条形码、试管架、采血针及真空采血试管、无菌敷贴（输液贴）、洗手液、笔。

（2）治疗车下层：锐器盒、生活垃圾桶、医疗垃圾桶。

4. 操作者准备

（1）熟悉患者的病情及静脉采血的方法、可能的并发症及预防处理措施。

（2）衣帽整洁，指甲符合要求，戴帽子，洗手，戴口罩。

（四）操作步骤

步骤	说明
1. 采血管准备　核对采血项目，检查采血管种类与采血项目是否一致，建议核对后按照采血顺序摆放采血管	◇ 条形码竖向粘贴，与试管盖距离不宜过近（适宜距离 5～8mm）；尽量在试管原有标签纸上覆盖粘贴，避免观察窗被遮挡 ◇ 双人核对是否粘贴正确
2. 核对　携用物至患者床旁，核对床号、姓名、住院号及手腕带；核对检验单、采血管及条形码是否一致。向患者解释，取得配合	至少应用两种方法对患者进行身份识别（姓名、住院号或诊疗卡号、出生日期等）
3. 备输液贴或胶布	◇ 固定采血针
4. 体位　协助患者取舒适体位，暴露采血部位	
5. 选择静脉　扎止血带，选择清晰、笔直、较粗、充盈有弹性的静脉，松止血带，根据需要垫小垫枕，铺治疗巾	◇ 上肢常用肘部浅静脉（贵要静脉、肘正中静脉、头静脉） ◇ 下肢常用大隐静脉、小隐静脉及足背静脉 ◇ 股三角区，可选择股静脉（股神经和股动脉的内侧）
6. 第一次皮肤消毒　以进针点为中心螺旋状由内而外擦拭，消毒范围 >5cm	◇ 消毒区域自然干燥，不可吹干、扇干或覆盖任何物体

续表

步骤	说明
7. 二次核对　再次核对检验单、真空采血试管和患者信息	
8. 戴手套	◇ 减少血液感染的机会 ◇ 最佳选择无粉无菌橡胶手套
9. 二次消毒　在采血点上方 6cm 扎止血带,嘱患者握拳,第二次消毒穿刺部位皮肤,准备采血针	
10. 采血　一手绷紧皮肤以固定静脉,另一手持针,针尖斜面向上沿血管走向穿刺,进针角度 15°～30°,见回血后减少针的角度,沿静脉走向继续推进少许,使用输液贴或胶布固定穿刺针,松止血带(扎止血带时间 <1 分钟),连接真空采血管,抽吸血液至所需量,松拳	◇ 血培养瓶开盖后需常规消毒橡皮塞,待干,至少停留 2 分钟。重复 3 次 ◇ 绑扎时应保持适宜的松紧度,以达到减缓远端静脉血液回流同时不压迫动脉血流的目的 ◇ 压扎时间过长会出现局部瘀滞造成的血液浓缩现象和血液进入组织的现象,可造成各蛋白质类检测项目、细胞压积以及其他细胞内容物检测结果假阳性增高
11. 拔针　迅速拔针,使用无菌干棉签按压穿刺点皮肤,直至不出血为止	
12. 整理床单元,协助患者取舒适体位	
13. 再次核对　采血后再次核对检验单、患者信息,并核对标本情况,检查是否所有采血管均采集到足够的血液	
14. 处理用物　将采血针丢入锐器盒,压脉带、治疗巾放于治疗车下层,脱手套,洗手,记录	◇ 口罩、手套、一次性治疗巾等用物分类丢入医疗垃圾桶中 ◇ 压脉带应做到一人一换,统一收集并消毒
15. 标本送检	◇ 标本在采集后应及时送检,不可放置过久

(五)注意事项

1. 严格执行查对制度及无菌操作原则。

2. 采血前勿拔出或松动真空管胶塞头盖,以免改变采血管的负压,导致采血量不准确,影响实验结果。

3. 采血应尽量在安静的状态下进行,输液患者应避免选择输液的同侧肢体采血。

4. 凡全血标本或需抗凝血的标本,采血后立即上下颠倒 5～8 次混匀,不可用力震荡。

5. 按顺序采血。采血顺序应为血培养瓶→无添加剂试管→凝血管（蓝）→血沉管（黑）→促凝管（红）→血清分离管（黄）→肝素钠（绿）→ EDTA（紫）→葡萄糖酵解抑制剂（灰）（表6-2）。

表 6-2　多管血液标本采集顺序

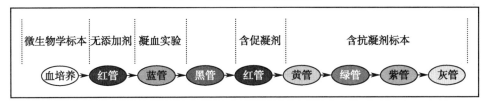

（六）并发症预防及处理

1. 皮下出血

（1）拔针后，用无菌棉签顺着血管方向垂直按压5分钟以上，直到不出血。

（2）若出现皮下出血，早期冷敷，以减轻局部充血和出血。24h后使用热敷，改善血液循环，减轻炎性水肿，加速皮下出血的吸收。

2. 晕针或晕血

（1）立即协助患者平卧，吸氧，改善通风。

（2）口服温开水或温糖水，适当保暖，数分钟后即可自行缓解。

（3）老年人或有心脏病患者根据评估结果给予相应的急救处理。

3. 误抽动脉血

（1）立即拔除针头，用无菌棉球垂直穿刺点加压按压 5～10 分钟，直至无出血。

（2）按压后观察穿刺点周围有无血肿、青紫等不良反应，并积极处理。

三、动脉血标本的采集法

动脉血标本采集（arterial blood sampling）是从动脉抽取动脉血标本的方法。常用动脉：股动脉、肱动脉、桡动脉。

（一）目的

1. 用于动脉血气分析，判断患者氧合及酸碱平衡情况。

2. 判断呼吸衰竭情况，为机械通气参数调节、疗效分析、预后判断提供依据。

3. 指导吸氧浓度和药物治疗。

4. 做乳酸和丙酮酸测定等。

（二）评估

1. 患者的病情、意识状态、心理状态、配合程度、生命体征。

2．患者对动脉血标本采集的认识程度。

3．患者的血小板计数、凝血分析结果，是否使用抗凝药物等。

4．穿刺部位的皮肤和动脉搏动情况。

5．用氧或呼吸机使用情况。

（三）操作前准备

1．患者准备

（1）向患者解释动脉采血的目的、方法、临床意义、可能的风险及注意事项，缓解紧张情绪。

（2）根据采血部位取舒适体位，暴露采血部位。

2．操作者准备

（1）熟悉患者的病情及动脉采血的方法、可能的并发症及预防处理措施。

（2）衣帽整洁，修剪指甲，洗手，戴口罩。

3．物品准备

（1）治疗车上层：治疗盘、无菌棉签、碘伏棉签（或碘酊，70%～80% 乙醇溶液，氯己定 - 乙醇消毒剂）、一次性治疗巾、无菌手套、动脉血气针（或 2ml/5ml 一次性注射器，抽吸含 100μ/ml 的肝素后排尽空气备用，橡皮塞）、检验单、条形码、洗手液、无菌手套、弯盘。

（2）治疗车下层：锐器盒、生活垃圾桶、医疗垃圾桶，必要时准备冰盒。

4．环境准备　室内安静、清洁、光线充足、室温适宜，必要时予屏风遮挡。

（四）操作步骤

步骤	说明
1．采血管准备　核对采血项目，检查采血管种类与采血项目是否一致，确认无误后把标签贴于标本容器（一次性注射器或动脉血气针）外壁上	◇ 双人核对是否粘贴正确，防止出现差错
2．核对　携用物至患者床旁，核对床号、姓名、住院号及手腕带；核对检验单、标本容器及条形码是否一致。向患者解释，取得配合，病情允许可暂停吸氧	◇ 至少应用两种方法对患者进行身份识别（姓名、住院号或年龄等）
3．体位　协助患者取舒适体位，暴露采血部位，将一次性治疗巾放在穿刺部位下；如果是使用一次性注射器时，则需夹取无菌纱布放在一次性治疗巾上，备好橡皮塞	
4．选择合适动脉　原则上选取位置表浅、易于触及、搏动明显、方便穿刺、较多的侧支循环、离静脉和神经较远的动脉	◇ 选择穿刺点及穿刺侧肢体无感染、动静脉栓塞及其他疾病的动脉 ◇ 一般选取桡动脉和股动脉

步骤	说明
5. 第一次皮肤消毒 常规消毒皮肤,以进针点为中心螺旋状由内而外擦拭,消毒范围>8cm,时间不少于 30s;戴无菌手套或常规消毒术者左手示指和中指	✧ 消毒区域自然干燥,不可吹干、扇干或覆盖任何物体,严格执行无菌操作技术
6. 二次核对 再次核对检验单、标本容器和患者信息	✧ 操作中查对

7. 穿刺

◆一次性注射器采血

(1)选择动脉搏动最明显处,按常规消毒皮肤,消毒左手示指、中指,以左手示指扪及动脉搏动最明显处,左手示指、中指固定动脉,右手持肝素化注射器在两指间垂直刺入或与动脉走向呈45°刺入动脉,见鲜红色血液涌进注射器时,右手固定注射器,左手抽取所需血液量	✧ 用注射器抽取 0.5ml 肝素液,然后上、下抽动活塞几次使之均匀附于管壁并充满无效腔,针头向上将药液全部推掉,注射器内无残留气泡 ✧ 采血量一般为 1～2ml,分析量为 0.1～1ml ✧ 有凝血功能障碍者延长按压时间 ✧ 注射器内杜绝空气,以免影响检验结果
(2)采血毕,迅速拔出注射器后,使用无菌干棉签按压穿刺点皮肤 5～10 分钟,必要时用沙袋压迫止血,直至不出血为止	
(3)立即将针头刺入橡皮塞或软木塞内,迅速揉搓注射器,及时送检	

◆动脉血气针采血

(1)将针栓拉到预设位置,用已消毒的手指触桡动脉搏动的准确位置,以固定要穿刺的动脉。采血器与皮肤呈45°～90°角度进针,采血针进入动脉后血液自然涌入采血器,右手固定注射器,空气迅速经过孔石排出,抽取至预设血量,孔石遇湿封闭	✧ 因桡动脉具有位置表浅易触及、操作方便、易于压迫止血及观察穿刺部位是否有血肿等优点,故应首选 ✧ 桡动脉穿刺点位于掌横纹上方1～ 2cm 的动脉搏动处,桡动脉呈 90°或 45°穿刺;股动脉穿刺点位于腹股沟韧带下 1.5～2.0cm 股动脉搏动最强处,股动脉穿刺针与皮肤垂直,保持 90°角 ✧ 必要时也可轻拉针栓,但切勿用力过猛,以免空气进入影响检测结果
(2)采血毕,迅速拔出注器后,使用无菌干棉签按压穿刺点皮肤 5～10 分钟,必要时用沙袋压迫止血,直至不出血为止。将动脉采血器针头垂直插入橡皮针塞中(配套的)	✧ 以防出血或形成血肿
(3)将血气针在双手掌之间轻轻来回颠倒混匀4～5 次	✧ 使血液和抗凝剂充分混匀,以防血液凝固

续表

步骤	说明
（4）立即送检，如大于 15 分钟，将血气针放入冰盒中	◇ 血气针内杜绝空气，以免影响检验结果 ◇ 15 分钟内送检，以免影响检验结果
8. 操作后处理 取走一次性治疗巾。协助患者取舒适体位，说明注意事项	
9. 再次核对 采血后再次核对检验单、患者信息，并核对标本情况，检查是否所有采血管均采集到足够的血液	◇ 操作后查对
10. 处理用物 口罩、手套、一次性治疗巾等用物分类丢入医疗垃圾桶中。洗手，记录	
11. 标本送检	◇ 标本在采集后应及时送检，不可放置过久，以免影响检验结果

（五）注意事项

1. 严格执行查对制度和无菌技术操作原则。

2. 采血前了解患者病情及检查结果，如有经血传染的传染病，操作人员要采取必要的保护措施，并要做好患者的心理护理，放松其紧张情绪。

3. 采血时轮流选用表浅的动脉血管，减少并发症。穿刺部位首选桡动脉，但应在尺动脉通畅的情况下穿刺，否则选择其他动脉。一次穿刺失败，切勿反复在同一部位穿刺以免形成血肿。新生儿宜选桡动脉穿刺，因股动脉穿刺垂直进针时易伤及髋关节。

4. 拔针后，注射器只能稍往外推，不要往回拉，排掉第 1 滴血，让空气排尽，立即将针头插入橡皮塞，隔绝空气。

5. 如是需要吸痰治疗的患者，可在吸痰治疗后 20 分钟采集血气标本，这时患者体内血气和酸碱值处于平衡状态。

6. 加压止血至少 10～15 分钟以上，有凝血功能障碍或服用抗凝剂及进行溶栓治疗的患者应延长压迫时间，直到无出血为止。

7. 采血完毕后，把血气针来回颠倒 4～5 次，促进血液和抗凝剂的充分混合，15 分钟内送检，否则全血中的活性红细胞代谢不断消耗氧，产生二氧化碳，从而影响结果的准确性。

8. 患者运动、洗澡、饮热水后，需要休息 30 分钟后再进行穿刺，避免影响检测结果。

（六）并发症预防及处理

1. 感染

（1）严格遵守无菌操作原则，确保所用物品无菌。

（2）穿刺前认真选择血管，避免在有皮肤感染部位穿刺。

（3）已发生感染者,应对因处理,并根据医嘱使用抗生素抗感染。

2. 皮下血肿

（1）熟练掌握穿刺技能,同时避免在一个部位反复穿刺,增加对动脉的损伤度。

（2）穿刺后,加压止血至少 10～15 分钟以上,有凝血功能障碍或服用抗凝剂及进行溶栓治疗的患者应延长压迫时间,直到无出血为止。

（3）血肿发生后可采用局部湿、热敷。24 小时内采用冷敷使局部血管收缩利于止血,24 小时后采用热敷促进局部血液循环利于血肿吸收；予 50% 硫酸镁湿敷也可使血肿消退,减轻疼痛。

（4）内服、外用活血化瘀的中药,消除血肿。

3. 血栓形成

（1）避免在同一部位进行多次穿刺。

（2）拔针后,压迫穿刺点的力度要适中,以压迫时指腹仍有动脉搏动为宜,既能达到穿刺点不渗血,又能保持动脉血流通畅的作用。

（3）若血栓形成,可静脉插管行尿激酶溶栓治疗。

第二节　其他标本采集法

一、大便标本采集法

正常的粪便由食物残渣、消化道分泌物、细菌以及大量的水分构成。粪便标本的检验结果有助于临床医生评估患者的消化功能,为协助诊断、治疗疾病提供依据。粪便标本采集的方法因目的不同而有差别。粪便标本（feces specimen）分四种：①常规标本,用来检查粪便的颜色、性状、细胞等；②细菌培养标本,取粪便做细菌培养以检查粪便中的致病菌；③隐血标本,检查粪便中肉眼不能察见的微量血液,是测量消化道出血的一种有效方法；④寄生虫或虫卵标本,用于检查粪便中的寄生虫成虫、幼虫及虫卵计数检查。

（一）目的

1. 了解消化道有无炎症、出血、寄生虫感染、恶性肿瘤等情况。

2. 根据粪便的性状、组成,协助判断胃肠、胰腺、肝胆系统的功能状况。

3. 分析有无致病菌及肠道正常菌群有无失调等。

（二）评估

评估患者的病情、临床诊断、意识状况、心理状况及合作程度等。

（三）操作前准备

1. 患者准备

（1）向患者解释粪便标本采集的目的、方法及注意事项,得到患者的理解,取得配合。

（2）嘱患者在粪便标本采集前排空膀胱，避免在标本中混入尿液。

2. 操作者准备　衣着整洁，修剪指甲，洗手，戴口罩。

3. 用物准备

除检验单、标签或条形码、手套、手消毒液、生活垃圾桶、医用垃圾桶之外，根据检验目的的不同，另备标本采集用物。

（1）常规标本：检便盒（内附棉签或检便匙），清洁便器。

（2）培养标本：无菌培养瓶，无菌棉签，消毒便器。

（3）隐血标本：检便盒（内附棉签或检便匙），清洁便器。

（4）寄生虫及虫卵标本：检便盒（内附棉签或检便匙），透明塑料薄膜或软黏透明纸拭子或透明胶带或载玻片（查找蛲虫），清洁便器。

4. 环境准备　安静、安全、隐蔽。

（四）操作步骤

步骤	说明
1. 贴标签或条形码　核对医嘱、检验单、标签及标本容器，确认无误后贴标签于标本容器外壁上	◇ 主要核对科别、床号、姓名、年龄或住院号是否一致，防止发生差错
2. 核对　携用物至患者床旁，再次核对患者床号、姓名、年龄或住院号、手腕带与检验单、标签、标本容器是否一致	◇ 确认患者
3. 收集粪便标本	
▲常规标本	
（1）嘱患者排便于清洁便器内	
（2）用棉签或检便匙取中央部分或黏液脓血部分约 5g（相当于黄豆大小），置于检便盒内送检。若患者腹泻，应将水样便盛于容器内送检	◇ 防止粪便干燥
▲培养标本	◇ 确保容器处于无菌状态
（1）嘱患者排便于消毒便器内	◇ 尽量多处取标本，提高检验阳性率；细菌检验用标本应全部遵循无菌操作，并收集于灭菌封口容器内
（2）用无菌棉签取粪便中央部分或黏液脓血部分 2～5g 置于培养瓶内，塞紧瓶塞送检	
▲隐血标本	
按常规标本留取	
▲寄生虫及虫卵标本	
（1）检查寄生虫及虫卵	
嘱患者排便于便器内，用检便匙取不同部位带血或黏液粪便 5～10g 送检	

续表

步骤	说明
（2）检查蛲虫 用透明塑料薄膜或软黏透明纸拭子于午夜12点或清晨排便前，于肛门周围皱襞处拭取标本，并立即送检；或嘱患者将透明胶带于睡觉前或清晨未起床前贴于肛门周围处。取下并将已粘有虫卵的透明胶带面，贴在载玻片上或将透明胶带对合，立即送检验室作显微镜检查	◇ 蛲虫常在午夜或清晨爬到肛门处产卵 ◇ 有时需要连续采集数天
（3）检查阿米巴原虫 将便器加热至接近人体的体温。排便后标本连同便器立即送检	◇ 阿米巴原虫在低温环境下失去活力而难以查到，因此应保持它的活动状态 ◇ 及时送检，防止阿米巴原虫死亡
4. 操作后处理 （1）用物按常规消毒处理 （2）洗手，记录	◇ 按医疗废弃物处理原则处理用物 ◇ 避免交叉感染 ◇ 记录粪便的颜色、性状、气味等

（五）注意事项

1. 标本应新鲜，采集标本后应立即送检，以免标本久置使粪便中细胞成分破坏分解。

2. 不应留取尿壶中或混有尿液的粪便标本。粪便标本中不可混入水、泥土等异物。也不可从尿布、衣裤、卫生纸等物品上留取标本。

3. 采集培养标本应无菌操作。若难以获得粪便，可用无菌长棉签蘸 0.9% 氯化钠溶液，轻轻插入肛门约 4～5cm（幼儿 2～3cm），顺一个方向轻轻旋转后退出，将棉签放入无菌培养瓶内，盖紧瓶塞。

4. 采集隐血标本时，嘱患者在检验前 3 天禁食肉类、动物肝、血、维生素 C 和含铁丰富的食物、药物，三天后再采集标本，以免造成假阳性。

5. 采集寄生虫标本时，若患者服用驱虫药或做血吸虫检查，应该留取全部粪便，如需孵化毛蚴应留取不少于 30g 的粪便并尽快送检，必要时留取整份粪便送检。

6. 检查阿米巴原虫的前几天，不应给患者服用钡剂、油质或含金属的泻剂，以免金属制剂影响阿米巴虫卵或胞囊的显露。同时应在床边留取新排出的粪便，从脓血和稀软部分取材，并立即保温送实验室检查。

二、小便标本采集法

临床上常留取小便标本做物理、化学、细菌学检查，用于泌尿生殖系统、肝胆疾病、代谢性疾病及其他系统疾病的诊断,和鉴别诊断、治疗监测及健康普查。

尿标本(urine specimen)分为:常规标本、12 小时或 24 小时标本及培养标本 3 种。为了正确的留取尿标本,我们需要明确计时尿、随机尿、晨尿、中段尿以及耻骨上穿刺尿的含义(表 6-3)。

表 6-3　常见尿标本的含义

名称	含义	
计时尿	在规定的时间段收集的尿标本	3 小时尿:收集上午 6—9 点的尿
		12 小时尿:晚上 7 点排空膀胱后开始留取尿液至次晨 7 点
		24 小时尿:早上 7 点排空膀胱后开始留取尿液至次晨 7 点
随机尿	无须任何准备,不受时间限制,随时留取	
晨尿	清晨起床,未进食早餐和运动之前第一次排出的尿	
中段尿	排尿过程中弃去前、后时段排出的尿,用无菌容器收集中间时段的尿	
耻骨上穿刺尿	采用无菌操作原则进行耻骨上穿刺,直接从膀胱抽取尿标本	

(一)目的

1. 尿常规标本用于检查尿液的一般性状,如颜色、透明度等,测定比重,检查有无细胞和管型,并做尿蛋白和尿糖定性等项目的测定。

2. 12 小时或 24 小时尿标本用于各种定量检查,如钠、钾、氯、肌酐、肌酸、17-羟类固醇、17-酮类固醇、尿糖、尿蛋白定量及尿浓缩查结核分枝杆菌等。

3. 尿培养标本用于细菌培养或细菌敏感试验,协助临床诊断和治疗。

(二)评估

评估患者的病情、临床诊断、治疗状况(培养标本尤其要评估抗生素的使用情况)、意识状况、合作程度、心理状况。

(三)操作前准备

1. 患者准备

(1)向患者解释尿液标本采集的目的、方法,得到患者的理解,取得配合。

(2)会阴部分泌物过多时,清洁尿道口和周围皮肤。

2. 操作者准备　衣着整洁,修剪指甲,洗手,戴口罩。

3. 用物准备　除检验单、标签或条形码、手消毒液、生活垃圾桶、医用垃圾桶之外,根据检验目的的不同,另备标本采集用物。

(1)尿常规标本:一次性尿标本容器,必要时准备便盆或尿壶。

(2)12 小时或 24 小时尿标本:集尿瓶(3 000~5 000ml)、防腐剂(常用防腐剂见表 6-4)。

（3）尿培养标本：无菌标本容器、无菌棉球、无菌手套、消毒液、肥皂水或1:5 000 高锰酸钾溶液、无菌生理盐水、便盆、屏风，必要时准备导尿包或一次性无菌注射器及无菌棉签。

4. 环境准备 宽敞明亮、安静、安全、隐蔽。

表 6-4 尿液标本中常用防腐剂的用法

防腐剂	作用	用法	临床应用
甲醛	固定尿液中的有机成分，防腐	每 100ml 尿液中加 40% 甲醛 0.5ml	艾迪计数（12 小时尿细胞计数）等
浓盐酸	保持尿液在酸性环境中，防止尿液中激素被氧化	每升尿加入 10ml 浓盐酸	内分泌系统的检查，如 17- 酮类固醇、17- 羟类固醇等
甲苯	形成一层薄膜覆盖于尿液表面，防止细菌污染，保持尿中化学成分不变	第一次尿液倒入后，每 100ml 尿液中加入甲苯 0.5ml（即甲苯浓度为 0.5%）	尿蛋白定量、尿糖定量

（四）操作步骤

步骤	要点及说明
1. 贴标签或条形码 核对医嘱、检验单、标签或条形码，无误后贴标签或条形码于适当容器外壁	◇ 防止发生差错
2. 核对 携用物至床旁，核对患者的床号、姓名、住院号和手腕带上的信息与检验单、标签是否一致	◇ 确认患者
3. 采集尿液标本 ▲尿常规标本 （1）生活能自理的患者，嘱其将晨起第一次尿留于标本容器内，容量一般为 30～50ml，测定尿比重需留取 100ml	◇ 新鲜晨尿较浓缩，含有较多有形成分，条件恒定，因此检验结果较准确
（2）留置尿管患者，于集尿袋下方引流孔处打开橡胶塞采集尿液	◇ 婴儿或尿失禁患者可用尿袋或尿套协助收集
▲ 12 小时或 24 小时尿标本 （1）在集尿瓶上贴上标签或条形码，注明留取尿标本的起止时间	◇ 必须在医嘱规定时间内留取，不可多于或少于 12 小时或 24 小时，以得到正确的检验结果
（2）留取 12 小时尿标本，嘱患者在晚上 7 点排空膀胱后开始留取尿液，至次晨 7 点留取最后一次尿液；留取 24 小时尿标本，嘱患者在早上 7 点排空膀胱后开始留取尿液，至次晨 7 点留取最后一次尿液	◇ 7pm 或 7am 的尿液为检查前存留在膀胱内的，不应留取 ◇ 集尿瓶应放置 2～8℃的阴凉环境中，根据检验目的添加相应的防腐剂

步骤	要点及说明
（3）留取最后一次尿液后，将 12 小时或 24 小时的尿液全部盛于集尿瓶内，测量总尿量后记录在检验单上	◇ 充分混匀，取适量（一般为 20～50ml）于清洁干燥有盖容器内立即送检，余尿弃去
▲尿培养标本	
（1）中段尿留取法	
1）屏风遮挡，协助患者取平卧位或坐位，臀下放置便器	◇ 注意保护患者隐私
2）操作者戴手套，用肥皂水或 1∶5 000 高锰酸钾溶液清洗尿道口和外阴部，然后用消毒液冲洗尿道口，再用无菌生理盐水冲去消毒液；嘱患者排尿，弃去前段尿液，留取中段尿 5～10ml 于无菌容器内，盖好瓶盖；立即送检	◇ 严格无菌操作 ◇ 尿液在膀胱中停留的时间应>6 小时 ◇ 尿液中勿混入消毒液，以免产生抑菌作用而影响检验结果
（2）导尿术留取法：按照导尿术插入尿管引流尿液，按上述要求留取	
（3）留置导尿术留取法：留置导尿患者，按无菌消毒法消毒导尿管外部及导尿管口，用无菌注射器抽吸尿液送检	◇ 长期留置导尿管者应更换导尿管后再留取 ◇ 不可采集尿袋中的尿液送检
（4）脱手套	
（5）清洁外阴，协助患者整理衣裤及床单位	◇ 使患者舒适
4. 操作后处理	
（1）洗手、记录	◇ 记录尿液总量、颜色、气味
（2）再次核对患者及检验单、标签，及时送检	
（3）处理用物	◇ 用物按常规消毒处理

（五）注意事项

1．女性患者月经期间不宜留取尿标本。

2．尿标本应避免经血、白带、精液、粪便等混入，还应避免便纸、烟灰等异物混入。

3．标本留取后应及时送检，最好不要超过 2 小时，如不能及时送检必须采取保存措施，如冷藏或防腐等，但不能超过 6 小时。

4．留取尿培养标本必须严格执行无菌操作原则，防止标本污染影响检验结果。

標 本 采 集 | 第六章 |

【知识拓展】

一次性密闭式中段尿留取装置

临床上患者留取中段尿标本常用的是普通尿杯，而普通尿杯为圆形开口，杯口径较小，尿液易外洒至患者手上；普通尿杯无手柄，不易持拿，患者在接取尿液时极易触碰容器内表面而造成标本污染。导致患者重复留取，不仅影响临床诊断，而且降低了患者的满意度。

针对临床上留取中段尿方法存在的问题，临床护理人员参照传统密闭式接尿器标准设计，研制了一种一次性密闭式中段尿留取装置。主要由手柄、集尿漏斗、尿流通道、密封开关、贮尿容器五部分组成。集尿漏斗为伸缩式、透明带刻度的漏斗，向上拉起即可将漏斗打开，向下按即可折叠漏斗。漏斗与尿流通道上的密封开关通过螺纹接口连接，尿液留取完毕，便可将漏斗旋下弃去。密封开关为左右推拉式开关，尿液留取完毕即可关闭开关。贮尿容器为透明带刻度的尿杯，方便观察尿液的颜色、性质和量。该装置可以减少尿标本被污染的可能性，方便患者使用，同时还能避免卧床患者床单位受到污染。临床研究发现一次性中段尿留取装置能够降低中段尿留取不合格率，提高患者满意率及依从性。

来源：高静，张海林，赵星智等．一次性密闭式中段尿留取装置的研制与应用[J]．中华护理杂志，2017，52（9）：1139-1141．

三、痰液标本采集法

痰液是气管、支气管和肺泡所产生的分泌物，主要由黏液和炎性渗出物所组成。正常情况下分泌物很少，但在病理情况下如肺部炎症、肿瘤时，痰量增多，且伴有透明度和性状改变。唾液和鼻咽分泌物虽可混入痰内，但不是痰的组成部分。正确采集痰液标本可为临床诊断、治疗提供依据，因此应该熟练正确地掌握采集痰液标本的方法。

临床上常用的痰标本检查主要有三种：常规痰标本、痰培养标本、24小时痰标本。

（一）目的

1. 常规痰标本　检查痰液中的细菌、寄生虫卵和癌细胞等。

2. 痰培养标本　检查痰液中的致病菌。

3. 24小时痰标本　检查24小时痰液的量和性状，协助诊断或做浓集结核分枝杆菌检查。

（二）评估

评估患者的年龄、病情、治疗状况、意识状况、合作程度、心理状况。

（三）操作前准备

1. 患者准备 向患者解释痰液标本采集的目的、方法,得到患者的理解,取得配合。

2. 操作者准备 衣着整洁,修剪指甲,洗手,戴口罩。

3. 用物准备 除检验单、标签或条形码、手消毒液、医用手套、生活垃圾桶、医用垃圾桶之外,根据检验目的的不同,另备标本收集用物。

（1）常规痰标本:痰盒。

（2）痰培养标本:漱口溶液、无菌痰盒。

（3）24 小时痰标本:广口大容量痰盒。

（4）无力咳痰或不合作患者:吸痰用物(吸引器、吸痰管)、一次性集痰器（图 6-1）、医用手套。如收集痰培养标本需准备无菌用物。

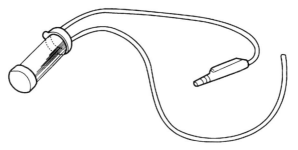

图 6-1　一次性集痰器

4. 环境准备 环境安静、光线充足、温度适宜。

（四）操作步骤

步骤	说明
1. 贴标签或条形码 核对医嘱、检验单、标签或条形码、标本容器,无误后正确贴标签或条形码于标本容器外壁	◇ 防止差错发生
2. 核对 携用物至床旁,核对患者的床号、姓名、住院号和手腕带上的信息与检验单、标签是否一致	◇ 确认患者
3. 收集痰液标本 ▲**常规标本** （1）能自行留痰者 嘱患者晨起用清水漱口清洁口腔,深呼吸数次,然后在呼气时用力咳出 1～2 口痰液,盛于痰盒中 （2）无力咳痰或不合作者 协助患者取合适体位,叩击胸背部,然后用一次性集痰器分别连接吸引器和吸痰管吸痰,置痰液于集痰器中	◇ 清水漱口,去除口中杂质 ◇ 如痰液不易咳出,可配合采用叩击或雾化吸入等方法 ◇ 使痰液松动 ◇ 一次性集痰器一端连接吸引器,一端连接吸痰管 ◇ 操作者戴手套,注意自我防护

续表

步骤	说明
▲痰培养标本	
（1）自然咳痰法：嘱患者晨起后先用朵贝氏液漱口，再用清水漱口，以除去口腔中细菌，深呼吸数次后在呼气时用力咳出气管深部的痰于无菌容器中	◇ 先用漱口水漱口，再用清水漱口 ◇ 痰量不得少于1ml ◇ 无菌操作，防止污染
（2）小儿取痰法：用压舌板向后压舌，用无菌拭子刺激咽部引起咳嗽反射，喷出的分泌物黏在拭子上即可送检	◇ 物品需无菌 ◇ 留取量：细菌培养>1ml 真菌培养：2～5ml 寄生虫培养：3～5ml 分枝杆菌培养：5～10ml
▲24小时痰标本	
嘱患者将24小时的痰液全部吐入广口痰盒中，即从晨起（7am）漱口后第一口痰开始留取，直至次日晨起（7am）漱口后第一口痰作为结束	◇ 正常人24小时痰量约25ml或无痰液
4. 洗手，记录	◇ 记录痰液的颜色、性状；24小时痰标本应记录痰的总量
5. 送检	◇ 及时送检，一般不超过2小时

（五）注意事项

1. 采集痰液时间应选在清晨，因清晨痰液多，含菌量大，易提高检验阳性率。

2. 不可将漱口水、口鼻分泌物（如唾液、鼻涕）等混入痰液中。

3. 24小时痰量或分层检查时，嘱患者将痰盛于无色广口瓶内，加少量苯酚（即石炭酸）防腐。

4. 若查癌细胞，应放入10%甲醛溶液或95%乙醇溶液固定痰液后立即送检。

四、咽拭子标本采集法

正常人咽喉部应有口腔正常菌群，通常不致病，但当机体抵抗力下降和其他外部因素作用下可以出现感染而致病。咽拭子细菌培养可以分离出致病菌，为白喉、急性咽喉炎、化脓性扁桃体炎等疾病的诊断提供依据。

（一）目的

取咽部及扁桃体分泌物做细菌培养或病毒分离，协助临床诊断。

（二）评估

评估患者的病情、年龄、口腔黏膜和咽部感染情况以及配合程度。

（三）操作前准备

1. 患者准备

（1）向患者解释采集咽拭子的目的、方法以及注意要点等，取得患者配合。

（2）取舒适体位，进食 2 小时后再留取标本。

2. 操作者准备　衣着整洁，修剪指甲，洗手，戴口罩。

3. 用物准备

（1）治疗车上层：无菌咽拭子培养管、压舌板、手电筒、酒精灯、火柴、无菌生理盐水、手消毒液、检验单、标签或条形码。

（2）治疗车下层：生活垃圾桶、医疗垃圾桶。

4. 环境准备　环境安静，温度适宜，光线充足。

（四）操作步骤

步骤	说明
1. 贴标签或条形码　核对医嘱、检验单、标签或条形码、无菌咽拭子培养管，无误后正确贴标签或条形码于无菌咽拭子培养管外壁	◇ 防止差错发生
2. 核对　携用物至床旁，核对患者的床号、姓名、住院号和手腕带上的信息是否与检验单、标签一致	◇ 确认患者
3. 采集标本　将酒精灯点燃，从培养管中取出长无菌棉签，并用无菌生理盐水蘸湿，嘱患者张口，发"啊"音，迅速、轻柔地用无菌长棉签擦拭两侧腭弓、咽及扁桃体上分泌物	◇ 暴露咽喉部，必要时用压舌板轻压舌部 ◇ 严格按照无菌操作原则，防止污染 ◇ 动作轻柔、敏捷
4. 消毒　将试管口和塞子在酒精灯火焰上灼烧消毒，再将棉签插入试管中，再次烧灼试管口后塞紧塞子	◇ 防止标本污染
5. 洗手，记录	◇ 防止交叉感染
6. 送检	◇ 将咽拭子标本连同检验单立即送检

（五）注意事项

1. 最好在使用抗生素之前采集咽拭子标本。

2. 注意严格无菌操作，注意棉签不要触及其他部位，防止标本被污染。

3. 作真菌培养时，需在口腔溃疡面上采集分泌物，先用一个拭子揩去溃疡浅表分泌物，第二个拭子采集溃疡底部或边缘分泌物。

4. 避免在进食后 2 小时内采集标本，以防患者呕吐。

（蒋　慧　陈思宇）

第七章

饮食与营养

饮食与营养和健康与疾病关系很密切。合理的饮食与营养可以保证机体正常的生长发育，维持机体各种生理功能，促进组织修复，提高机体免疫力；不良的饮食与营养可以引起人体各种营养物质失衡，甚至会导致各种疾病的发生。此外，当机体患病时，通过合理的调配饮食，选择适当的供给途径，满足患者在病理情况下对营养的需要，这也是促进机体恢复健康的有效手段。因此，医务人员应掌握饮食与营养的相关知识，正确评估患者的饮食、营养状况等，制定并落实有效的饮食治疗护理措施，以促进患者尽快康复。

第一节 概 述

一、人体对营养的需要

（一）热能

热能是一切生物维持生命和生长发育及从事各种活动所必需的能量，由食物内的化学潜能转化而来。人体的主要热能来源是碳水化合物，其次是脂肪、蛋白质，因此，这些物质又称为"热能营养素"。它们的产热量分别为：碳水化合物 4kcal/g（16.7kJ/g），脂肪 9kcal/g（37.6kJ/g），蛋白质 4kcal/g（16.7kJ/g）。

人体对热能的需要量受年龄、性别、生理特点及劳动强度等因素的影响。根据中国营养学会的推荐标准，我国成年男子的热能供给量为 9.41～12.55MJ/d，成年女子为 7.53～10.04MJ/d。

（二）营养素

营养素是能够在生物体内被利用，具有供给能量、构成机体及调节和维持生理功能的物质。人体所需的营养素有六大类：蛋白质、脂肪、碳水化合物、矿物质和微量元素、维生素和水。各种营养素的生理功能、主要来源及每日供给量见表（表7-1）。

表 7-1　各种营养素的生理功能、主要来源和每日供给量

营养素	生理功能	主要来源	每日供给量
蛋白质	构成、更新及修复人体组织；构成人体内的酶、激素、抗体、血红蛋白、尿纤维蛋白等，以调节生理功能；维持血浆渗透压；提供热能	肉、蛋、乳及豆类	男性：65g 女性：55g
脂肪	提供及存储热能；构成身体组织；供给必需脂肪酸；促进脂溶性维生素的吸收；维持体温，保护脏器；增加饱腹感	动物性食品、食用油、坚果类等	占总热能的20%～30%
碳水化合物	提供热能；参与构成机体组织；保肝解毒；抗生酮作用	谷类和根茎类食品（粮食和薯类），各种食糖（蔗糖、麦芽糖等）	占总热能的50%～65%
矿物质			
钙	构成骨骼与牙齿的主要部分；调节心脏和神经的正常活动；维持肌肉紧张度；参与凝血过程；激活多种酶；降低毛细血管和细胞膜的通透性	奶及奶制品、海带、小虾米皮、芝麻酱、豆类、绿色蔬菜、骨粉、蛋壳粉	800mg
磷	构成骨骼、牙齿、软组织的重要成分；促进物质活化；参与多种酶、辅酶的合成；调节酸碱平衡	广泛存在于动、植物食品中	720mg
铁	组成血红蛋白与肌红蛋白，参与氧的运输；构成某些呼吸酶，促进生物氧化还原反应	动物肝脏、动物全血、肉蛋类、豆类、绿色蔬菜	男性：12mg 女性：20mg
锌	促进机体发育和组织再生；参与构成多种酶；促进食欲；促进维生素 A 的代谢；促进性器官与性功能的正常发育；参与免疫过程	动物食品、海产品、奶、蛋、坚果类等	男性：12.5mg 女性：7.5mg
碘	参与甲状腺素的合成	海产品、海盐	120μg
镁	多种酶的激活剂；维持骨骼生长和神经肌肉的兴奋性；影响胃肠道功能；影响甲状旁腺分泌等	大黄米、大麦、黑米、麦皮、黄豆等	330mg

续表

营养素	生理功能	主要来源	每日供给量
维生素			
脂溶性维生素			
维生素 A	维持正常夜视功能；保持皮肤与黏膜的健康；增强机体免疫力；促进生长发育	动物肝脏、鱼肝油、奶制品、禽蛋类、有色蔬菜以及水果等	男性：800μgRE 女性：700μgRE
维生素 D	调节钙磷代谢，促进钙磷吸收	海鱼及动物肝脏、蛋黄、奶油；体内转化	10μg
维生素 E	抗氧化作用，保持红细胞完整性，参与 DNA、辅酶 Q 的合成	植物油、谷类、坚果类、绿叶蔬菜等	14mgα-TE
维生素 K	合成凝血因子，促进血液凝固	肠内细菌合成；绿色蔬菜、肝脏	80μg
水溶性维生素			
维生素 B_1	构成辅酶 TPP；参与糖代谢过程；影响某些氨基酸与脂肪的代谢；调节神经系统功能	动物内脏、肉类、豆类、花生、未过分精细加工的谷类	男性：1.4mg 女性：1.2mg
维生素 B_2	构成体内多种辅酶，参加人体内多种生物氧化过程；促进生长、维持健康；保持皮肤和黏膜的完整性	动物内脏、禽蛋类、奶类、豆类、花生、新鲜绿叶蔬菜等	男性：1.4mg 女性：1.2mg
维生素 B_6	构成多种辅酶，参加物质代谢	畜禽肉及其内脏、鱼类等	1.4mg
维生素 B_{12} 及叶酸	细胞的核酸和核蛋白合成代谢过程中所必需的物质；促进红细胞发育与成熟	动物内脏、发酵豆制品、新鲜绿叶蔬菜	维生素 B_{12}：2.4μg 叶酸：400μgDFE
维生素 C	保护细胞膜，防治维生素 C 缺乏病；促进铁吸收和利用；促进胶原、神经递质、抗体合成；参与胆固醇代谢	新鲜蔬菜和水果	100mg
水	构成人体组织；调节体温；运送营养素和代谢产物；维持消化、吸收功能；润滑作用；直接参加体内氧化还原反应	饮用水、食物中水、体内代谢水	2～3L

注：表中营养素供给量采用中国营养学会 2013 版《中国居民膳食营养素参考摄入量》18～49 岁成年居民参考摄入量。

二、饮食、营养与健康的关系

合理的饮食及平衡的营养是维持健康和促进疾病痊愈的必要条件。不合理的饮食则会损害健康，甚至导致某些疾病的发生。因此饮食和营养对促进机体的健康有着十分重要的作用。

（一）合理饮食与健康

合理的饮食对于维持及促进健康有着非常重要的作用。

1. 促进生长发育　营养素是维持生命活动的重要物质基础，对人体的发育起着决定性的作用。

2. 构成机体组织　蛋白质是构成细胞的重要成分；脂类参与构成细胞膜，糖类参与构成神经组织；维生素参与合成酶和辅酶；钙、磷是构成骨骼的重要成分。

3. 提供能量　碳水化合物、蛋白质、脂肪等"热能营养素"在体内氧化生成能量，供给机体需要。

4. 调节机体功能　人类的活动是在神经系统、内分泌系统及各种酶类共同调节下完成的，这些调节系统也是由各种营养素构成的。另外，人体的代谢活动需要一个较为稳定的内环境，适量的蛋白质及矿物质中的各种离子对维持机体内环境的稳定也具有重要的调节作用。

（二）不合理饮食与健康

某些营养素的过多、过少或饮食不当都可能损害健康，影响甚至导致某些疾病的发生与发展。如营养过剩会造成肥胖、心脑血管疾病等营养失调性疾病。食物单调或短缺会造成营养缺乏性疾病，如缺铁性贫血、佝偻病等。而食品处理不当或存放过久，食品污染、暴饮暴食等可引起一些食源性疾病，如胃肠炎等。不卫生的饮食或食入有毒食物时可引起食物中毒。

（三）合理日常膳食

人们可以通过平衡膳食，合理摄入营养物质来减少与膳食相关的疾病。在日常生活中应做到：食物要多样，饥饱要适当，油脂要适量，粗细要搭配，食盐要限量，甜食要少吃，饮酒要节制，三餐要合理，活动与饮食要平衡。中国营养学会依据我国居民膳食的特点提出了中国居民的"平衡膳食宝塔"，为居民合理搭配日常膳食提供指导。（见图 7-1）。

三、饮食、营养与疾病的关系

人体患病时常伴有不同程度的代谢变化，需要合理的调整饮食和营养，从而达到治疗或辅助治疗疾病，促进康复的目的。

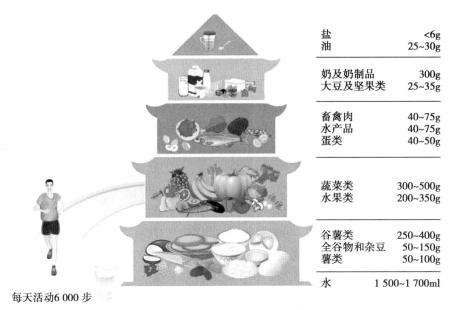

盐	<6g
油	25~30g
奶及奶制品	300g
大豆及坚果类	25~35g
畜禽肉	40~75g
水产品	40~75g
蛋类	40~50g
蔬菜类	300~500g
水果类	200~350g
谷薯类	250~400g
全谷物和杂豆	50~150g
薯类	50~100g
水	1 500~1 700ml

每天活动6 000 步

图 7-1　中国居民平衡膳食宝塔

（一）补充额外损失及消耗的营养素

疾病和创伤可引起代谢的改变、热能的过度消耗及某些特定营养素的损失。若能及时、合理地调整营养素的摄入，补充足够的营养，则可减少机体内糖原分解、蛋白质消耗，提高机体的抵抗力、促进创伤组织的修复及疾病的痊愈。如大面积烧伤患者能量消耗增加，水分、蛋白质大量丢失，给予高热量高蛋白质饮食以及水分的摄入，可有效改善机体的营养状态，促进伤口愈合。

（二）治疗疾病及辅助诊断

对于某些疾病，饮食治疗已经成为重要的治疗手段之一。如肥胖患者可通过控制热能减轻体重，肾衰时通过控制钠盐的摄入可减轻肾脏的负担，糖尿病患者通过控制糖类摄入可以控制疾病发展。此外，还可通过对调整饮食内容辅助某些疾病诊断，如隐血试验饮食可辅助诊断怀疑有消化道出血的疾病，肌酐试验饮食可协助检查、测定肾小球的滤过功能。

四、饮食营养的评估

（一）影响因素评估

影响饮食与营养的因素有生理因素、病理因素、心理因素、社会因素。

1. 生理因素

（1）年龄：人体不同时期对营养素的需求不同，例如婴儿时期需要高蛋白、高维生素、高矿物质及高热量饮食；母乳喂养的婴儿还需要补充维生素 D、维生素 K、铁等营养素。幼儿期和学龄前期需要确保摄入充足的脂肪酸满足大脑和神经系统的发育需要；青春期则需要增加热能和足够的蛋白质、维生素和微量元素如钙和铁；老年期对热能的需要量下降，但对钙的需求增加，脂肪、胆固醇摄入不宜过多。不同年龄的患者对食物质地的选择也有差异，如婴幼儿咀嚼及消化功能尚未完善，老年人咀嚼及消化功能有所减退，应给予软质易消化食物。另外，不同年龄的患者可有不同的饮食爱好。

（2）活动量：各种活动是能量代谢的主要因素，活动量大的个体对热能及营养素的需求大于活动量小的个体。

（3）特殊生理状况：妊娠期、哺乳期的女性对营养的需求显著增加，同时会有饮食习惯的改变。妊娠期女性摄入营养素的比例应均衡，同时需要增加蛋白质、铁、碘、叶酸的摄入量，在孕期的后三个月尤其要增加钙的摄入量。哺乳期女性在每日的饮食基础上需要再增加 500kcal 热量，对蛋白质等物质的需求量增加到 65g/d，同时应注意维生素 B 及维生素 C 的摄入。

2. 病理因素

（1）疾病及药物影响：某些疾病可影响患者对食物及营养的摄取、消化、吸收及代谢。口腔、肠道疾患可直接影响食物的摄取、消化和吸收。当患有高代谢性疾病如发热、烧伤、甲状腺功能亢进等或慢性消耗性疾病时，机体对热量的需求量增加。伤口愈合与感染期间，患者对蛋白质的需求较大。若患者尿液或引流液流失大量的蛋白质、体液和电解质，则需要增加相应营养素的摄入。若患者因某种原因引起味觉、嗅觉异常，或者因身体不适引起焦虑、悲哀等不良情绪，这些因素会影响食欲从而导致营养摄入不足。某些疾病的用药也会影响患者的饮食及营养。某些药物可增进食欲，如盐酸赛庚啶、胰岛素、类固醇类药物；某些药物可降低食欲，如非肠溶性红霉素、安妥明等；某些药物可影响营养素的吸收，如长期服用苯妥英钠可干扰叶酸和维生素 C 的吸收，考来烯胺可阻止胆固醇的吸收，利尿剂及抗酸剂容易造成矿物质缺乏；某些药物可影响营养素的排泄，如异烟肼使维生素 B_6 排泄增加；还有药物可杀灭肠内正常菌群，使一些维生素的合成减少，如磺胺类药物可使维生素 B 及维生素 K 合成发生障碍。

（2）食物过敏：某些人对一些食物如牛奶、海产品等过敏，出现腹泻、哮喘、荨麻疹等过敏反应，影响营养的摄入及吸收。

3. 心理因素　焦虑、忧郁、恐惧、悲哀等不良情绪可引起交感神经兴奋，抑制胃肠道蠕动及消化液的分泌，使人食欲减低，引起进食过少、偏食、厌食等。而愉快、轻松的心理状态则会促进食欲。另外，还有某些患者在孤独、焦虑时通过暴饮暴食来发泄情绪。

4. 社会因素

（1）经济状况：影响人们对食物的选择，从而影响其营养状况。经济状况良好者应注意有无营养过剩,而经济状况较差者应防止营养不良。

(2)饮食习惯:每个人对食物的选择、烹调方法、饮食方式、饮食嗜好、进食时间等都有自己的习惯。饮食习惯还受民族、宗教信仰、社会背景、文化习俗、地理位置、生活方式等的影响。不同民族及宗教的人可能有不同的饮食禁忌,如佛教徒很少摄入动物性食物,可能会引起特定营养素的缺乏。我国有"东酸西辣,南甜北咸"的饮食特色,如东北人喜食酸菜,其中含有较多的亚硝酸胺物质,易发生消化系统肿瘤。饮食习惯不佳,如偏食、吃零食等,可造成某些营养素的摄取量过多或过少,导致不平衡。

(3)饮食环境:进食时周围的环境、食具的洁净、食物的色、香、味等都可影响人们对食物的选择及摄入。

(4)生活方式:现代高效率、快节奏的生活方式使食用快餐、速食食品的人越来越多。

(5)营养知识:正确地理解和掌握营养知识有助于人们摄入均衡的饮食和营养。如果患者不了解营养素的每日需要量和食物的营养成分等基本知识,就可能出现不同程度的营养失调。

(二)饮食状况评估

1. 用餐情况 注意评估患者用餐的时间、频次、方式、规律等。

2. 摄入食物的种类及摄入量 注意评估患者摄入食物的种类、数量和比例是否适宜,是否易被人体消化吸收。

3. 食欲 注意评估患者食欲有无改变,若有改变,注意分析原因。

4. 其他 注意评估患者是否服用药物、补品,并注意其种类、剂量、服入时间,有无食物过敏史、特殊喜好,有无咀嚼不便、口腔疾病等可影响其饮食状况的因素。

(三)身体状况评估

1. 体格检查 通过对患者的外貌、皮肤、毛发、指甲、骨骼和肌肉等方面的评估可初步确定患者的营养状况(表7-2)。

表7-2 不同营养状况的身体表现

项目	营养良好	营养不良
外貌	发育良好、有精神、有活力	消瘦、发育不良、缺乏兴趣、倦怠、疲劳
皮肤	皮肤有光泽、弹性良好	无光泽、干燥、弹性差、肤色过淡或过深
毛发	浓密、有光泽	缺乏自然光泽、干燥稀疏
指甲	粉色、坚实	粗糙、无光泽、易断裂
口唇	柔润、无裂口	肿胀、口角裂、口角炎症
肌肉和骨骼	肌肉结实、皮下脂肪丰满有弹性、骨骼无畸形	肌肉松弛无力,皮下脂肪薄,肋间隙、锁骨上窝凹陷,肩胛骨和髂骨突出

2. 人体测量　通过对人体有关部位的长度、宽度、厚度及围度的测量，从而根据个体的生长发育情况了解其营养状况。最常用的测量指标为身高、体重、皮褶厚度和上臂围。

（1）身高、体重：身高和体重是综合反映生长发育及营养状况的最重要的指标。在评价营养状况时需要测量身高、体重，并用测得的数值与人体正常值进行比较。测量出患者的身高、体重，然后按公式计算出标准体重，并计算实测体重占标准体重的百分数。百分数在 ±10% 之内为正常范围，增加 10%～20% 为超重，超过 20% 为肥胖，减少 10%～20% 为消瘦，低于 20% 为明显消瘦。

标准体重的计算公式：

$$男性：标准体重（kg）= 身高（cm）- 105$$

$$女性：标准体重（kg）= 身高（cm）- 105 - 2.5$$

实测体重占标准体重的百分数计算公式：

$$\frac{实测体重 - 标准体重}{标准体重} \times 100\%$$

近年来还采用体重和身高的比例来衡量体重是否正常，称为体质指数（BMI）即体重（kg）/[身高（m）]^2 的比值。按照中国营养学会的标准，BMI≥28 为肥胖，24≤BMI<28 为超重，BMI<18.5 为消瘦。

（2）皮褶厚度：皮褶厚度又称皮下脂肪厚度，反映身体脂肪含量，对判断消瘦或肥胖有重要意义。常用测量部位有：肱三头肌部，即右上臂肩峰与尺骨鹰嘴连线中点处；肩胛下部，即右肩胛下角处；腹部，即距脐左侧 1cm 处。测量时选用准确的皮褶计，测量 3 次取平均值。三头肌皮褶厚度最常用，其正常参考值为男性 12.5mm，女性 16.5mm。所测数据可与同年龄的正常值比较，较正常值少 35%～40% 为重度消耗，少 25%～34% 为中度消耗，少 24% 以下为轻度消耗。

（3）上臂围：上臂围是测量上臂中点位置的周长。可反应肌蛋白贮存和消耗程度，是快速而简便的评价指标，也可反映热能代谢的情况。我国男性上臂围平均为 27.5cm。测量值>标准值 90% 为营养正常，90%～80% 为轻度营养不良，80%～60% 为中度营养不良，<60% 为严重营养不良。

（四）生化指标及免疫功能的评估

生化检验可以测量人体内各种营养素水平，是评价人体营养状况较客观的指标，可以早期发现亚临床营养不足。免疫功能测定可了解人体的免疫功能状况，间接反映机体营养状况。生化指标检测方法常用的有测量血、尿中某些营养素或排泄物中代谢产物的含量，如血、尿、粪常规检查，血清蛋白、血清转铁蛋白、血脂、血清钙的测定，电解质、pH 等的测定，亦可进行营养素耐量试验或负荷试验，或根据体内其他生化物质的检查间接推测营养素水平等。目前常用的检查包括血清蛋白质水平、氮平衡试验及免疫功能测定。

第二节　医院饮食

医院饮食可分为三大类：基本饮食、治疗饮食和试验饮食，分别适应不同病情的需要。

一、基本饮食

基本饮食是其他饮食的基础，包括普通饮食、软质饮食、半流质饮食和流质饮食4种（表7-3）。

表7-3　医院基本饮食

类别	适用范围	饮食原则与方法
普通饮食	消化功能正常、体温正常、病情较轻或疾病恢复期、无饮食限制的患者	营养均衡；易消化、无刺激性的一般食物，限制油煎、坚硬、胀气等食物。总热量2 200~2 600kcal/d，蛋白质70~90g/d，脂肪60~70g/d，碳水化合物450g/d左右，水分2 500ml左右。每日3餐，各餐按比例分配
软质饮食	消化吸收功能差、咀嚼不便、低热、消化道术后恢复期的患者	营养均衡；易消化、易咀嚼；食物碎、烂、软，无刺激性，少油炸、少油腻、少粗纤维，如面条、软饭、切碎煮熟的菜和肉等。总热量2 200~2 400kcal/d，蛋白质60~80g/d，每日3~4餐
半流质饮食	口腔及消化道疾患、中等发热、体弱及术后患者	食物呈半流质；易咀嚼、吞咽和消化，无刺激性；纤维少、营养丰富，少量多餐；可选择粥、末、羹、泥、豆腐、面条等。胃肠功能紊乱者禁用含纤维素或易引起胀气的食物；痢疾患者禁用牛奶、豆浆及过甜食物。总热量1 500~2 000kcal/d，蛋白质50~70g/d，每日5~6餐
流质饮食	口腔疾患、各种大手术术后、急性消化道疾患、高热、病情危重、全身衰竭患者	食物呈液体状；易吞咽、易消化、无刺激性；所含热量与营养素不足，只能短期使用；通畅辅以肠外营养以补充热能和营养。可选择乳类、豆浆、米汤、菜汁、果汁等。总热量为836~1 195kcal/d，蛋白质40~50g/d，每日6~7餐，每2~3小时1次，每次200~300ml

二、治疗饮食

治疗饮食（therapeutic diets）是指在基本饮食的基础上，适当调节热能和营养素，以达到治疗和辅助治疗目的的一种饮食（表7-4）。

表 7-4 医院治疗饮食

类别	适用范围	饮食原则及方法
高热量饮食	热能消耗较高的患者,如甲状腺功能亢进、大面积烧伤、结核、肝炎、胆道疾患、体重不足患者及产妇等	基本饮食的基础上加餐 2 次,如进食牛奶、鸡蛋、豆浆、藕粉、蛋糕等。总热量 3 000kcal/d
高蛋白饮食	高代谢性疾病,如结核、烧伤、恶性肿瘤、贫血、甲状腺功能亢进、大手术后、低蛋白血症患者、孕妇、哺乳期妇女等	基本饮食的基础上增加富含蛋白质的食物,尤其是优质蛋白,如肉类、鱼类、蛋类、乳类等。供给量为 $1.5\sim2g/(kg\cdot d)$,总热量为 2 500~3 000kcal/d
低蛋白饮食	限制蛋白质摄入的患者,如急性肾炎、尿毒症、肝性脑病等患者	多补充蔬菜和富含糖的食物,维持高热量。限制蛋白质摄入,成人蛋白质总量不超过 40g/d,视病情可减至 20~30g/d。肾功能不全者应摄入优质动物性蛋白,忌用豆制品;若肾功能严重衰竭,甚至需要摄入无蛋白饮食;肝性脑病患者应以植物性蛋白为主
低脂肪饮食	肝胆胰疾患、高脂血症、动脉硬化、冠心病、肥胖症及腹泻等患者	饮食清淡、少油,禁用肥肉、蛋黄、动物脑等;高脂血症及动脉硬化患者不必限制植物油(椰子油除外);脂肪含量不超过 50g/d,肝胆胰病患者不超过 40g/d,尤其限制动物脂肪的摄入
低胆固醇饮食	高胆固醇血症、高脂血症、动脉硬化、高血压、冠心病等患者	胆固醇摄入量不超过 300mg/d,禁用或少用含胆固醇高的食物,如动物内脏和脑、蛋黄、鱼子、动物油等
低盐饮食	急慢性肾炎、心脏病、肝硬化腹水、重度高血压但水肿较轻的患者	食盐量不超过 2g/d,不包括食物内自然存在的氯化钠。禁食腌制食物,如咸菜、咸肉、香肠、火腿、皮蛋等
无盐低钠饮食	同低盐饮食,但一般用于水肿较重患者	无盐饮食除食物内自然含钠量外,烹调时不放食盐,食物中含钠量少于 0.7g/d;低钠饮食还须控制食物中自然存在的含钠量,一般应少于 0.5g/d;二者均禁用腌制食品、含钠食物和药物,如油条、挂面、汽水和碳酸氢钠药物等
高纤维素饮食	便秘、肥胖症、高脂血症、糖尿病等患者	食物中应多含食物纤维,如韭菜、芹菜、竹笋、豆类、粗粮等
少渣饮食	伤寒、痢疾、肠炎、腹泻、食管-胃底静脉曲张、咽喉部及消化道手术的患者	饮食中应少含食物纤维,如蛋类、嫩豆腐等。不用刺激性强的调味品及坚硬带碎骨的食物,肠道疾病少用油脂

三、试验饮食

试验饮食（test diet）是指在特定的时间内，通过对饮食内容的调整来协助诊断疾病和确保实验室检查结果正确性的一种饮食（表7-5）。

表7-5　医院试验饮食

类别	适用范围	饮食原则及方法
隐血试验饮食	用于大便隐血试验的准备，以协助诊断有无消化道出血	试验前3天起，禁止食用易造成隐血试验假阳性结果的食物，如肉类、肝类、动物血及含铁丰富的药物或食物、绿色蔬菜等。可进食牛奶、豆制品、白菜、土豆、冬瓜、米饭、面条、馒头等食品，第4天留取患者粪便做隐血试验
肌酐试验饮食	用于协助检查、测定肾小球的滤过功能	试验期为3天，试验期间禁食肉类、禽类、鱼类，忌饮茶与咖啡。全日主食在300g以内，限制蛋白质的摄入（蛋白质摄入量<40g/d），以排除外源性肌酐的影响；蔬菜、水果、植物油不限，热量不足可添加藕粉或含糖的点心等，第3天测尿肌酐清除率及血肌酐含量
尿浓缩功能试验饮食	用于检查肾小管的浓缩功能	试验期为1天，控制全天饮食中的水分，总量在500～600ml。可进食含水分少的食物，如米饭、馒头、面包、炒鸡蛋、土豆、豆腐干等，烹调时尽量不加水或少加水；避免食用过甜、过咸或含水量高的食物。蛋白质供给量为1g/（kg•d）
甲状腺^{131}I试验饮食	用于协助测定甲状腺功能	试验期为2周，试验期间禁食含碘食物，如海带、海蜇、海参、虾、紫菜、加碘食盐等，禁用碘做局部消毒，2周后做^{131}I功能测定
胆囊B超检查饮食	用于需行B超检查有无胆囊、胆管、肝胆管疾病的患者	检查前3天最好禁食牛奶、豆制品、糖类等易发酵产气的食物，检查前1天晚进食无脂肪、低蛋白、高碳水化合物的清淡饮食，检查当日早晨禁食。若胆囊显影良好，还需要了解胆囊收缩功能，则在第1次B超检查后，进食高脂肪餐（如油煎荷包蛋2只或高脂肪的方便餐，脂肪含量25～50g）；30～45分钟后第2次B超检查观察，若效果不明显，可再等待30～45分钟后再次检查
葡萄糖耐量试验饮食	用于糖尿病的诊断	试验前食用碳水化合物≥300g的饮食共3日，同时停用一切能升或降血糖的药物，试验前晚餐后禁食（禁食10～12小时）直至次日晨试验。试验日晨采血后将葡萄糖75g溶于300ml水中顿服，糖餐后0.5小时、1小时和3小时分别采血测定血糖

第三节　特殊饮食护理

对于病情严重、存在消化道功能障碍、不能经口或者不愿经口进食的患者，为了保证营养素的摄取、消化、吸收，维持细胞的代谢，保持组织器官的结构与功能，调控免疫、内分泌等功能并修复组织，促进康复，临床上常依据患者的不同情况采取不同的特殊饮食护理，包括胃肠内营养和胃肠外营养。

一、胃肠内营养

胃肠内营养是采用口服或管饲等方式经胃肠道提供能量及营养素的支持方式。根据所提供营养食品的不同，可以分为要素饮食、非要素饮食等。要素饮食主要可用管饲的方法供给患者。管饲（tube feeding）是将导管插入胃肠道，给患者提供必需的食物、营养液、水及药物的方法，是临床中提供或补充营养的重要方法之一。根据导管插入的途径，可分为：①口胃管，导管由口插入胃内；②鼻胃管，导管经鼻腔插入胃内；③鼻肠管，导管由鼻腔插入小肠；④胃造瘘管，导管经胃造瘘口插入胃内；⑤空肠造瘘管，导管经空肠造瘘口插至空肠内。给患者通过导管注入营养液时，可应用注射器将管饲物注入导管，也可用肠内营养泵注入。

ER-6

鼻饲法

◆ 鼻饲法

鼻饲法是将导管经鼻腔插入胃内，从管内灌注流质食物、水分和药物的方法。

（一）目的

对以下不能自行经口进食患者以鼻胃管供给食物和药物，以维持患者营养和治疗的需要。

（1）昏迷患者。

（2）口腔疾患或口腔手术后患者，上消化道肿瘤引起吞咽困难的患者。

（3）不能张口的患者，如破伤风患者。

（4）其他患者，如早产儿、病情危重者、拒绝进食者等。

（二）评估

评估患者的年龄、病情、意识、鼻腔的通畅性、心理状态及合作程度。向患者及家属解释操作目的、过程及操作中配合方法。

（三）操作前准备

1. 患者准备　了解鼻饲饮食的目的、操作过程及注意事项，愿意配合，鼻孔通畅。

2. 环境准备 环境清洁，无异味。

3. 物品准备 无菌鼻饲包（内置治疗碗、镊子、止血钳、压舌板、纱布、胃管、50ml 注射器、治疗巾）、液体石蜡、棉签、胶布、别针、夹子或橡胶圈、手电筒、听诊器、弯盘、鼻饲液、温开水适量、按需准备漱口或口腔护理用物及松节油、手消毒液。

4. 操作者准备 护理人员衣帽整齐，修剪指甲，洗手，戴口罩。

（四）操作步骤

步骤	说明
◆插管	
1. 核对、解释 携用物至患者床旁，核对患者床号、姓名、年龄／腕带，向患者解释操作目的、过程及配合要点	◇ 确认患者，并取得患者的理解和配合
2. 摆体位 协助患者取半坐位或坐位，有义齿者取下义齿，无法配合者取右侧卧位，昏迷患者取去枕平卧位，头向后仰	◇ 坐位可减轻胃管通过鼻咽部时的呕吐反射，利于胃管插入 ◇ 取下义齿，防止脱落、误咽 ◇ 根据解剖原理，右侧卧位利于胃管插入 ◇ 头向后仰有利于昏迷患者胃管插入
3. 铺巾置盘 将治疗巾围于患者颌下，弯盘放于便于取用处	◇ 保护床单位和患者的衣服，以免污染
4. 清洁鼻腔 观察鼻腔是否通畅，选择通畅一侧，用棉签清洁鼻腔。备好胶布	◇ 如有鼻腔疾患，应选择健侧
5. 检查胃管 打开鼻饲包，戴手套，用空注射器注入少量空气	◇ 检查胃管是否通畅
6. 测量长度 测量胃管插入长度并标记	◇ 插入长度一般为前额发际至胸骨剑突处或自鼻尖经耳垂至剑突的距离 ◇ 一般成人插入长度为 45～55cm，应根据患者身高等确定个体化长度。为防止反流、误吸，插管长度可在 55cm 以上；若需经胃管注入刺激性药物，可将胃管再向深部插入 10cm
7. 润滑胃管 用液体石蜡润滑胃管前端	◇ 减少插入时的摩擦阻力
8. 插管 左手持纱布托住胃管，右手持镊子夹住胃管前端，沿选定侧鼻孔轻轻插入。当插入胃管 10～15cm（咽喉部）时，根据患者具体情况进行插管	◇ 插管时动作要轻、慢，以免造成损伤
（1）清醒患者嘱其做吞咽动作，顺势将胃管向前推进至标记长度	◇ 吞咽动作利于胃管进入食管，且减轻患者不适。必要时，可让患者饮少量温开水

步骤	说明
（2）昏迷患者用左手将其头部托起,使下颌靠近胸骨柄,缓缓插入胃管至标记长度（图7-2）	✧ 下颌靠近胸骨柄可增大咽喉部通道的弧度,便于胃管顺利通过会厌部。插管过程若出现恶心、呕吐,可暂停插入,嘱患者做深呼吸,以分散患者注意力,缓解紧张。如患者出现呛咳、呼吸困难、发绀等现象,表明胃管误入气管,应立即拔出,休息片刻后再重新插入 ✧ 插入不畅时,应检查患者口腔,了解胃管是否盘在口咽部,或将胃管抽出少许,再小心插入
9. 确认 确认胃管是否在胃内	✧ 确认胃管插入胃内的方法有:①用注射器抽吸,有胃液抽出;②听诊器置于剑突下,用注射器经胃管向胃内快速注入10ml空气,听到气过水声;③将胃管末端置于盛水的治疗碗内,无气泡逸出
10. 固定胃管 确认胃管在胃内后,脱去手套,用胶布将胃管固定于鼻翼及面颊部,并做好标示	✧ 防止胃管移动或滑出 ✧ 标明置管名称、插入长度及日期、时间
11. 灌注食物	
（1）连接注射器于胃管末端,回抽见有胃液抽出,先注入少量温开水	✧ 每次灌注食物前应抽吸胃液以确定胃管在胃内及胃管是否通畅。温开水可润滑管腔,防止鼻饲液黏附于管壁
（2）缓慢灌注鼻饲液或药液	✧ 每次抽吸鼻饲液时应反折胃管末端,灌注前应排尽注射器内空气,防止导管内容物反流或空气进入引起腹胀;如胃管末端带盖,每次可关闭管盖。每次鼻饲量不超过200ml,间隔时间大于2小时
（3）鼻饲完毕后,再次注入少量温开水	✧ 冲净胃管,防止鼻饲液积存于管腔中干结变质,造成胃肠炎或堵塞管腔
12. 处理胃管末端 将胃管末端反折,或关闭胃管末端管盖并用纱布包好,用橡皮圈扎紧或用夹子夹紧,用别针将之固定于患者衣领处	✧ 防止灌入食物反流 ✧ 防止胃管脱出
13. 整理床单位,清理用物 协助患者清洁口腔、鼻腔,整理床单位,嘱患者维持原卧位20～30分钟,清理用物	✧ 维持原卧位以防呕吐 ✧ 鼻饲用物应每日更换消毒
14. 洗手,记录	✧ 记录鼻饲时间、鼻饲液的种类及量、患者反应等利于评价

续表

步骤	说明
◆拔管	◇ 用于停止鼻饲或长期鼻饲需要更换胃管时 ◇ 长期鼻饲者应定期更换胃管,晚间拔管,次晨再从另一侧鼻孔插入
1. 核对、解释 携用物至患者床前,核对床号、姓名,说明拔管原因	
2. 拔出胃管 置弯盘于患者颌下,夹紧胃管末端,轻轻揭去固定的胶布。戴手套,用纱布包裹近鼻孔处的胃管,嘱患者深呼吸,在患者呼气时拔管,边拔边用纱布擦拭胃管,到咽喉处快速拔出	◇ 夹紧胃管,防止拔管时管内液体反流 ◇ 到咽喉处时快速拔出胃管,避免管内残留液体滴入气管
3. 整理床单位,清理用物 将胃管放入弯盘,移出患者视线。清洁患者口鼻、面部,擦去胶布痕迹,协助患者漱口,采取舒适卧位。整理床单位,清理用物	◇ 避免污染床单位,减少患者的视觉刺激 ◇ 可用松节油擦去胶布痕迹
4. 洗手,记录	◇ 记录拔管时间和患者反应,利于评价

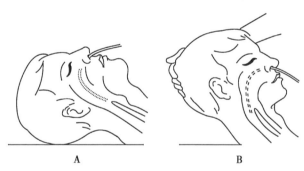

A   B

图 7-2　昏迷患者插胃管示意图

（五）注意事项

（1）插管时动作应轻柔,避免损伤食管黏膜,尤其是通过食管 3 个狭窄部位（环状软骨水平处、平气管分叉处、食管通过膈肌处）时。

（2）插入胃管至 10～15cm（咽喉部）时,若为清醒患者,嘱其做吞咽动作;若为昏迷患者,则用左手将其头部托起,使下颌靠近胸骨柄,以利插管。

（3）插入胃管过程中,若患者出现呛咳、呼吸困难、发绀等,表明胃管误入气管,应立即拔出胃管。

（4）每次鼻饲前应证实胃管在胃内通畅,用少量温水冲管后再进行喂食,鼻饲完毕后再次注入少量温开水,防止鼻饲液堵塞。

（5）鼻饲液温度应保持在 38～40℃左右，避免过冷或过热；新鲜果汁与奶液应分别注入，防止产生凝块，药片应研碎溶解后注入。

（6）食管静脉曲张、食管梗阻的患者禁忌使用鼻饲法。

（7）长期鼻饲者应每天进行 2 次口腔护理，定期更换胃管，普通胃管每周更换 1 次，硅胶胃管每月更换 1 次。

【知识拓展】

────────── **胃管的种类** ──────────

1. 橡胶胃管 由橡胶制成，管壁厚，管腔小，质量重，对鼻咽黏膜刺激性强。价格便宜，可用于留置时间短于 7 天，经济困难的一般胃肠道手术患者。

2. 硅胶胃管 由硅胶制成，质量轻，弹性好，无异味，与组织相容性好；管壁柔软，刺激性小；管壁透明，便于观察管道内情况；管道前端侧孔较大。价格较低廉。可用于留置胃管时间较长的患者。

3. DRW 胃管 是由无毒医用高分子材料精制而成，前端钝化，经硅化处理，表面光滑，无异味，易顺利插入，不易损伤食管和胃黏膜；管壁显影，透明，刻度明显，易于掌握插入深度。尾端有多用接头，可与注射器、吸引器等紧密连接，置管时间可达 15 天。

◆ 要素饮食

要素饮食是一种化学组成明确的精制食品，含有人体所需的易于消化吸收的营养成分，与水混合后可形成溶液或较为稳定的悬浮液。它的主要特点是无须经过消化即可直接被肠道吸收和利用，为人体提供热能及营养。适用于严重烧伤及创伤等超高代谢、消化道瘘、手术前后需要营养支持、非感染性严重腹泻、消化吸收不良、营养不良等患者。

1. 目的 要素饮食在临床营养治疗中可保证危重患者的能量和氨基酸等营养素的摄入，促进伤口愈合，改善患者的营养状况，达到治疗及辅助治疗的目的。

2. 分类 要素饮食根据治疗用途可分为营养治疗用和特殊治疗用两大类。营养治疗用要素饮食主要包含游离氨基酸、单糖、重要脂肪酸、无机盐类和微量元素等。特殊治疗用要素饮食主要针对不同疾病患者，增减相应营养素以达到治疗目的的一种特殊种类要素饮食，主要适用于肝功能损害的高支链氨基酸低芳香族氨基酸要素饮食、适用于肾功能衰竭的以必要氨基酸为主的要素饮食、适用于苯丙酮尿症的低苯丙酮氨基酸要素饮食等。

3. 用法 根据患者的病情需要，将粉状要素饮食按照比例添加水，配置成适宜浓度和剂量的要素饮食后,可通过口服、鼻饲、经胃或空肠造瘘口滴注的方法供给患者。因一般要素饮食口味欠佳,口服时患者不易耐受,临床较少使用。管喂滴注要素饮食一般有以下三种方式。

(1)分次注入:将配制好的要素饮食或现成制品用注射器通过鼻胃管注入胃内,每日4～6次,每次250～400毫升。主要用于经鼻胃管或造瘘管行胃内喂养的非危重患者。优点是操作方便、费用低廉,缺点是较易引起恶心、呕吐、腹胀、腹泻等胃肠道症状。

(2)间歇滴注:将配制好的要素饮食或现成制品放入有盖吊瓶内,经输注管缓慢注入,每日4～6次,每次400～500毫升,每次输注持续时间约为30～60分钟,多数患者可耐受。

(3)连续滴注:装置与间歇滴注同,在12～24小时内持续滴注要素饮食,或用肠内营养泵保持恒定滴速,多用于经空肠喂养的危重患者。

4. 并发症 在患者应用过程中,可因营养制剂选择不当、配置不合理、营养液污染或护理不当等因素引起各种并发症。

(1)机械性并发症:与营养管的硬度、插入位置有关,主要有鼻咽部和食管黏膜损伤、管道阻塞。

(2)感染性并发症:若营养液误吸可导致吸入性肺炎,若肠道造瘘患者的营养管滑入腹腔可导致急性腹膜炎。

(3)代谢性并发症:部分患者可出现高血糖或水电解质代谢紊乱。

(4)其他:患者还可发生恶心、呕吐、腹胀、腹痛、便秘、腹泻等其他并发症。

5. 注意事项

(1)每种要素饮食的营养成分、浓度、用量、滴入速度,应根据患者的具体病情,由临床医师、责任护理人员和营养师共同商议而定。应用原则一般由低、少、慢开始,逐渐增加,待患者耐受后,再稳定配餐标准、用量和速度。

(2)配制要素饮食时,严格执行无菌操作原则,所有配制用具均应消毒灭菌后使用。配制好的溶液应放在4℃以下的冰箱内保存,防止污染。配制好的要素饮食应在24小时内用完,防止因放置时间过长而变质。

(3)要素饮食不能高温蒸煮,可适当加温,其口服温度一般为37℃左右,鼻饲及经造瘘口注入时的温度宜为41～42℃。可用一热水袋置于输液管远端,保持温度,防止发生腹泻、腹痛、腹胀。

(4)要素饮食滴注前后都需要温开水或生理盐水冲洗管腔,以防食物积滞管腔而腐败变质。滴注过程中经常巡视患者,如出现恶心、呕吐、腹胀、腹泻等症状,及时查明原因,按需要调整速度、温度,反应严重者可暂停滴入。

(5)应用要素饮食期间,需要定期测量体重,观察尿量、大便次数,检查血糖、尿糖、血尿素氮、电解质、肝功能等指标,做好营养评估。护理人员应加强与医师和营养师的联系，及时调整饮食，处理不良反应和并发症。停用要素饮食时，需要逐渐减量，骤停容易引起低血糖反应。

（6）幼小婴儿和消化道出血患者不能应用要素饮食，糖尿病和胰腺疾病患者应慎用。消化道瘘和短肠综合征患者宜先采用几天全胃肠外营养后逐渐过渡到要素饮食。

◆ **肠内营养泵**

肠内营养泵是一种肠内营养输注系统，是通过鼻胃管或鼻肠管连接泵管及其附件，以微电脑精确控制输注的速度、剂量、温度、输注总量等的一套完整、封闭、安全、方便的系统。肠内营养泵应用于处于昏迷状态或需要精确控制营养输入的管饲饮食患者。该系统可以按照需要定时、定量对患者进行肠道营养液输入，达到维持患者生命、促进术后康复的目的。

肠内营养泵的功能：①可以根据要求设定输入营养液的总量、流速、温度等参数，并且在运行过程中可以任意修改。②根据指令，自动检测和控制营养液的流量和流速；根据设定营养液的温度，自动检测和控制营养液的温度。③在营养液的温度、流量和流速出现异常时，发出报警信号。④动态显示已经输入营养液的数量、温度、流量和滴速，便于随时查看。

肠内营养泵在使用过程中，护理人员应严格遵守操作规程，加强巡视，及时处理出现的问题。肠内营养泵可能出现的问题有：①管道阻塞，多因营养液黏附管壁引起，应在持续滴注时每2～4小时用生理盐水或温开水冲洗胃管；②报警，除了管道阻塞外，还可能由于营养液滴空、滴管内液面过高或过低、导管在泵中放置位置不正确、电池电力不足等原因造成，护理人员应及时处理报警问题，保持输注通畅。

二、胃肠外营养

胃肠外营养是根据患者的需要，通过周围静脉或中心静脉输入患者所需的全部能量及营养素，包括氨基酸、脂肪、各种维生素、电解质和微量元素的一种营养支持方法。

（一）目的

用于各种原因引起的不能从胃肠道摄入营养、胃肠道需要充分休息、消化吸收障碍及存在超高代谢等的患者，保证热量及营养素的摄入，从而维持机体新陈代谢，促进患者康复。

（二）分类

根据补充营养的量，胃肠外营养可分为全胃肠外营养和部分胃肠外营养：前者指患者需要的全部营养素均通过胃肠道外途径输入；后者则是部分输入，其余部分营养素可经胃肠途径(口服或管饲)补充。

根据应用途径不同,胃肠外营养可分为周围静脉营养及中心静脉营养。短期、部分营养支持或中心静脉置管困难时,可采用周围静脉营养;长期、全量补充营养时宜采用中心静脉营养。

（三）用法

1. 全营养混合液输注 是将每天所需的营养物质在无菌条件下按次序混合输入由聚合材料制成的输液袋或玻璃容器后再输注的方法。这种方法热氮比例平衡、多种营养素同时进入人体内而增加节氮效果,同时简化输液过程,节省时间,减少污染,并降低代谢性并发症的发生。

2. 单瓶输注 在无条件进行全营养混合液输注时,可采用单瓶输注。此方法由于各种营养素非同步进入机体而造成营养素的浪费,易发生代谢性并发症。

（四）禁忌证

1. 胃肠道功能正常,能获得足够的营养。

2. 估计应用时间不超过5天。

3. 患者伴有严重水电解质紊乱、酸碱失衡、出凝血功能紊乱或休克时应暂缓使用,待内环境稳定后再考虑胃肠外营养。

4. 已进入临终期,不可逆昏迷等患者不宜采用胃肠外营养。

（五）并发症

1. 机械性并发症 在中心静脉置管时,可因患者体位不当、穿刺方向不正确等引起气胸、血胸、皮下气肿、血肿甚至神经损伤等。若穿破静脉及胸膜,可发生血胸或液胸。输注过程中,若大量空气进入输注管道可发生空气栓塞,甚至死亡。

2. 感染性并发症 若置管时无菌操作不严格、营养液污染及导管长期留置,可引起穿刺部位感染、导管性脓毒血症等感染性并发症,长期肠外营养也可发生肠源性感染。

3. 代谢性并发症 营养液输注速度、浓度不当或突然停用,可引起糖代谢紊乱、脂肪代谢异常、氨基酸代谢异常、水和电解质失衡、微量元素缺乏等与代谢有关的并发症,其中以高血糖症和低血糖症最为严重。

4. 肝功能损害 长期肠外营养也可引起肠黏膜萎缩、胆汁淤积等并发症。

（六）注意事项

1. 配制营养液及静脉穿刺、置管过程中均应严格无菌操作。

2. 配制好的营养液储存于4℃冰箱内备用,若超过24小时则不宜使用。

3. 输液袋及输液导管每12~24小时更换1次;置管后应固定好导管,防止牵拉脱出;导管进入静脉处的敷料每日更换1次,更换时应严格无菌操作,注意观察局部皮肤有无异常征象。

4.严禁从静脉营养导管输入其他液体、药物及血液，也不可在此处采集血标本或监测中心静脉压等。

5.滴注过程中观察滴注的速度，开始时滴注速度应缓慢，逐渐增加滴速，保持滴入速度均匀。一般成人首日输注速度为 60ml/h，次日 80ml/h，第三日 100ml/h。输注浓度也由较低浓度开始，逐渐增加。滴注速度及浓度可根据患者年龄及耐受情况加以调节。

6.注意巡视营养液滴入是否通畅，防止导管扭曲、堵塞或脱出，防止发生空气栓塞。

7.使用前及使用过程中要对患者进行严密的实验室监测，每日监测出入液量，观察血常规、电解质、血糖、尿糖、氧分压、血浆蛋白、酮体和肝肾功能等项目，以便根据患者体内代谢的动态变化及时调整营养液配方。定期做好患者营养状况的评估、胃肠道功能评估，如病情允许，可少量多次给予进食，刺激胃肠道尽早恢复功能，逐步由肠外营养转向肠内营养。

8.密切观察患者的临床表现，注意有无并发症的发生，如患者出现恶心、心慌、出汗、胸闷及寒战、高热等异常情况，应及时查明原因，报告医生，给予处理。

9.停用胃肠外营养时应提前在 2~3 天内逐渐减量。

（钟　远）

第八章

排　泄

第一节　排尿护理

泌尿系统产生的尿液可将人体代谢的最终产物、有毒物质、药物和过剩盐类排出体外，同时调节水、电解质及酸碱平衡，维持人体内环境的相对稳定。当排尿功能受损时，个体身心健康将会受到影响。

一、与排尿有关的解剖与生理

（一）泌尿系统的结构与功能

泌尿系统是由肾脏、输尿管、膀胱及尿道组成，其功能对维持人体健康尤为重要。

1. 肾脏　肾脏是成对的实质性器官，位于腹膜后脊柱两侧，左右各一个。左肾上级平十一胸椎，下级与第二腰椎下缘齐平。右肾上方与肝脏相邻，位置比左肾低半个到一个椎体，右肾上级平第十二胸椎，下级平第三腰椎。肾脏由肾单位、肾小球旁器、肾间质、血管和神经组成。肾单位是肾脏的结构和功能单位，每个肾脏由约 100 万（80 万～110 万）个肾单位组成，每个肾单位包括肾小体和肾小管两部分。血液通过肾小球的滤过作用生成原尿，再通过肾小管和集合管的重吸收和分泌作用产生终尿，经肾盂排向输尿管。

肾脏的主要生理功能是产生尿液，排泄人体新陈代谢的终末产物（如肌酐、尿素、尿酸等含氮物质）、有毒物质、药物和过剩盐类，同时调节水、电解质及酸碱平衡，从而维持人体内环境的相对稳定。此外，肾脏还是一个内分泌器官，可合成和分泌前列腺素、促红细胞生成素和激肽类物质等。

2. 输尿管　输尿管是细长的肌性管道，左右各一，起于肾盂，止于并开口于膀胱，全长约 20～30cm。输尿管全长有 3 个狭窄部，即输尿管的起始部、跨骨盆入口缘和穿膀胱壁处，是结石易滞留之处。

输尿管的生理功能是通过输尿管平滑肌每分钟 1～5 次的蠕动刺激和尿液的重力作用，将尿液由肾脏输送至膀胱。

3. 膀胱　膀胱是贮存尿液的肌性囊状器官,有较大的伸缩性,位于小骨盆内、耻骨联合的后方。其形状、大小、位置均随尿液充盈的程度而变化,膀胱空虚时,其顶部不超过耻骨联合上缘。膀胱的肌层由三层纵横交错的平滑肌组成,称为膀胱逼尿肌,排尿活动需要此肌肉收缩来协助完成。一般膀胱储存尿液达到300～500ml时,才会产生尿意。膀胱的主要生理功能是贮存和排泄尿液。

4. 尿道　尿道是尿液排出体外的通道。由膀胱的尿道内口开始,末端(尿道外口)直接开口于体表。

尿道内口周围有平滑肌环绕,形成膀胱括约肌(内括约肌);尿道穿过尿生殖膈处有横纹肌环绕,形成尿道括约肌(外括约肌),可随意志控制尿道的开闭。临床上将尿道穿过尿生殖膈的部分称为前尿道,未穿过的部分称为后尿道。男、女性尿道有很大不同。男性尿道长约18～20cm,有3个狭窄,即尿道内口、膜部和尿道外口;2个弯曲,即耻骨下弯和耻骨前弯。耻骨下弯固定无变化,而耻骨前弯则随阴茎位置不同而变化,如将阴茎向上提起,耻骨前弯即可消失。女性尿道长约4～5cm,较男性尿道短、直、粗,富于扩张性,尿道外口位于阴蒂下方,与阴道口、肛门相邻,比男性更容易发生尿道感染。

(二)排尿的生理

肾脏生成尿液是一个连续不断的过程,而膀胱的排尿则是间歇进行的。只有当尿液在膀胱内贮存并达到一定量时,才能引起反射性的排尿,使尿液经尿道排出体外。

膀胱受副交感神经紧张性冲动的影响处于轻度收缩状态,其内压经常保持在10cmH$_2$O。由于膀胱平滑肌具有较大的伸展性,故在尿量开始增加时,膀胱内压并无明显升高。当膀胱内尿量增加至400～500ml时,膀胱内压超过10cmH$_2$O,出现尿意。如果尿量增加至700ml,膀胱内压随之升高至35cmH$_2$O时,膀胱逼尿肌便出现节律性收缩,但此时还可有意识地控制排尿。当膀胱内压达70cmH$_2$O以上时,便出现明显的痛感,产生强烈的尿意。

排尿活动是一种受大脑皮层控制的反射活动。当膀胱内尿量充盈达400～500ml时,膀胱壁的牵张感受器受压力的刺激而兴奋,冲动沿盆神经传入脊髓骶段的排尿反射初级中枢;同时冲动也到达脑干(脑桥)和大脑皮层的排尿反射高位中枢,产生排尿欲。如果条件允许,排尿反射进行,冲动沿盆神经传出,引起逼尿肌收缩,内括约肌松弛,尿液进入后尿道。此时尿液刺激尿道感受器,冲动再次沿盆神经传至脊髓骶段初级排尿中枢,以加强排尿并反射性抑制阴部神经,使膀胱外括约肌松弛,于是尿液被强大的膀胱内压驱出。在排尿时,腹肌、膈肌、尿道海绵体肌的收缩均有助于尿液的排出。如果环境不适宜,排尿反射将受到抑制。但小儿大脑发育不完善,对初级排尿中枢的控制能力较弱,所以小儿排尿次数多,且易发生夜间遗尿现象。

二、排尿的评估

(一)排尿的评估内容

1. 尿量和次数　一般成人日间排尿 3～5 次,夜间 0～1 次,每次尿量约 200～400ml,24 小时尿量约 1 000～2 000ml,平均尿量在 1 500ml 左右。尿量和次数受多因素影响。

2. 颜色　正常新鲜尿液呈淡黄色或深黄色。某些食物或药物会对尿液颜色产生影响,如进食大量胡萝卜或服用维生素 B_2,尿液的颜色呈深黄色,这是正常现象。在病理情况时,尿色可有以下变化。

(1)血尿:当新鲜尿离心后,尿沉渣每高倍镜视野红细胞≥3 个,表示尿液中红细胞异常增多,称为血尿。血尿轻者尿色正常,仅显微镜下红细胞增多,称为镜下血尿;出血量多者尿色常呈洗肉水色、红色或浓茶色,称为肉眼血尿。血尿常见于急性肾小球肾炎,输尿管结石,泌尿系统肿瘤、结核及感染等。

(2)血红蛋白尿:大量红细胞在血管内破坏,形成血红蛋白尿,呈浓茶色或酱油样色。常见于血型不合所致的溶血、恶性疟疾和阵发性睡眠性血红蛋白尿。

(3)胆红素尿:尿液呈深黄色或黄褐色,振荡尿液后泡沫也呈黄色,是尿液中含有胆红素所致。见于阻塞性黄疸和肝细胞性黄疸。

(4)乳糜尿:因尿液中含有淋巴液,尿液呈乳白色。见于丝虫病。

3. 透明度　正常新鲜尿液清澈、透明,静置后可出现微量絮状沉淀物,系黏蛋白、核蛋白、盐类与上皮细胞凝结而成。蛋白尿不影响尿液的透明度,但振荡时可产生较多且不易消失的泡沫。新鲜尿液发生混浊可见于以下情况。

(1)尿盐析出:尿盐含量高时,尿液冷却后,可发生尿液混浊,但加热、加酸或加碱后,尿盐溶解,尿液澄清。

(2)脓尿:尿中含有大量脓细胞、细菌或炎性渗出物时,排出的新鲜尿液即呈白色絮状混浊,此种尿液在加热、加酸或加碱后,其浑浊度不变。

4. 酸碱度　正常情况下,尿液呈弱酸性,尿液 pH 为 4.5～7.5,平均为 6。尿液的酸碱性可因饮食的种类发生变化,如进食大量蔬菜时,尿液可呈碱性;进食大量肉类时,尿液可呈酸性。酸中毒患者的尿液可呈强酸性,严重呕吐患者的尿液可呈强碱性。

5. 尿比重　成人在正常情况下,尿比重在 1.015～1.025 之间,一般尿比重与尿量成反比。尿比重的高低主要取决于肾脏的浓缩功能,如果尿比重一直在 1.010 左右,提示肾功能严重障碍。

6. 气味　正常尿液气味特殊,是因为尿液中有挥发性酸。尿液久置后因尿素分解产生氨,故有氨臭味。新鲜尿液若有氨臭味提示有泌尿系统感染,尿液有烂苹果味见于糖尿病酮症酸中毒患者。

（二）影响排尿的因素

正常情况下，排尿活动受个体意识控制，无痛苦，无障碍，但诸多因素可以影响排尿的进行。

1. 心理因素　个体处于过度的焦虑或紧张的情形下，可能出现尿频、尿急，或者尿潴留；有的人听见流水声会产生尿意，反映排尿会受到暗示的影响，任何听、视觉或其他身体感觉的刺激，能增强或抑制排尿反射。

2. 排尿习惯　排尿时间常与日常作息有关。如大多数人早晨起床第一件事是排尿，晚上就寝前也会排空膀胱。排尿姿势也会影响排尿。

3. 环境因素　人的某些行为规范是受到社会文化影响而形成的。例如当个体在无遮蔽的公众场合中时，不能自在地排尿。

4. 饮食　咖啡、茶、酒类饮料这类液体有利尿作用，可使尿量增多。食用含水量多的水果、蔬菜等也可使尿量增多。摄入含盐较高的饮料或食物则会造成水钠潴留，使尿量减少。

5. 气候因素　夏季炎热，身体出汗量大，血浆晶体渗透压升高，可引起抗利尿激素分泌增多，促进肾脏的重吸收功能，导致尿液浓缩和尿量减少；冬季寒冷，身体外周血管收缩，循环血量增加，反射性地抑制抗利尿激素的分泌，而使尿量增加。

6. 治疗和检查　外科手术或外伤均可导致失血、失液，若补液不足，机体处于缺水状态，尿量减少。术中使用麻醉剂可干扰排尿反射的进行，有些患者会出现尿潴留。某些诊断性检查前要求患者禁食禁水，因而体液减少影响尿量。有些检查（如膀胱镜检查）可能造成尿道损伤、水肿与不适，导致排尿形态的改变。某些药物直接影响排尿，如利尿剂增加尿量，止痛剂、镇静剂影响神经传导而干扰排尿。

7. 疾病因素　神经系统的损伤和病变会使排尿反射的神经传导和排尿的意识控制发生障碍，出现尿失禁；肾脏的病变会使尿液生成发生障碍，出现少尿或无尿；泌尿系统的肿瘤、结石或狭窄等也可导致排尿障碍，出现尿潴留；老年男性前列腺肥大压迫尿道，可出现排尿困难。

8. 其他因素　妇女在妊娠时，可因子宫增大压迫膀胱致使排尿次数增多；老年人因膀胱肌肉张力减弱，出现尿频；婴儿因大脑发育不完善，其排尿由反射作用产生，不受意识控制，2～3 岁后才能自我控制排尿。

（三）异常排尿的评估

1. 多尿　24 小时尿量超过 2 500ml 为多尿（polyuria）。常见原因：饮用大量液体、妊娠；病理情况下多见于内分泌或肾脏疾病，如糖尿病患者，血糖浓度超过肾糖阈，大量葡萄糖从肾脏排出，引起渗透压升高而致多尿；又如尿崩症患者，由于脑神经垂体抗利尿激素分泌不足，使肾小管重吸收发生障碍，也表现为多尿。

2. 少尿和无尿　成人 24 小时尿量少于 400ml 或每小时尿量少于 17ml 为少尿（oliguria）；24 小时尿量少于 100ml 或 12 小时内无尿者为无尿（anuria）或尿闭（uroschesis）。少尿的原因：发热、液体摄入过少，病理情况下多见于心、肾疾病和休克患者；无尿见于严重休克和急性肾衰竭及药物中毒等。

3. 尿潴留　尿液大量存留在膀胱内而不能自主排出称尿潴留（retention of urine）。患者膀胱容积可增至 3 000～4 000ml，表现为下腹胀痛、排尿困难。体检可见耻骨上膨隆，扪及囊样包块，叩诊呈实音，有压痛，原因如下。

（1）机械性梗阻：指参与排尿的神经及肌肉功能正常，但在膀胱颈部至尿道外口的某一部位存在梗阻性病变。①膀胱颈梗阻，如前列腺增生、肿瘤，膀胱内结石、血块，子宫肌瘤等膀胱颈邻近器官病变；②尿道梗阻，如炎症或损伤后的尿道狭窄，尿道结石、结核、肿瘤等。

（2）动力性梗阻：膀胱、尿道无机械性梗阻病变，排尿困难是由于控制排尿的中枢或周围神经受损害导致的排尿功能障碍引起，如外伤、疾病或骨盆手术导致控制排尿的骨盆神经损伤或受到抑制，使排尿反射不能完成。

（3）其他：不习惯卧床排尿或焦虑、窘迫等心理因素使得排尿不及时，尿液存留过多之后，造成膀胱过度充盈，使膀胱收缩无力，从而出现尿潴留。

4. 尿失禁　排尿失去意识控制或不受意识控制，尿液不自主流出称为尿失禁（incontinence of urine），一般分为四种类型。

（1）持续性尿失禁：即尿液持续地从膀胱或尿道瘘中流出，膀胱处于空虚状态。常见原因有手术、外伤或先天性疾病引起的膀胱颈和尿道括约肌的损伤。

（2）充溢性尿失禁：当膀胱充盈达一定压力时，会不自主地溢出少量尿液，而膀胱内压力降低时，尿液不再溢出，但此时膀胱仍呈胀满状态，是膀胱排尿出口梗阻或膀胱逼尿肌失去正常张力所致。

（3）压力性尿失禁：膀胱逼尿肌功能正常，但由于尿道括约肌张力减低或骨盆底部尿道周围肌肉或韧带松弛，导致尿道阻力下降，患者平时尚能控制排尿，当咳嗽、打喷嚏或运动时使腹内压升高，膀胱内压超过尿道阻力，便有少量尿液不自主地溢出。常见于多次分娩或绝经后的女性，对其身心健康及社会人际交往有较大的影响。

（4）急迫性尿失禁：由于膀胱局部炎症、出口梗阻的刺激，使患者反复地低容量不自主排尿，常伴有尿频和尿急；或由于大脑皮质对脊髓排尿中枢的抑制减弱，引起膀胱逼尿肌不自主收缩或反射亢进，使膀胱收缩不受限制。主要原因包括：膀胱局部炎症或激惹致膀胱功能失调，如下尿路感染、前列腺增生等；中枢神经系统疾病如脑血管意外、脑瘤等。

5. 膀胱刺激征　膀胱刺激征的主要表现为尿频、尿急、尿痛。若成人排尿次数昼夜≥8 次，夜间≥2 次，平均每次尿量 <200ml 时考虑为尿频（frequent micturition)，膀胱炎症或机械性刺激所致尿频较为常见。患者突然有强烈排尿的感觉，不能控制需立即排尿称尿急（urgent micturition）。排尿时膀胱区及尿道疼痛称尿痛（dysuria），由于受到病理伤害的部位受刺激所引起。

三、与排尿相关的护理技术

◆ 导尿术

导尿术（catheterization）是指在严格无菌操作下，用无菌导尿管经尿道插入膀胱引流尿液的方法。导尿过程中若操作不规范，容易造成膀胱、尿道黏膜的损伤，若使用的导尿物品被污染，操作过程中违反无菌原则等原因，易引起医源性感染，因此为患者导尿时必须严格遵守无菌技术操作原则及操作规程。

ER-7
男患者导尿术

ER-8
女患者导尿术

（一）目的

1. 为尿潴留患者引流出尿液，解除其痛苦。

2. 协助临床诊断，如留取无菌的尿标本做细菌培养；测量膀胱容量、压力及残余尿量；进行膀胱或尿道造影等。

3. 为膀胱肿瘤患者进行化疗。

（二）操作前准备

1. 评估解释及患者准备

（1）评估患者的病情、临床诊断、意识状态、生命体征、心理状况、合作理解程度、膀胱充盈度及会阴部皮肤黏膜情况和清洁度。向患者及家属解释有关导尿术的目的、方法、注意事项及配合要点。

（2）嘱患者清洁外阴，做好准备。若患者无自理能力，应协助其进行外阴清洁。

2. 环境准备 室内光线充足、室温适宜，酌情关闭门窗，围帘或屏风遮挡患者。

3. 操作者准备 衣帽整洁，修剪指甲，洗手，戴口罩。

4. 用物准备

（1）治疗车上层：一次性导尿包（为厂商提供的灭菌导尿用物包，包括初步消毒、再次消毒和导尿用物。初步消毒用物有：小方盘，内盛数个消毒液棉球的塑料袋，镊子，纱布，手套。再次消毒及导尿用物有：手套，孔巾，弯盘，气囊导尿管，内盛 4 个消毒液棉球，镊子 2 把，自带无菌液体的 10ml 注射器，润滑油棉球袋，标本瓶，纱布，集尿袋，方盘，外包治疗巾），手消毒液，弯盘，一次性垫巾或小橡胶单和治疗巾 1 套，浴巾。

导尿管的种类：分为单腔导尿管（用于一次性导尿）、双腔导尿管（用于留置导尿）、三腔导尿管（用于膀胱冲洗或向膀胱内滴药）3 种。其中双腔导尿管和三

腔导尿管均有一个气囊,可使尿管头端固定在膀胱内防止脱落。根据患者情况
选择合适型号的导尿管。

（2）治疗车下层:生活垃圾桶、医疗垃圾桶、便器及便盆巾。

（3）其他:根据环境情况酌情准备屏风。

（三）操作步骤

步骤	注意点与说明
1. 核对　携用物至患者床旁,核对患者床号、姓名、腕带	● 确认患者
2. 准备　移床旁椅至操作同侧的床尾,将便盆放床旁椅上,打开便盆巾;松开床尾被盖,帮患者脱去对侧裤腿,盖在近侧腿部,并盖上浴巾,对侧腿用盖被遮盖	● 方便操作,节省时间、体力 ● 防止受凉
3. 体位准备　协助患者取屈膝仰卧位,两腿略外展,暴露外阴	● 方便操作人员导尿
4. 垫巾　患者臀下垫小橡胶单、治疗巾,弯盘置于近外阴处,消毒双手,核对检查并且打开导尿包,取出初步消毒用物,操作者一只手戴上手套,将消毒液棉球倒入小方盘内	● 保护床单不被污染 ● 保证操作的无菌性,预防感染的发生
5. 根据男、女性尿道解剖特点进行消毒、导尿	
▲女性患者	
（1）初步消毒:操作者一手持镊子夹取消毒液棉球消毒阴阜、大阴唇,紧接着另一戴手套的手分开大阴唇,消毒小阴唇和尿道口;污棉球置于弯盘内;消毒完毕脱下手套置于弯盘内;将弯盘与小方盘移至床尾处	● 每个棉球限用一次 ● 镊子不可接触肛门区域 ● 消毒顺序是由外向内、自上而下,不可来回消毒或螺旋式消毒
（2）打开导尿包:用快速手消剂洗手,然后将导尿包放在患者双腿之间,按无菌操作技术原则打开治疗巾	● 嘱患者勿动肢体,保持安置的体位,避免无菌区域污染
（3）戴无菌手套,铺孔巾:取出无菌手套,按无菌技术操作原则戴好无菌手套,取出孔巾,铺在患者的外阴处并暴露会阴部	● 孔巾和治疗巾内层形成一连续无菌区,扩大无菌区域,利于无菌操作,避免污染
（4）整理用物,润滑尿管:按操作顺序整理好用物,取出导尿管,用润滑液棉球润滑导尿管前段,根据需要将导尿管和集尿袋的引流管连接,取消毒液棉球放于弯盘内	● 方便操作 ● 润滑尿管可减轻尿管对黏膜的刺激和插管时的阻力
（5）再次消毒:将弯盘置于外阴处,一手分开并固定小阴唇,一手持镊子夹住消毒液棉球,分别消毒尿道口、两侧小阴唇、尿道口。污棉球、弯盘、镊子放床尾弯盘内	● 再次消毒顺序是内→外→内,自上而下,每个棉球限用一次,避免已消毒的部位再污染 ● 消毒尿道口时稍停片刻,充分发挥消毒液的消毒效果

步骤	注意点与说明
（6）导尿：将方盘置于孔巾口旁，嘱患者张口呼吸，用另一镊子夹持导尿管对准尿道口轻轻插入4～6厘米，见尿液流出再插入1厘米左右，松开固定小阴唇的手下移固定导尿管，将尿液引入集尿袋或方盘内	● 张口呼吸可使患者肌肉和尿道括约肌松弛，有助于插管 ● 插管时，动作要轻柔，避免损伤尿道黏膜
▲男性患者 （1）初步消毒：操作者按同样方法消毒阴阜、阴茎、阴囊。另一戴手套的取无菌纱布裹住阴茎将包皮向后推暴露尿道口，自尿道口向外向后旋转擦拭尿道口、龟头及冠状沟。污棉球、纱布置于弯盘内；消毒完毕将弯盘与小方盘移至床尾，脱下手套	● 每个棉球限用一次 ● 自阴茎根部向尿道口消毒 ● 包皮和冠状沟易藏污垢，应注意仔细擦拭，预防感染
（2）打开导尿包：用快速手消剂洗手后，开包，方法同女患者导尿	● 嘱患者勿动肢体，保持安置的体位，避免无菌区域污染
（3）戴无菌手套，铺孔巾：取出无菌手套，按无菌技术操作原则戴好无菌手套，取出孔巾，铺在患者的外阴处并暴露阴茎	● 孔巾和治疗巾内层形成一连续无菌区，扩大无菌区域，利于无菌操作，避免污染
（4）整理用物，润滑尿管：按操作顺序整理好用物，取出导尿管，用润滑液棉球润滑导尿管前段，根据需要将导尿管和集尿袋的引流管连接，放于方盘内，取消毒液棉球放于弯盘内	● 方便操作 ● 避免尿液污染环境
（5）再次消毒：将弯盘置于孔巾口旁，一手用纱布包住阴茎将包皮往后推，暴露尿道口，另一手持镊子夹住消毒液棉球再次消毒尿道口、龟头及冠状沟。污棉球、弯盘、镊子放床尾弯盘内	● 由内向外，每个棉球限用一次，避免已消毒的部位再污染
（6）导尿：一手继续持无菌纱布固定阴茎并提起，使之与腹壁成60°角，嘱患者张口呼吸，用另一镊子夹持导尿管对准尿道口缓慢轻轻插入20～22厘米，见尿液流出再插入1～2厘米左右，将尿液引入集尿袋或方盘内	● 使耻骨前弯消失，便于插管 ● 男性尿道有三个狭窄，插管时动作要轻柔，切忌用力过快过猛而损伤尿道黏膜
6. 夹管、倒尿　当方盘内盛三分之二满，暂时夹闭导尿管末端，将尿液倒入便盆内，再打开导尿管继续放尿，或将尿液引流入集尿袋内至适合量	● 注意观察患者的反应并询问其感觉
7. 取标本　若做尿培养，用无菌标本瓶接取中段尿液5ml，盖好瓶盖，放至合适处	● 避免碰洒或污染
8. 操作后处理 （1）导尿完毕，轻轻拔出导尿管，撤下孔巾，擦净外阴，收拾导尿用物弃于医用垃圾桶内，撤出患者臀下的小橡胶单和治疗巾，脱去手套，用手消毒液消毒双手，协助患者换（穿）好裤子，整理床单位	● 使患者舒适 ● 保护患者隐私
（2）清理用物，测量尿量，尿标本贴标签后送检	● 标本及时送检，避免污染
（3）消毒双手，记录，开窗，撤屏风	● 记录导尿时间、导出尿量、尿液性状及患者的反应

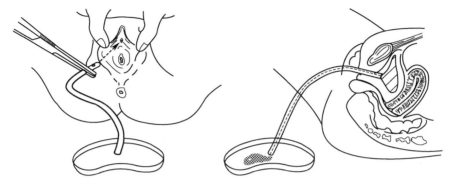

图 8-1　女性患者导尿

（四）注意事项

（1）严格遵守无菌操作技术原则，认真执行查对制度。

（2）操作中注意保护患者隐私，并采取盖被等保暖措施防止患者着凉。

（3）对膀胱高度膨胀又极度虚弱的患者，第一次放尿不超过 1 000ml。大量放尿可使腹腔内压急剧下降，血液大量滞留在腹腔内，导致血压下降而虚脱；另外膀胱内压突然降低，还可导致膀胱黏膜急剧充血，发生血尿。

（4）老年女性尿道口回缩，插管时应仔细辨认、观察，避免误入阴道。

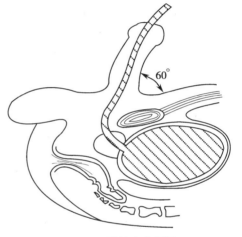

图 8-2　男性患者导尿

（5）为女患者插尿管时，如导尿管误入阴道，不可继续使用该尿管，更换后再重新插管。

（6）为防止损伤以及使操作顺利进行，需掌握男性和女性尿道的解剖特点。

◆ **留置导尿术（retention catheterization）**

留置导尿术是在导尿后，将导尿管保留在膀胱内，引流尿液的方法。

（一）目的

（1）便于抢救危重患者时准确记录尿量，测量尿比重，以观察患者的病情变化。

（2）为盆腔手术排空膀胱，保持膀胱持续呈空虚状态，避免术中误伤。

（3）某些泌尿系统疾病手术后留置导尿管，便于引流和冲洗，并可减轻手术切口的张力，促进伤口的愈合。

（4）为尿失禁或会阴部有伤口的患者引流尿液，可保持会阴部清洁干燥。

（5）为尿失禁患者行膀胱功能训练。

（二）操作前准备

1. 评估解释及患者准备

（1）评估患者的病情、临床诊断、意识状态、生命体征、心理状况、合作理解程度、自理能力、膀胱充盈度及会阴部皮肤黏膜情况和清洁度。向患者及家属解释有关导尿术的目的、方法、注意事项及配合要点。

（2）嘱患者清洁外阴，做好准备。告知患者及家属日常活动防止导尿管脱落的方法。

2. 环境准备　同导尿术。

3. 操作者准备　衣帽整洁，修剪指甲，洗手，戴口罩。

4. 用物准备　同导尿术。

（三）操作步骤

步骤	注意点与说明
1. 核对　携用物至患者床旁，核对患者床号、姓名、腕带	● 确认患者
2. 消毒、导尿　同导尿术初步消毒、再次消毒会阴部及尿道口，插入导尿管	● 严格按无菌操作进行，防止泌尿系统感染
3. 固定　见尿液后再插入 7～10cm。夹住导尿管尾端与集尿袋连接，向气囊注入注射器中的无菌溶液，轻拉导尿管，有阻力感即证实已固定于膀胱内	● 气囊导尿管：因导尿管的前端有一气囊，当向气囊注入一定量的液体后，气囊膨大可将导尿管头端固定于膀胱内，防止尿管滑脱（图 8-3）
4. 固定集尿袋　导尿成功后，夹闭引流管，撤下孔巾，擦净外阴，将集尿袋固定于床沿下，开放导尿管	● 集尿袋妥善地固定在低于膀胱的高度 ● 别针固定要稳妥，要避免伤害患者，同时不能使引流管滑脱 ● 引流管要留出足够的长度，防止因翻身牵拉，使尿管脱出 ● 防止尿液逆流造成泌尿系统感染
5. 操作后处理 （1）整理用物，置于医疗垃圾桶内，撤出小橡胶单和治疗巾，脱手套	
（2）协助患者穿好裤子，取舒适卧位，整理床单位 （3）洗手，记录	● 使患者舒适 ● 保护患者隐私 ● 记录留置导尿管的时间、患者的反应等

（四）注意事项

（1）同导尿术1—6。

（2）气囊导尿管固定时切勿过度牵拉尿管，防止膨胀的气囊卡在尿道内口，压迫膀胱壁或尿道,导致黏膜组织的损伤。

（3）向患者及家属说明摄取足够的水分和进行适当的活动对预防泌尿道感染的重要性,每天应维持尿量在 2 000ml 以上,以达到自然冲洗尿道的作用,减少尿道感染的机会。

（4）注意保持引流通畅,避免导尿管受压、扭曲、堵塞。

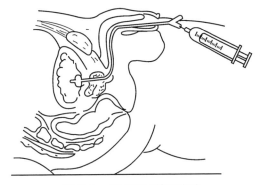

图 8-3　气囊导尿管固定法

（5）在离床活动时,应将导尿管远端固定在大腿上,以防导尿管脱出。集尿袋不得超过膀胱高度并避免挤压,防止尿液反流,导致感染的发生。

（五）留置导尿管患者的护理

1. 防止泌尿系统逆行感染的措施

（1）保持尿道口清洁:女患者用消毒棉球擦拭尿道口及外阴,男患者擦拭尿道口、龟头及包皮,每天 1～2 次。排便后及时清洗肛门及会阴部皮肤。

（2）集尿袋的更换:注意观察并及时排空集尿袋内尿液,并记录尿量。通常每周更换集尿袋 1～2 次,若有尿液性状、颜色改变,需及时更换。

（3）尿管的更换:定期更换导尿管,尿管的更换频率通常根据导尿管的材质决定,一般为 1～4 周更换 1 次。

2. 留置尿管期间,若病情允许应鼓励患者每日摄入 2 000ml 以上水分（包括口服和静脉输液等）,达到冲洗尿道的目的。

3. 训练膀胱反射功能,可采用间歇性夹管方式。夹闭导尿管,每 3～4 小时开放一次,使膀胱定时充盈和排空,促进膀胱功能的恢复。

4. 注意患者的主诉并观察尿液情况,发现尿液浑浊、沉淀、有结晶时,应及时处理,每周检查尿常规 1 次。

◆ **膀胱冲洗术（bladder irrigation）**

（一）目的

（1）对留置导尿管的患者,保持其尿液引流通畅。

（2）清洁膀胱,清除膀胱内的血凝块、黏液及细菌等,预防感染。

（3）治疗某些膀胱疾病,如膀胱炎、膀胱肿瘤。

（二）操作前准备

1. 评估患者并解释　评估患者的年龄、病情、临床诊断、意识状态、生命体征、心理状况,合作理解程度和心理状况。向患者及家属解释有关膀胱冲洗的目的、方法、注意事项和配合要点。

2. 环境准备　同导尿术。

3. 操作者准备　衣帽整洁,修剪指甲,洗手,戴口罩。

4. 用物准备

(1)治疗车上层:按导尿术准备的导尿用物,遵医嘱准备冲洗液,无菌膀胱冲洗器1套,消毒液,无菌棉签,医嘱执行本,快速手消剂。

(2)治疗车下层:生活垃圾桶、医疗垃圾桶、便盆及便盆巾。

(3)其他:根据医嘱准备的药液,常用冲洗溶液有生理盐水、0.02%呋喃西林溶液等,溶液温度约为38～40℃。

(三)操作步骤

步骤	注意点与说明
1. 核对　携用物至患者床旁,核对患者床号、姓名、腕带	● 确认患者
2. 导尿、固定　按留置导尿术安置并固定导尿管	
3. 排空膀胱	● 降低膀胱内压力,使冲洗液更好地滴入膀胱 ● 有利于药液与膀胱内壁充分接触,保持膀胱内药液的有效浓度
4. 准备冲洗 (1)将冲洗液与膀胱冲洗器连接,然后倒挂在输液架上,排气,关闭开关 (2)将导尿管与集尿袋接头处分开,消毒尿管尾端开口和接头,将导尿管和引流管与"Y"形管的两个分管相连接,"Y"形管的主管连接冲洗导管	● 膀胱冲洗装置类似静脉输液导管,其末端与"Y"形管的主管连接,一个分管连接引流管,另一个分管与导尿管相连接
5. 冲洗膀胱 (1)夹闭引流管,开冲洗管,使溶液滴入膀胱,调节滴速。待患者有尿意或滴入溶液200～300ml后,关冲洗管,开引流管,将冲洗液全部引流出来后,再关闭引流管 (2)按需要量如此反复冲洗	● 瓶内液面距床面约60cm,以便产生一定的压力,使液体能够顺利滴入膀胱 ● 滴速一般为60～80滴/min,过快可能使患者尿意强烈,从而导致冲洗液从导尿管侧溢出尿道外 ● 若患者出现不适或有出血情况,应立即停止冲洗 ● 冲洗过程中,经常询问患者感受,观察患者反应及引流液性状
6. 冲洗后处理 (1)取下冲洗管,再次消毒导尿管口与引流管接头并连接	

续表

步骤	注意点与说明
（2）清洁外阴部，固定好导尿管	● 减少外阴部细菌的数量
（3）协助患者取舒适卧位，整理床单位，清理用物	
（4）洗手，记录	● 记录冲洗液名称、冲洗量、引流量、引流液性质、冲洗过程中患者的反应

（四）注意事项

（1）严格执行无菌技术操作。

（2）避免用力回抽造成黏膜损伤。若引流的液体少于灌入的液体量，应考虑是否有血块或脓液阻塞，可增加冲洗次数或更换导尿管。

（3）冲洗时嘱患者深呼吸，尽量放松，以减少疼痛。若患者出现腹痛、腹胀、膀胱剧烈收缩等情形，应暂停冲洗。

（4）冲洗后如出血较多或血压下降，应立即给予处理，并注意准确记录冲洗液量及性状。

第二节　排　便　护　理

一、与排便有关的解剖与生理

（一）大肠的解剖

人体参与排便运动的主要器官是大肠。大肠全长 1.5m，起自回肠末端，止于肛门，分盲肠、结肠、直肠和肛管四个部分。

1. 盲肠　盲肠为大肠与小肠的衔接部分，其内有回盲瓣，起括约肌的作用，即可控制回肠内容物进入盲肠的速度，又可防止大肠内容物逆流。

2. 结肠　结肠分升结肠、横结肠、降结肠和乙状结肠，围绕在小肠周围。

3. 直肠　直肠全长约 16cm，从矢状面上看，有两个弯曲，骶曲和会阴曲。会阴曲是直肠绕过尾骨尖形成的凸向前方的弯曲，骶曲是直肠在骶尾骨前面下降形成的凸向后方的弯曲。

4. 肛管　肛管上续直肠下止于肛门，长约 4cm，为肛门内外括约肌包绕。肛门内括约肌为平滑肌，有协助排便的作用；肛门外括约肌为骨骼肌，是控制排便的重要肌束。

（二）大肠的生理功能

1. 吸收水分、电解质和维生素。

2. 形成粪便并排出体外。

3. 利用肠内细菌制造维生素。

（三）大肠的运动

大肠的运动少而慢，对刺激的反应也较迟缓。这些特点符合大肠的生理功能，大肠的运动形式有以下几种。

1. 袋状往返运动　是空腹时最常见的一种运动形式，主要是由环行肌无规律的收缩引起。使结肠袋内容物向前后两个方向作短距离移动，并不向前推进。

2. 分节或多袋推进运动　是进食后较多见的一种运动形式，由一个结肠袋或一段结肠收缩推移肠内容物至下一结肠段。

3. 蠕动　是一种推进运动，由一些稳定的收缩波组成，波前面的肌肉舒张，波后面的肌肉则保持收缩状态，使肠管闭合排空。蠕动对于肠道排泄起重要作用。

4. 集团蠕动　是一种行进很快，向前推进距离很长的强烈蠕动。起源于横结肠，强烈的蠕动波可将肠内容物从横结肠推至乙状结肠和直肠。此蠕动每天发生 3～4 次，最常发生在早餐后的 60 分钟内，由两种反射刺激引起：胃 - 结肠反射和十二指肠 - 结肠反射。当食物进入胃、十二指肠后，通过内在神经丛的传递，反射性地引起结肠的集团蠕动而推动大肠肠内容物至乙状结肠和直肠，引发排便反射。十二指肠 - 结肠反射和胃 - 结肠反射对于肠道排泄有重要的意义，可利用此反射来训练排便习惯。

（四）排便

从大肠排出废物的过程称为排便。

正常人的直肠肠腔内除排便前和排便时通常无粪便。当肠蠕动将粪便推入直肠时，刺激直肠壁内的感受器，其兴奋冲动经盆神经和腹下神经传至脊髓腰骶段的初级排便中枢，同时上传到大脑皮层，引起便意和排便反射。如果环境许可，皮层发出下行冲动到脊髓初级排便中枢，通过盆神经传出冲动，使降结肠、乙状结肠和直肠收缩，肛门内括约肌不自主地舒张，同时，阴部神经冲动减少，肛提肌收缩，肛门外括约肌舒张。此外，由于支配腹肌和膈肌的神经兴奋，腹肌、膈肌收缩，腹内压增加，共同促进粪便排出体外。

排便活动受大脑皮层的控制，意识可以促进或抑制排便。个体经过一段时间的排便训练后，便可以自主地控制排便。正常人的直肠对粪便的压力刺激有一定的阈值，达到此阈值时即可产生便意。如果个体经常有意识遏制便意，便会使直肠渐渐失去对粪便压力刺激的敏感性，加之粪便在大肠内停留过久，水分被吸收过多而干结，造成排便困难，这是产生便秘最常见的原因之一。

二、排便的评估

（一）排便的评估内容

1. 排便次数　排便次数因人而异，成人一般每日排便 1～3 次，婴幼儿每日排便 3～5 次。每天排便超过 3 次(成人)或每周少于 3 次,应视为排便异常,如腹泻、便秘。

2. 排便量　每日排便量与膳食的种类、数量、摄入的液体量、大便次数及消化器官的功能有关。正常成人每日排便约 100～300g。进食高蛋白质、低纤维等精细食物者粪便量少而细腻。进食大量蔬菜、水果等粗粮者粪便量较多。病理情况下,也会出现排便量及性质的改变如肠道梗阻、腹泻等。

3. 粪便的性状

(1)颜色:正常成人的粪便呈黄褐色或棕黄色。婴儿的粪便呈黄色或金黄色。因摄入食物或药物种类的不同,粪便颜色会发生变化,如食用大量绿叶蔬菜,粪便可呈暗绿色;摄入铁制剂或动物血,粪便可呈无光样黑色。消化系统有病理变化存在时也可使粪便颜色改变,如柏油样便见于上消化道出血;暗红色血便提示下消化道出血;白陶土色便提示胆道梗阻;痔疮出血或肛裂患者粪便表面粘有鲜红色;果酱样便提示肠套叠、阿米巴痢疾。

(2)形状与软硬度:正常情况下,粪便为成形软便不粘连。粪便干结、坚硬、呈栗子样,见于便秘;消化不良或急性肠炎时可为呈稀便或水样便;粪便呈扁条形或带状,见于肠道梗阻或直肠狭窄。

(3)气味:正常时粪便气味因膳食种类而异,强度由腐败菌的活动性及动物蛋白的量而定。肉食者味重,素食者味轻。严重腹泻患者因未消化的蛋白质与腐败菌作用,粪便呈碱性反应,气味极恶臭;腐臭味提示下消化道溃疡或恶性肿瘤;腥臭味提示上消化道出血;消化不良、乳儿因糖类未充分消化或吸收脂肪酸产生气体,粪便呈酸性反应,气味为酸败臭。

(4)内容物:粪便内容物主要为食物残渣、脱落的大量肠上皮细胞、细菌以及机体代谢后的废物,如胆色素衍生物和钙、镁、汞等盐类。粪便中混入少量黏液,肉眼不易查见。当消化道有感染或出血时粪便中可混有血液、脓液或肉眼可见的黏液。肠道寄生虫感染患者的粪便中可检出蛔虫、绦虫节片等。

(二)影响排便的因素

1. 年龄　2～3 岁以下的婴幼儿,神经肌肉系统未发育完全,不能控制排便。老年人因生理机能的减弱导致肠道控制能力下降,易发生排便异常。

2. 饮食　合理饮食是保证正常排便的重要条件;摄取富含纤维的膳食可帮助排便;摄入液体量不足、进食量少、缺乏膳食纤维或食用高糖高脂类食物,易导致便秘。

3. 活动　适当活动可维持肌肉的张力,刺激肠蠕动,从而帮助维持正常的排便功能。若患者长期卧床,则可能因缺乏活动而导致排便困难。

4. 心理因素　精神抑郁,身体活动相应减少,肠蠕动减少可导致便秘。紧张、焦虑可使迷走神经兴奋,肠蠕动增加,易发生腹泻。

5. 个人习惯　一般个体有自己固定的排便时间、环境、姿势、便具等若发生改变，可能影响正常排便。如排便姿势从坐位、蹲位变成卧位，可能因不适应便盆的使用导致排便困难。

6. 环境因素　排便是个人隐私的活动，需要一个私密环境。患者因健康问题需要他人协助解决排便，环境缺乏私密性时，可能会下意识压抑排便的需要，从而造成排便异常等问题。

7. 疾病因素　消化系统疾病，如结肠炎可导致腹泻；神经系统疾病，如脑卒中可导致大便失禁。

8. 药物　缓泻剂可促使排便，但剂量过高或长期使用可能会导致相反的结果；长时间服用抗生素，可干扰肠道正常菌群而导致腹泻；麻醉剂或止痛药可使肠蠕动减弱，从而造成便秘。

9. 治疗和检查　腹部、肛门部手术会因肠壁肌肉的暂时麻痹或伤口疼痛而抑制便意；胃肠道的诊断性检查常需灌肠或服用钡剂，也可影响排便。

（三）异常排便的评估

1. 便秘　便秘（constipation）指排便次数减少，排便无规律，粪便过干过硬，排便不畅、困难或常有排便不尽感，常伴有腹痛、腹胀、乏力、食欲不佳等症状。

常见原因：排便习惯不良，常抑制便意；饮食多为低纤维、高动物脂肪饮食；饮水量不足；长期卧床或缺乏运动；某些器质性和功能性疾病，如甲状腺功能减退、低血钙和低血钾等；神经系统功能障碍导致神经冲动传导受阻；各类直肠、肛门手术；情绪消沉。

2. 腹泻　腹泻（diarrhea）指排便次数增多，频繁排出的粪便松散、稀薄而不成形，甚至呈水样。腹泻常常伴有腹痛、乏力、恶心、呕吐、肠鸣、有急于排便的需要和难以控制的感觉。常见原因：饮食不当或使用泻剂不当；紧张焦虑；消化系统发育不成熟；胃肠道疾患；某些内分泌疾病如甲亢等均可引起腹泻。

3. 排便失禁　排便失禁（fecal incontinence）指肛门括约肌不受意识的控制而不自主地排便。常见原因：神经肌肉系统的病变或损伤如瘫痪；消化道疾患；情绪失调、精神障碍。

4. 粪便嵌塞　粪便嵌塞（fecal impaction）指粪便持久滞留堆积在直肠内，坚硬不能排出。患者腹部胀痛，直肠肛门疼痛，虽有排便感觉，肛门处有少量液化的粪便渗出，但不能排出粪便，常见于慢性便秘者。因便秘未及时解除，粪便滞留在直肠内，水分被持续吸收，原有基础上又不断加入新的粪便，最终使粪块变得又大又硬不能排出，发生粪便嵌塞。

5. 肠胀气　肠胀气（flatulence）指胃肠道内有过量气体积聚，不能排出。正常情况下，胃肠道内的气体约有 150ml，胃内的气体可通过口腔嗳出，肠道内的气体部分在小肠被吸收，其余通过肛门排出，不会产生不适。肠胀气表现为腹部胀满、膨隆、叩诊呈鼓音、痉挛性疼痛、呃逆、肛门排气过多，可因食入过多的产气性食物、吞入大量空气、肠蠕动减少、肠道梗阻及肠道手术后等所致。

三、与排便相关的护理技术

◆ 口服溶液清洁肠道法

（一）电解质等渗溶液清洁肠道法

电解质等渗清肠口服液口服后，肠道几乎不吸收分解，从而使肠道内液体成分增加，软化粪便，刺激肠蠕动，加速排便，达到清洁肠道的目的。适用于结、直肠检查和手术前肠道检查。复方聚乙二醇电解质散剂为常用的电解质等渗溶液，主要成分为聚乙二醇4000、氯化钠、氯化钾、无水硫酸钠、碳酸氢钠。

（1）配制方法（每1 000ml）：取药品1盒（内含A、B、C各1小包），将各小包一并倒入带刻度的杯（瓶）中，再倒入1 000ml温开水，搅拌至完全溶解。

（2）用量：3 000～4 000ml，首次服用600～1 000ml，每隔10～15分钟服用一次，每次250ml，直至服完或排出水样清便，总给药量不能超过4L。

（3）给药时间及服用方法：①大肠手术前，手术前日午餐后禁食（可饮水），午餐后3小时开始给药。②大肠内镜检查前，检查当日给药时，当日早餐禁食（可饮水），预定检查4小时前给药；检查前日给药时，前日晚餐后禁食（可饮水），晚餐后1小时给药，前日的早餐、午餐应食用少渣食物，晚餐进食流质饮食。

（4）观察：①排便次数、粪便性质：先为软便，后为水样便，待排出液为清水样时说明已达到清洁肠道的目的。②服药后症状：服药后1小时，肠道蠕动加快，部分患者会出现恶心腹胀，若症状严重，可加大间隔时间或暂停给药，症状消失后再给药；若出现腹痛、休克、过敏样症状等副作用，应停止给药，立即治疗。③排便后感觉：无腹痛、无直肠下坠感。如口服溶液清洁肠道效果差，应于术前晚、术日晨行清洁灌肠，并及时记录。

（二）高渗溶液清洁肠道法

高渗溶液进入肠道后在肠道内形成高渗环境，使肠道内水分大量增加，进而软化粪便，刺激肠蠕动，加速粪便排出，达到清洁肠道的目的。适用于结肠、直肠检查和手术前肠道准备。常用溶液有甘露醇、硫酸镁。

（1）甘露醇法：患者术前3天进半流质饮食，术前1天进食流质饮食，术前1天下午2：00—4：00口服甘露醇溶液1 500ml（20%甘露醇500ml+5%葡萄糖1 000ml混匀）。一般服用后15～20分钟即反复自行排便。

（2）硫酸镁法：患者术前3天进食半流质饮食，每晚口服50%硫酸镁10～30ml。术前1天进食流质饮食，术前1天下午2：00—4：00口服25%硫酸镁200ml（50%硫酸镁100ml+5%葡萄糖100ml）后再口服1 000ml温开水。一般服用后15～30分钟即可反复自行排便，2～3小时内可排便2～5次。

◆ **简易通便法**

简便经济而有效，协助患者解除便秘。适用于老年人、体弱和久病卧床便秘者。常用的方法有以下两种。

1. 开塞露法　开塞露由甘油或山梨醇制成。使用时剪开塑料容器封口，先挤出少量液体润滑开口处。患者取左侧卧位，放松肛门外括约肌。然后将开塞露前端轻轻插入肛门后将溶液全部挤入直肠内（图8-4），嘱患者5～10分钟后排便。

2. 甘油栓法　甘油栓是甘油和明胶制成的栓剂。操作时，操作者戴手套，一手捏住甘油栓底部，轻轻插入肛门至直肠内，抵住肛门处并轻轻按摩，嘱患者保留5～10分钟后排便。

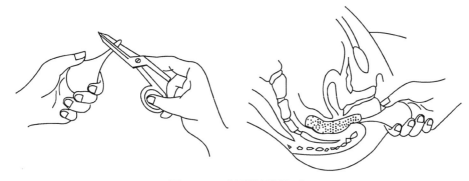

图8-4　开塞露简易通便法

◆ **灌肠术**

灌肠术（enema）指将一定量的溶液通过肛管由肛门经直肠灌入结肠的技术，以帮助患者清洁肠道、排便、排气或由肠道供给药物，达到确定诊断和治疗的目的。灌肠可分为大量不保留灌肠（图8-5）、小量不保留灌肠（图8-6）和保留灌肠。

◆ **大量不保留灌肠（large volume non-retention enema）**

（一）目的

（1）软化粪便，解除便秘、肠胀气。

（2）清洁肠道，为肠道手术、检查或分娩做准备。

（3）稀释并清除肠道内的有害物质，减轻中毒。

（4）灌入低温液体，为高热患者降温。

（二）操作前准备

1. 患者准备

（1）评估患者的年龄、病情、临床诊断、意识状态、生命体征、心理状况、排便情况、合作能力、肛门部位皮肤。

（2）嘱患者若有尿意，可先排尿。

2. 环境准备　室内光线充足、室温适宜，酌情关闭门窗，围帘或屏风遮挡患者。

3. 操作者准备　衣帽整洁，修剪指甲，洗手，戴口罩。

4. 用物准备

（1）治疗车上层：一次性灌肠器包（包内放灌肠筒、肛管、引流管一套，止血钳 1 把、棉签 1 包、液状石蜡、一次性治疗巾、一次性手套）、水温计 1 个、弯盘 1 个、卫生纸数张、记录本、笔、快速手消剂，根据医嘱准备的灌肠液。

（2）治疗车下层：生活垃圾桶、医疗垃圾桶、便器及便器巾。

（3）灌肠溶液：常用 0.1%～0.2% 的肥皂液，或生理盐水。成人每次用量为 500～1 000ml，小儿 200～500ml。溶液温度一般为 39～41℃，降温时用 28～32℃，中暑用 4℃。

（4）其他：输液架。

（三）操作步骤

步骤	注意点与说明
1. 核对　备齐用物携至患者床旁，核对患者姓名、年龄、腕带及医嘱	● 确认患者 ● 根据患者情况选择合适的灌肠溶液
2. 准备体位　协助患者取左侧卧位→双膝屈曲→裤子褪至膝部→臀部靠近床沿→垫一次性治疗巾于臀下→将弯盘置患者臀旁	● 左侧卧位使乙状结肠、降结肠处于下方，使灌肠液由于重力作用，更易流入乙状结肠和降结肠 ● 不能自我控制排便的患者可取仰卧位，臀下垫便盆
3. 盖被，暴露臀部，消毒双手	● 保暖，保护患者隐私，使其放松
4. 调整高度　调节输液架的高度→将灌肠筒悬挂在输液架上，液面高于肛门 40～60cm→撕开肛管外包装口连接肛管→将肛管放于弯盘内	● 高度适中，灌肠筒越高，压力越大，液体流入越快，溶液不易保留，且易造成肠道损伤
5. 插管　戴手套→左手取下肛管外包装→排气后夹紧橡胶管→用液体石蜡润滑肛管前端→左手分开臀裂露出肛门→右手持肛管轻轻插入 7～10cm，固定肛管→松开止血钳	● 嘱患者放松，使肛管易于插入 ● 勿用力，以防损伤肠黏膜，如插入受阻，不可用力强行插入，应退出少许，旋转后缓缓插入，小儿插入深度约 4～7cm
6. 观察　观察液体流入速度和患者的反应，液面下降速度不可过快，如出现脉速、面色苍白、出冷汗、剧烈腹痛、心悸、气促等，应立即停止灌肠并及时处理	● 若液面下降过慢或停止，多由于肛管前端被堵塞，可移动、挤捏肛管使管道恢复通畅 ● 如患者感觉腹胀或有便意，嘱患者放松，并降低灌肠筒的高度以减慢流速或暂停片刻

续表

步骤	注意点与说明
7. 拔管及保留灌肠液　待灌肠液即将流尽时夹闭肛管,用卫生纸包裹肛管轻轻拔出,弃于医疗垃圾桶内。擦净肛门,脱下手套,消毒双手。协助患者取舒适的卧位,嘱其尽量保留5~10分钟后再排便	● 避免拔管时空气进入肠道及灌肠液流出 ● 使灌肠液在肠中有足够的作用时间,使粪便充分软化容易排出
8. 协助患者排便　放便盆于患者臀下排便→取出便盆→观察大便性状、量→擦净肛门→撤一次性治疗巾→协助患者穿裤	
9. 操作后处理　整理床单位,交代注意事项→将呼叫铃放置床头→速干手消毒液消毒双手→撤屏风→开门窗→按院内感染要求整理用物	● 保持病房的整齐,去除异味
10. 洗手、记录	● 记录灌肠时间,灌肠溶液的种类、量,排出粪便量、颜色和性质及腹胀缓解的情况

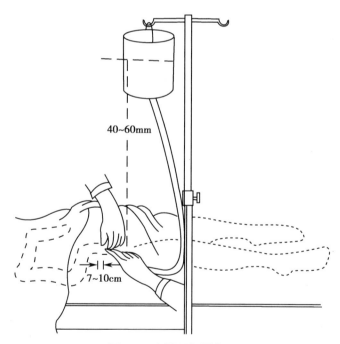

40~60mm

7~10cm

图 8-5　大量不保留灌肠

(四)注意事项

1. 妊娠、急腹症、严重心血管疾病等患者禁忌灌肠。

2．伤寒患者灌肠时溶液不得超过 500ml，压力要低（液面不得超过肛门 30cm.；肝性脑病病员禁用肥皂水灌肠，以减少氨的产生和吸收；充血性心力衰竭和水钠潴留患者禁用 0.9% 氯化钠溶液灌肠。

3．准确掌握灌肠溶液的温度、浓度、流速、压力和溶液的量。

4．灌肠后观察排出大便的量、颜色、性质，排便次数。降温灌肠患者，排便 30 分钟后测量体温，并观察体温变化。

◆ 小量不保留灌肠（small volume non-retention enema）

适用于腹部或盆腔手术后的患者、危重患者、年老体弱患者、小儿及孕妇等。

（一）目的

1．软化粪便，解除便秘。

2．排出肠道积气，减轻腹胀。

（二）操作前准备

1. 患者准备

（1）评估患者的年龄、病情、临床诊断、意识状态、生命体征、心理状况，排便情况、合作能力、肛门部位皮肤。

（2）嘱患者若有尿意，可先排尿。

2. 环境准备　同大量不保留灌肠。

3. 操作者准备　衣帽整洁，修剪指甲，洗手，戴口罩。

4. 用物准备

（1）治疗车上层：一次性灌肠包（内放灌肠筒 1 个、肛管、注洗器、引流管一套，止血钳 1 把、棉签 1 包、液状石蜡、一次性治疗巾，一次性手套）、温开水 5～10ml，水温计 1 个、弯盘 1 个、卫生纸数张、记录本、笔、快速手消剂，根据患者情况准备的灌肠液。

（2）治疗车下层：生活垃圾桶、医疗垃圾桶、便器及便器巾。

（3）常用灌肠溶液："1、2、3"溶液（50% 硫酸镁 30ml、甘油 60ml、温开水 90ml）；甘油 50ml 加等量温开水；各种植物油 120～180ml。

（三）操作步骤

步骤	注意点与说明
1. 核对、体位准备　同大量不保留灌肠	● 保持溶液温度为 38℃
2. 润滑肛管　戴手套，将弯盘置于患者臀边，用注洗器抽吸药液，连接肛管，润滑肛管前端，排气夹管	● 减少插管时的阻力和对黏膜的刺激
3. 插管　嘱患者深呼吸，一手暴露肛门，另一手将肛管从肛门轻轻插入 7～10cm	

续表

步骤	注意点与说明
4. 灌入灌肠液　固定肛管,松开血管钳,缓缓注入溶液,注毕夹管,取下注洗器再吸取溶液,松夹后再行灌注,如此反复直至溶液注完	● 注入速度不得过快过猛,以免刺激肠黏膜,引起排便反射 ● 如用小容量灌肠筒,液面距肛门不可高于30cm ● 注意观察患者反应
5. 拔管　血管钳夹闭肛管尾端或反折肛管,按大量不保留灌肠术拔管,擦净肛门	
6. 保留灌肠液　嘱患者平卧,尽量保留溶液10~20分钟再排便	● 使灌肠液有足够的作用时间,以软化粪便
7. 剩余步骤同大量不保留灌肠	● 同大量不保留灌肠

（四）注意事项

1. 灌肠时插管深度为7~10cm,灌肠液注入速度不宜过快,灌肠压力宜低。

2. 每次抽吸灌肠液时,应反折肛管,避免空气进入肠道,引起腹胀。

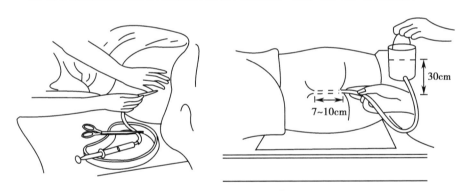

图 8-6　小量不保留灌肠

◆ 保留灌肠(retention enema)

将药液灌入到直肠或结肠内,通过肠黏膜吸收达到治疗疾病的目的。

（一）目的

（1）镇静、催眠。

（2）治疗肠道感染。

（二）操作前准备

1. 患者准备

（1）评估患者的年龄、病情、临床诊断、意识状态、生命体征、心理状况,排便情况、合作能力、肛门部位皮肤。

（2）协助患者排便、排尿，以利于药物保留和吸收。

2. 环境准备　同大量不保留灌肠。

3. 操作者准备　衣帽整洁，修剪指甲，洗手，戴口罩。

4. 用物准备

（1）治疗车上层：注洗器，肛管、引流管一套，止血钳 1 把，棉签 1 包，液状石蜡，一次性治疗巾，一次性手套，温开水 5～10ml，水温计 1 个，弯盘 1 个，卫生纸数张，记录本，笔，快速手消剂，根据患者情况准备的灌肠液。

（2）治疗车下层：生活垃圾桶、医疗垃圾桶、便器及便器巾。

（3）常用灌肠溶液：镇静催眠常用 10% 水合氯醛；肠道抗感染用 2% 小檗碱，0.5%～1% 新霉素或其他抗生素溶液。溶液量不超过 200ml，溶液温度 38℃。

（三）操作步骤

操作步骤	注意点与说明
1. 核对　同大量不保留灌肠	
2. 安置体位　根据病情为患者安置左侧或右侧卧位，用小垫枕将患者臀部抬高 10cm	• 保留灌肠以晚间睡眠前进行为宜，此时活动减少，药液易于保留吸收
3. 插管　戴手套，润滑肛管前端，排气后轻轻插入肛管 15～20cm，按小量不保留灌肠操作方法缓缓注入药液	• 慢性细菌性痢疾，病变部位多在直肠或乙状结肠，取左侧卧位；阿米巴痢疾，病变多在回盲部，取右侧卧位，以提高疗效
4. 拔管　药液注入完毕，再注入温开水 5～10ml，抬高肛管尾端，使管内溶液全部注完，拔出肛管，擦净肛门，脱手套，消毒双手，嘱患者卧床休息，尽量忍耐，保留药液在 1 小时以上	• 抬高臀部可防止药液溢出，利于药物保留，提高疗效 • 使药液充分被吸收
5. 操作后处理　整理床单位，清理用物，洗手，观察患者反应和治疗效果，并做好记录	

（四）注意事项

1. 灌肠前嘱患者排便，肠道排空有利于药液吸收。

2. 应选择稍细的肛管并且插入较深，灌肠液注入速度与灌肠压力宜低，以减少刺激，使灌入药液能保留较长时间，利于肠黏膜吸收。

3. 肛门、直肠、结肠手术后及大便失禁的患者，不宜做保留灌肠。

（赵　容）

第九章

分级护理与医疗护理文书

第一节 分 级 护 理

分级护理是指患者在住院期间，医护人员根据患者病情和生活自理能力，确定并实施不同级别的护理。分级护理分为四个级别，包括特级护理、一级护理、二级护理和三级护理。

一、护理分级

（一）分级方法

1. 患者入院后根据病情严重程度确定患者病情等级。

2. 根据患者 Barthel 指数总分，确定患者自理能力等级。

3. 根据患者病情和自理能力等级，确定患者护理级别，并根据患者病情变化及时动态调整。

（二）分级依据

1. 特级护理 符合以下情况之一的患者，可确定为特级护理。

（1）病情危重，随时可能发生病情变化需进行监护、抢救的患者。

（2）维持生命，实施抢救性治疗的重症监护患者。

（3）严重创伤或大面积烧伤、各种复杂或者大手术后的患者。

2. 一级护理 符合以下情况之一的患者，可确定为一级护理。

（1）病情趋向稳定的重症患者。

（2）病情不稳定或随时可能发生变化的患者。

（3）手术后或者治疗期间需要严格卧床的患者。

（4）自理能力重度依赖的患者。

3. 二级护理 符合以下情况之一的患者，可确定为二级护理。

（1）病情稳定但仍需卧床，且自理能力轻度依赖的患者。

（2）病情趋于稳定或未明确诊断仍需观察，且自理能力轻度依赖的患者。

（3）病情稳定或处于康复期，且自理能力中度依赖的患者。

4. 三级护理　病情稳定或处于康复期,且自理能力轻度依赖或无须依赖的患者,可确定为三级护理。

二、分级护理要点

护士应遵循疾病护理常规和临床护理技术操作规范,并根据患者的护理级别和诊疗计划,按照护理程序实施临床护理工作,包括:密切观察患者病情及生命体征的变化;正确实施治疗、给药及护理措施,并观察、了解患者的反应;根据患者病情及生活自理能力提供帮助和照顾;提供护理相关的健康指导;及时就患者的情况与医生沟通等。

(一)特级护理要点

1. 严密观察患者病情变化,监测生命体征。

2. 根据医嘱,正确实施治疗、给药措施。

3. 根据医嘱,准确测量出入量。

4. 根据患者病情,正确实施基础护理和专科护理,如口腔护理、压疮护理、气道护理及管路护理等,实施安全措施。

5. 保持患者的舒适和功能体位。

6. 实施床旁交接班。

(二)一级护理要点

1. 每小时巡视患者,观察患者病情变化。

2. 根据患者病情,测量生命体征。

3. 根据医嘱,正确实施治疗、给药措施。

4. 根据患者病情,正确实施基础护理和专科护理,如口腔护理、压疮护理、气道护理及管路护理等,实施安全措施。

5. 提供护理相关的健康指导。

(三)二级护理要点

1. 每2小时巡视患者,观察患者病情变化。

2. 根据患者病情,测量生命体征。

3. 根据医嘱,正确实施治疗、给药措施。

4. 根据患者病情,正确实施护理措施和安全措施。

5. 提供护理相关的健康指导。

(四)三级护理要点

1. 每3小时巡视患者,观察患者病情变化。

2. 根据患者病情,测量生命体征。

3. 根据医嘱,正确实施治疗、给药措施。

4. 提供护理相关的健康指导。

三、自理能力分级

采用 Barthel 指数评定量表,对进食、洗澡、修饰、穿衣、控制大便、控制小便、如厕、床椅转移、平地行走、上下楼梯等 10 个项目日常生活活动进行评定,将各项得分相加即为总分。根据总分,将自理能力分为重度依赖、中度依赖、轻度依赖和无须依赖四个等级(表 9-1)。

表 9-1　自理能力分级标准

自理能力等级	等级划分标准	需要照护程度
重度依赖	总分≤40 分	全部需要他人照护
中度依赖	总分 41～60 分	大部分需要他人照护
轻度依赖	总分 61～99 分	少部分需要他人照护
无须依赖	总分 100 分	无须他人照护

第二节　医疗与护理文书的记录与管理

医疗与护理文书(病历)是医务人员在诊疗工作中对患者疾病发生、发展、转归过程的客观、真实、完整的记录和总结,是医疗质量技术水平、管理水平综合评价的依据,也是解决医疗纠纷、进行医疗事故鉴定、判断医务人员过错和医疗活动与损害后果之间因果关系的重要依据。规范病历书写与管理是保障医疗质量和安全的重要手段。

一、医疗与护理文书记录

医疗与护理文书(病历)是指医务人员在医疗活动过程中形成的文字、符号、图表、影像、切片等资料的总和。按照病历记录形式不同,可区分为纸质病历和电子病历。电子病历是指医务人员在医疗活动过程中,使用信息系统生成的文字、符号、图表、图形、数字、影像等数字化信息,并能实现存储、管理、传输和重现的医疗记录。电子病历与纸质病历具有同等效力。医疗与护理文书记录是指医务人员通过问诊、查体、辅助检查、诊断、治疗、护理等医疗活动获得有关资料,并进行归纳、分析、整理形成医疗活动记录的行为。

(一)医疗与护理文书记录的意义

1. 提供患者的信息资料　医疗和护理文书记录了患者疾病发生、发展、转归、诊疗及护理的全过程,便于医护人员及时、动态地了解患者的全面信息,是医护人员进行正确诊疗、护理的依据。

2. 提供教学及科研资料　完整的医疗和护理文书是医学及护理教学重要的教学资料,可供学生进行个案分析、讨论等;同时也为医学研究提供重要的科研资料,尤其是对回顾性研究具有重要的参考价值。

3. 提供制定政策的依据　完整的医疗和护理文书可为疾病调查、流行病学研究、传染病的管理提供医学统计学资料,是卫生行政部门制定和调整政策的重要依据。

4. 提供评价医院的依据　完整的医疗和护理文书可反映医院的医疗护理质量,是医院工作和科学管理水平的重要标志之一,也是医务人员服务质量和技术水平的体现,是医院进行等级评定和医护人员考核的重要参考资料。

5. 提供法律依据　医疗和护理文书具有法律效应。在发生医疗纠纷、人身伤害、保险索赔、犯罪刑事案件等情况时,医疗护理文书将被作为具有法律效力的文件,对其进行分析判断,以明确医院及医护人员有无法律责任。因此,医务人员要及时、完整、客观、准确地记录各项记录,才能为法律提供有效的依据并保护自身的合法权益。

(二)医疗与护理文书记录的要求

1. 医疗与护理文书记录应按照《病历书写基本规范》《中医病历书写基本规范》《电子病历基本规范(试行)》和《中医电子病历基本规范(试行)》等有关质量要求进行记录。

2. 医疗与护理文书是医疗、教学、科研工作及科学管理医院的信息资料,同时也是解决医疗纠纷和判定法律责任的重要法律依据,因此应采用写实方法书写,遵循客观、真实、及时、准确、完整、规范的基本原则。如因抢救危急重症患者未能及时记录,相关医护人员应在抢救结束后 6 小时内据实补记。

3. 医疗与护理文书的记录、修改及签名需采用蓝黑墨水、碳素墨水笔或签字笔,严禁采用铅笔、圆珠笔记录,计算机打印的病历应手写签署全名,签名需清楚易辨认。有条件的医疗机构电子病历系统可以使用电子签名进行身份认证,可靠的电子签名与手写签名或签章具有同等的法律效力。"可靠的电子签名"应符合《电子签名法》第十三条有关条件。

4. 医疗与护理文书记录应规范使用医学术语,内容应确切完整,表述准确,层次分明,条理清晰,语句通顺,字迹清晰,标点符号正确。严禁弄虚作假,严禁涂改、剪贴。

5. 记录应使用医学常用词汇、术语和国家法定的计量单位,不能使用方言、土语和使人不易理解的词语。记录应使用中文,通用的外文缩写和无正式中文译名的症状、体征、疾病名称等可以使用外文。

6. 医疗与护理文书一律使用阿拉伯数字书写日期和时间,采用 24 小时制记录。

7. 同一事件时间记录必须做到一致性（如：死亡患者病程记录、死亡记录、死亡通知单、病历封面、体温单、护理记录等死亡时间记录应一致）。

8. 记录过程中出现错误时，原则上在保存前可在电子病历系统中进行修改，以保证电子病历和纸质病历内容的一致性。但极个别错字应当用双线划在错字上，保留原记录清楚、可辨，并注明修改时间，修改人签名。不得采用刮、粘、涂等方法掩盖或去除原来的字迹。

9. 上级医务人员有审查修改下级医务人员书写的医疗护理文书的责任。实习医务人员、试用期医务人员书写的医疗护理文书，应当由具有本医疗机构执业资格的上级医务人员审阅、修改并予确认。进修医务人员由医疗机构根据其胜任本专业工作实际情况认定后书写病历。

10. 凡未获得医师执照的医师书写的各种记录和医嘱，该医师应主动找已获得医师执照的医师审阅签字。

11. 在实施检查和治疗前，凡各种有创检查、具有风险的检查治疗以及手术患者，必须签署知情同意书。严禁未签字就实施检查、治疗和手术。

12. 对需取得患者书面同意方可进行的医疗活动，应当由患者本人签署知情同意书。患者不具备完全民事行为能力时，应当由其监护人签字；患者因病无法签字时，应当由其授权的法定代理人签字；为抢救患者，在监护人或被授权人无法及时签字的情况下，可由医疗机构负责人或者授权的负责人签字。

13. 因实施保护性医疗措施不宜向患者说明情况的，应当将有关情况告知患者的近亲属，由患者近亲属签署知情同意书，并及时记录。患者无近亲属或患者近亲属无法签署同意书的，由患者的法定代理人或关系人签署同意书。

14. 为了符合法律程序，患方各种同意书的签署，其被委托人、代理人或监护人的名字必须与委托书中的名字一致，如委托人发生了变更，应及时请患者重新签署委托书，以使其委托书的名字和同意书名字一致。

二、医疗与护理文书的管理

医疗与护理文书是医务人员对患者疾病发生、发展、转归、诊疗及护理全过程的原始文件记录，对医疗、教学、科研、管理、执法等均至关重要，是医院重要的档案资料，无论在患者住院期间或出院后均须妥善保管。医疗与护理文书（病历）包括门（急）诊病历和住院病历两个部分。门（急）诊病历内容包括门（急）诊病历首页（门（急）诊手册封面）、病历记录、检验报告、医学影像检查资料等。住院病历内容包括住院病案首页、入院记录、病程记录、手术同意书、麻醉同意书、输血治疗知情同意书、特殊检查（特殊治疗）同意书、病危（重）通知单、医嘱单、辅助检查报告单、体温单、医学影像检查资料、病理报告单、护理记录等。门（急）诊病历原则上由患者负责保管。医疗机构建有门（急）诊病历档案室或者已建立门（急）诊电子病历的，经患者或者其法定代理人同意，其门（急）诊病历可以由医疗机构负责保管。门（急）诊病历由患者保管的，医疗机构应当将检查检验结果及时交由患者保管。住院病历由医疗机构负责保管。住院病历的管理包括患者住院期间运行病历管理、离院后归档病案管理、病历查阅管理等。

（一）住院期间病历管理要求

1. 患者住院期间运行病历由病区负责保管。患者离院后，病历由病案科负责集中统一保管。

2. 各病历保管单位，应采取严密保护措施，严防病历丢失。若发生病历丢失或患方抢夺情况，病历保管单位须及时向保卫部及医务部报告。

3. 各级医护人员不得擅自将病历交给患者。如患者住院期间需复印客观病历，应由主管医生持病历陪同患方到病案科，按照医院《病历复印管理规定》执行。

4. 严禁任何人涂改、伪造、隐匿、销毁、抢夺、窃取病历。

5. 住院期间运行病历要求定点存放，记录或使用后必须归还原处。

6. 注意保持医疗护理文书的清洁、整齐、完整，防止破损、污染、拆散、丢失，收到检查检验结果和相关资料后 24 小时内应归入或者录入病历内。

7. 患者及家属不得私自翻阅病历及自行携带病历出病区。外出会诊、转科、手术时，由工作人员携带病历。

8. 住院期间发生医疗纠纷争议时，病历复印件由医务部负责保管。

9. 发生医疗纠纷时，纠纷患者病历如医务部需要借阅，需由专人专柜负责保管。

10. 住院期间发生医疗纠纷时，当患方提出封存病历申请后，主管医生应及时向医疗小组长和 / 或科室主任汇报，并通知病案科和医务部。

11. 在患者住院期间，在医疗活动尚未结束而提出封存病历，封存的病历应为复印件。复印件包括：患者入院第一天至封存当日的有关病历资料。

12. 依法需要封存病历时，应当在医疗机构或者其委托代理人、患者或者其代理人在场的情况下，对病历共同进行确认，签封病历复制件。医疗机构负责封存病历复印件的保管。封存后病历的原件可以继续记录和使用。按照《病历书写基本规范》和《中医病历书写基本规范》要求，病历尚未完成，需要封存病历时，可以对已完成病历先行封存，当医师按照规定完成病历后，再对新完成部分进行封存。开启封存病历应当在签封各方在场的情况下实施。

（二）归档病案管理要求

1. 患者出院后，主管医生及办公室护士应及时整理病历，在 3 个工作日内交病案科进行归档管理。病历归档以后形成病案。

2. 病历归档流程为：病案预登记→病案回收→病案编码→病案归档上架，临床科室负责病案预登记，其余流程均由病案科完成。

3. 病案科须按照档案管理要求妥善保管病历，并做好防火、防盗、防水等工作，确保病历安全。

4. 门（急）诊病历由医疗机构保管的，保存时间自患者最后一次就诊之日起不少于 15 年；住院病历保存时间自患者最后一次住院出院之日起不少于 30 年。

（三）病历查阅管理要求

1. 除涉及患者疾病诊治和护理的医务人员外，其他机构和个人不得私自查询患者的病历资料。

2. 凡到病区查询住院患者病情者，查询人须出示患者或委托人同意的字据及查询人有效身份证，主管医生方能接待。主管医生解决有困难时，请查询人联系医务部。

3. 公安、司法机关因司法需要到病区调查患者病情时，须经医务部同意，并出具采集证据的法定证明及执行公务人员的有效身份证明，患者主管医生方能接待。

4. 本院医务人员因医疗、教学、科研、管理工作需要查阅病历者，须凭工作牌和密码登记后方可查询，非本院医务人员不得查阅。

5. 严格保护患者隐私，禁止以非医疗、教学、研究目的泄漏患者的病历资料。

6. 家属和单位一律不准查阅病历。

7. 病房及病案科不得擅自接待无相关证明手续的机构和个人查询患者的病历资料。

8. 除特殊情况外，病历一律不准借出院外。

9. 公安、司法机关因司法需要查阅病历，须出具采集证据的法定证明及执行公务人员的有效身份证明及有效工作证明到病案科办理查阅手续，由病案科工作人员提供所需病历。

10. 遵照法规规定，申请人复印病历资料范围包括：住院志（入院记录）、体温单、医嘱单、手术同意书、麻醉同意书、手术记录、麻醉记录、病重（病危）患者护理记录、出院记录、输血治疗知情同意书、特殊检查（特殊治疗）同意书、病理报告、检验报告等辅助检查报告单、医学影像检查资料等病历资料。

（四）病历排列顺序

1. 住院期间病历排列顺序

（1）体温单

（2）医嘱单

（3）住院病历或入院记录

（4）首次病程

（5）病程记录（术前小结、转科记录、交接班记录、会诊记录、阶段小结、抢救记录、输血记录、有创诊疗操作记录、疑难病历讨论记录等）

（6）术前讨论记录、手术同意书、麻醉同意书、麻醉术前访视记录、手术风险评估表、手术审批单、手术安全核查记录、手术清点记录、麻醉记录、手术记录、麻醉术后访视记录

（7）术后病程记录

（8）护理记录单

（9）输血治疗知情同意书

（10）特殊检查（特殊治疗）同意书

（11）会诊单

（12）病危（重）通知书

（13）病理资料、化验报告单、特殊检查报告

（14）患者委托授权书、知情同意书

（15）患者身份证明复印件（身份证、医保卡）

（16）药物不良反应表、院内感染登记表等

2. 归档病历（病案）排列顺序

（1）住院病案首页

（2）出院证明书/死亡证明书

（3）入院记录

（4）首次病程记录

（5）病程记录（术前小结、转科记录、交接班记录、会诊记录、阶段小结、抢救记录、输血记录、有创诊疗操作记录、疑难病历讨论记录等）

（6）术前小结和手术计划核准书、手术同意书、麻醉同意书、麻醉术前访视记录、手术风险评估表、手术安全核查记录、手术清点记录、麻醉记录、手术记录、麻醉术后访视记录

（7）术后病程记录

（8）出院记录/死亡记录

（9）输血治疗知情同意书

（10）特殊检查（特殊治疗）同意书

（11）病危（重）通知书

（12）病理资料、化验报告单、特殊检查报告

（13）体温单

（14）医嘱单

（15）护理记录单

（16）患者委托授权书、知情同意书

（17）患者身份证明复印件（身份证、医保卡）

（18）药物不良反应表、院内感染登记表等

（黎贵湘　程桂兰）

第三节　医疗与护理文书的书写

临床常用的医疗护理文书包括体温单、医嘱单、出入量记录单、护理记录单等，医疗护理文书具有法律效力，应规范书写，具体要求如下。

一、体温单

体温单主要用于记录患者的生命体征及其他情况，包括患者的体温、脉搏、心率、呼吸、血压、大便次数、出入量、身高、体重、疼痛评分分值，患者住院期间的特殊事项，如出入院、转科或死亡、手术、分娩时间等。

（一）一般要求

页面整洁，字迹清楚无涂改，体温、脉搏、呼吸应同步测量并记录，按照要求频次测量并规范记录，特殊标识正确。

（二）表内各项的填写要求

1. 眉栏书写

（1）用蓝（黑）钢笔填写患者科别、床号、姓名、年龄、性别、入院日期、住院病历号等项目。

（2）填写"日期"栏目时，每一页第一天应填写年、月、日，其余六天只写日。如在六天中遇到新的年度或月份开始，则应填写年、月、日或月、日。

（3）填写"住院天数"栏目时，从患者入院当天为第一天开始填写，直至出院。

（4）手术（分娩）后日数，用红钢笔填写，以手术（分娩）次日作为第一日，依次填写至第十四日为止。若在十四日内进行第二次手术，则将第一次手术日数作为分母，第二次手术日数作为分子进行填写。

（5）如果是采用医院信息系统（hospital information system，HIS）录入体温单，选择患者后，体温单眉栏患者基本信息大多可自动同步，其他项目如日期、住院时间、手术（分娩）时间在输入首次时间后，系统即可自动往后标注。

2. 体温绘制

（1）入院后三日内、体温≥37℃、高热体温降至正常后三日内以及手术后三

日，每天至少测量并记录四次体温、脉搏、呼吸；其他体温正常者，每日常规测量记录两次。

（2）手工绘制

体温符号：口温以蓝"●"表示，腋温以蓝"×"表示，肛温用蓝"○"表示。

将实际测量温度用蓝笔绘制于体温单35～42℃相应体温数的相应时间段格内，每一小格为0.2℃，相邻温度用蓝线连接，相同的两次体温间可不连线。

药物或者物理降温后半小时应重测体温，测量的体温绘制在降温前的同一纵格内，以红圈"○"表示，并以红色虚线与降温前的温度相连，下次测量的温度仍用蓝线与降温前温度相连。如降温处理后的体温无改变，则在原体温点外绘制红圈。

体温低于35℃为体温不升，在35℃线下相应时间纵格内用红笔写"不升"，不再与相邻体温相连。

体温过高（超过42℃），于42℃处用蓝笔划一蓝"×"，并在蓝点处向上划箭头"↑"，长度不超过两小格，并与相邻的温度相连。

（3）使用HIS系统绘制选择相应栏目录入患者体温数据，则自动生成体温单。药物或物理降温后的体温记录在降温前体温对应的时间栏中"药物或物理降温"一栏中，系统会自动生成降温标识。体温不升者，在"体温"一栏记录为"35℃"则系统自动绘制为"体温不升"的标记。

3. 心率 / 脉率绘制

（1）心率以红圈"○"表示，脉率以红点"●"；心率之间、脉率之间均用红线相连。脉搏短绌时，相应脉率或心率用红线连接后，在脉率与心率之间红笔划线填满。

（2）每一小格为4次/min，将实际测量的脉率或心率，用红笔绘制于体温单相应时间格内，相邻脉率或心率以红线相连，相同两次脉率或心率间可不连线。

（3）若体温与脉搏重叠时，应先划体温符号，再用红笔在体温符号外画"○"。

（4）使用HIS系统绘制时，选择相应栏目录入心率/脉率数据，系统自动生成相应数据曲线。

4. 呼吸绘制

（1）呼吸以蓝点"●"表示，相邻呼吸之间用蓝线相连。使用呼吸机患者的呼吸以"R"表示，在体温单相应时间内呼吸30次横线下顶格用黑笔画"R"。

（2）使用HIS系统绘制时，选择相应栏目录入患者呼吸数据，则自动生成相应数据曲线。

5. 外出与拒测等特殊情况 患者临时外出，如检查、请假等，患者回病房后，要补测 T、P、R 并在就近栏内绘制，在当班下班时患者仍未回病房，方可在体温单上呼吸 15 次线下竖写"外出"；若患者拒绝测量 T、P、R，也在体温单上呼吸 15 次线下竖写"拒测"；"外出""拒测"后测量绘制的第一次体温、呼吸、脉搏均不与上一次连线。使用 HIS 系统绘制时，在"体温未测"原因处录入相应事项，则自动生成该内容。

6. 疼痛评分绘制 使用 HIS 系统绘制，在相应时间的"疼痛评分"栏录入疼痛评分数据，在体温单上显示为红圈"○"，生成相应数据曲线。

7. 底栏 底栏的内容包括血压、出入量、尿量、大便次数、体重、身高及其他等。数据以阿拉伯数字记录，免写计量单位，用蓝（黑）钢笔填写在相应栏内。

（1）大便次数：每 24 小时记录一次，患者无大便，用"0"表示；灌肠后大便用"E"表示，分子记录大便次数，例：0/E 表示灌肠后无排便；^{1}/E 表示灌肠后大便 1 次；"1^2/E"表示自行排便 1 次，灌肠后又排便 2 次；"^{4}/2E"表示灌肠 2 次后排便 4 次。"※"表示大便失禁，"☆"表示人工肛门。

（2）出入量、尿量：将前一日 24 小时总出入量、尿量记录在相应日期栏内，每隔 24 小时填写一次，以毫升（ml）为单位。

（3）血压、体重和身高：入院当天应有血压（mmHg）、体重（kg）和身高（cm）记录，入院时因病情不能测量体重时，用"平车"或"轮椅"表示，住院期间因病情不能测量体重时，用"卧床"表示。住院期间每周至少应有一次血压和体重的记录。

（4）使用 HIS 系统绘制时，选择相应栏目录入相应的数据，则自动生成该项内容。

8. 住院期间特殊事件 特殊事件（如入院、手术、转科、出院、外出、拒测、分娩、死亡等）需在体温单 40～42℃横线之间用红笔在相应时间纵格内注明相应事件，且前后两次体温之间不连线。手术不用写具体时间及手术名称，只需在相应时间段内填写"手术"即可，转科时间由转入科室填写。特殊事件用中文书写时间，如"入院于十时二十分"，"转入于二十时三十分"。

使用 HIS 系统绘制时，在"事件登记"中选择相应的时间、相应事件，如入院、手术，选择后系统自动生成该项内容。

二、医嘱单

医嘱是医生根据患者病情，为达到诊治目的而拟定的书面嘱咐，由医务人员共同执行。医嘱的内容包括：日期、时间、床号、姓名、住院号、护理常规、护理级别、饮食、体位、药物（剂量、用法、时间等）、各种检查及治疗、术前准备等，开具医嘱者和执行者需签名。

（一）与医嘱相关的表单

1. 医嘱记录单 是医生开具医嘱所用，包括长期医嘱单和临时医嘱单，存于病历中，作为整个诊疗过程的记录之一和结算依据，也是护士执行医嘱的依据。

2. 各种执行单 包括服药单、注射单、治疗单、输液单、饮食单等，由护士将医嘱转录至各种执行单上并实施。

（二）医嘱的种类

1. 长期医嘱 自医生开具医嘱起至医嘱停止，有效时间在 24 小时以上的医嘱。如一级护理、呼吸科护理常规、低盐饮食、硝酸异山梨酯 10mg po tid。当医生注明停止时间后该类医嘱失效。

2. 临时医嘱 有效时间在 24 小时以内，应在短时间内执行，通常只执行一次，有的需要立即（st）执行，如 5% 碳酸氢钠 125ml 静脉滴入 st，抢救患者时即刻医嘱也需立即执行；有的需要在限定时间内执行，如会诊、手术、检查、X 线摄片及各项特殊检查等。出院、转科等也列入临时医嘱。

3. 备用医嘱 根据病情需要分为长期备用医嘱和临时备用医嘱两种。

（1）长期备用医嘱：指有效时间在 24 小时以上，必要时用，两次执行之间有时间间隔，由医生注明停止日期后方失效的医嘱。如曲马多 50mg im prn。

（2）临时备用医嘱：指自医生开具医嘱起 12 小时内有效，必要时用，过期未执行则失效的医嘱。如曲马多 50mg im sos。

（三）医嘱的处理

1. 长期医嘱的处理 医生开具长期医嘱于长期医嘱单上，注明日期和时间，并签上全名。护士将长期医嘱分别转录至各种执行单上（如服药单、注射单、治疗单、输液单、饮食单等），转录时须注明执行的具体时间并签全名。定期执行的长期医嘱应在执行卡上注明具体的执行时间。如：硝苯地平 10mg po tid，在口服药执行单上则应注明硝苯地平 10mg 早一中一晚。护士执行长期医嘱后应在长期医嘱执行单上注明执行时间，并签全名。

2. 临时医嘱的处理 医生开具临时医嘱于临时医嘱单上，注明日期和时间，并签上全名。需要立即执行的医嘱，护士执行后，必须注明执行时间并签上全名。有限定执行时间的临时医嘱，护士应及时转录至临时治疗单或交班记录本上，并在相应时间执行。

3. 备用医嘱的处理

（1）长期备用医嘱的处理：由医生开具在长期医嘱单上，如哌替啶 50mg im prn。护士每次执行后，在医嘱执行单上记录执行时间并签全名，以供下一班参考。

（2）临时备用医嘱的处理：由医生开具在临时医嘱单上，12小时内有效。如地西泮5mg po sos，过时未执行，则护士用红笔在该项医嘱栏内写"未用"二字。

4. 停止医嘱的处理 停止医嘱时，应把相应执行单上的有关项目注销，同时注明停止日期和时间，并在医嘱单原医嘱后，填写停止日期、时间，最后在执行者栏内签全名。

5. 重整医嘱的处理 凡长期医嘱单超过3张，或医嘱调整项目较多时须重整医嘱。重整医嘱时，由医生进行，在原医嘱最后一行下面画一红横线，在红线下用蓝（黑）钢笔填写"重整医嘱"，再将红线以上有效的长期医嘱，按原日期、时间的排序转录在红线下。当患者手术、分娩或转科后，也需重整医嘱，即在原医嘱最后一项下画一红横线，并在其下用蓝（黑）钢笔写"术后医嘱""分娩医嘱""转入医嘱"等，然后再开具新医嘱，红线以上的医嘱自行停止。医生重整医嘱后，当班护士核对无误后，在整理之后的有效医嘱执行者栏内签上全名。

6. 使用HIS系统进行医嘱开具、处理、执行、管理要求 医生开具各种医嘱后，护士在相应执行界面看到该医嘱，打印相应医嘱执行单或条码执行医嘱，并签字。如果有掌上电脑设备（personal digital assistant，PDA），执行医嘱时需用PDA扫描患者腕带、打印的执行条码，进行再次核对后执行医嘱。患者出院、转科、死亡时需将长期和临时医嘱单打印，医生护士签字后放入病历留存。

（四）医嘱书写要求

1. 书写或打印生成医嘱本后，不得随意涂改。对尚未执行的医嘱，如有错误或因情况变化需修改时，可用红钢笔在医嘱本上写"作废"字样并签医师全名。

2. 组合医嘱作废时，应在第一条医嘱栏写"作废"字样，在最后一条医嘱栏末端由医师签全名。

3. 长期医嘱处理完毕，护士已作红、蓝钩标记后，医师不得再作废该条医嘱，如需更改，应停止原医嘱，再开新医嘱。

4. 如更改部分组合医嘱，应先停止整组医嘱后再重新开医嘱。

5. 凡已写在医嘱单上而又不需执行的医嘱，不得贴盖、涂改，应由医生在该医嘱的第二字上重叠用红笔写"取消"字样，并在医嘱后用蓝（黑）钢笔签全名。

6. 各种药物过敏试验的书写要求

（1）药物过敏试验阴性者在括号内用黑/蓝笔写减号（-）；阳性者在括号内用红笔写加号（+）。

（2）做结核菌素试验时，待第三天看完结果后再记录在医嘱本及医嘱记录单的括号内。

（3）当药物过敏试验阳性时，应在患者病历、腕带、床头卡作明显阳性标志。

7. 每班护士必须查对已处理的医嘱，在所查对医嘱的下方用钢笔注明"已查对"并签全名。护士长对白班、夜班的医嘱进行查对，并签全名。每周对各类执行单及医嘱记录单进行总查对。

（五）医嘱执行及记录注意事项

1. 医嘱必须由医生签字后方为有效。在一般情况下不执行口头医嘱，在抢救或手术过程中医生下口头医嘱时，执行护士应先复述一遍，双方确认无误后方可执行，并保留安瓿／药瓶，以便再次确认及补记医嘱。事后医生应及时据实补写医嘱，护士据实补执行签字。

2. 处理医嘱，应先急后缓。

3. 对有疑问的医嘱，必须核对无误后方可执行。

4. 凡需下一班执行的临时医嘱要交班，并在护士交班记录上注明。

三、出入液量记录单

（一）记录内容和要求

1. 每日摄入量包括每日的饮水量、食物中的含水量、输液量、输血量、灌肠量等。患者饮水时应使用固定的饮水容器，并测定其容量；固体食物应记录单位数量的重量，如米饭 1 中碗（约 100g）、苹果 1 个（约 100g）等，再根据医院常用食物含水量及各种水果含水量核算其含水量。

2. 每日排出量主要为尿量，还有其他途径的排出量，如大便量、呕吐物量、咯出物量（咯血、咳痰）、出血量、引流量、创面渗液量等，也应作为排出量加以测量和记录。液体以毫升（ml）为单位记录。为了准确记录昏迷患者、尿失禁患者或需密切观察尿量的患者的尿量，最好留置导尿；婴幼儿测量尿量可先测量干尿布的重量，再测量湿尿布的重量，两者之差即为尿量；对于不易收集的排出量，可依据定量液体浸润棉织物的情况进行估算。

（二）记录方法

1. 用蓝（黑）笔填写眉栏各项，包括患者姓名、科别、床号、住院号、诊断及页码。

2. 日间 7 时至 19 时用蓝（黑）笔记录，夜间 19 时至次晨 7 时用红笔记录。

3. 记录同一时间的摄入量和排出量，在同一横格上开始记录；对于不同时间的摄入量和排出量，应各自另起一行记录。

4. 患者的出入量 12 小时或 24 小时应做一次小结或总结。12 小时做小结，用蓝（黑）笔在 19 时记录的下面一格上下各画一横线，将 12 小时小结的液体出入量记录在画好的格子上；24 小时做总结，用红笔在次晨 7 时记录的下面一格上下各画一横线，将 24 小时总结的液体出入量记录在画好的格子上，需要时应分类总结，并将结果分别填写至体温单相应的栏目上。

5. 使用 HIS 系统记录出入量在相应栏目录入数据，患者出院、转科、死亡时打印，护士签字后放入病历留存。

四、护理记录单

做好患者的护理记录，可及时全面掌握患者情况，观察治疗或抢救的效果。凡患者病情变化或需严密观察病情、特殊治疗、大手术后、危重、抢救的患者需做好护理记录。

（一）记录内容

包括患者生命体征、出入量、病情动态、护理措施、药物治疗效果及反应、自理能力、各种风险评估；患者症状、体征、病史、辅助检查结果、医嘱等客观情况；实施手术、特殊检查用药前，医生与患者或亲属沟通签字的文字记录等。

（二）记录要求及方法

1. 新入院患者在当班完成护理评估，应根据问诊、查体情况如实记录。

2. 用蓝（黑）笔填写护理记录单眉栏各项，包括患者姓名、性别、年龄、科别、床号、住院号、入院日期、诊断等。日间 7 时至 19 时用蓝（黑）笔记录，夜间 19 时至次晨 7 时用红笔记录。

3. 及时准确记录患者体温、脉搏、呼吸、血压、出入量等。计量单位写在标题栏内，记录栏只填写数字。记录出入量时，除填写量外，还应将颜色、性状记录于病情栏内。

4. 病情及处理栏内要详细记录患者的病情变化，治疗、护理措施以及效果，记录应完整、及时、准确，每班记录执行者签全名。书写记录时间具体到分钟。

5. 护理操作记录应记录操作时间、关键步骤，如：插胃管时抽出胃液、操作中和操作后患者的情况等；无创性操作需记录操作前准备、操作时、操作后，患者主诉、不良反应、生命体征变化等；对有创性的护理操作，除了记录操作过程及患者病情及反应外，还需记录知情同意情况。

6. 护理记录内容还包括非操作性护理措施的记录，如巡视病房、重要的健康教育内容及告知性的护理措施。

7. 临时给药应记录药名、用法、浓度、剂量、用药后患者的反应等情况。

8. 客观记录化验检查的阳性结果，不书写主观分析内容。

9. 危重患者记录应特别强调时间性,包括患者病情变化时间、抢救时间、用药时间、各项医疗护理技术操作时间、各科专家会诊时间、患者死亡时间等,具体到分钟。

10. 患者出院或死亡后,特别护理记录单应随病历保存。

11. 应用 HIS 系统书写特殊护理记录按照书写规范进行记录,患者出院、转科、死亡时打印,护士签名后放入病历留存。

附 9-1 计算机在医嘱处理中的应用

随着医疗水平和信息技术的快速发展,计算机管理系统已普遍应用于医院,已成为医院现代化、信息化管理的基础。医院信息系统(hospital information system, HIS)的作用就是利用电子计算机和通信设备,为医院各部门提供患者诊疗、药品管理、财务信息的收集,存储,处理,提取和数据交换,并满足用户的功能需求。在医院各计算机运行子系统中,医嘱处理子系统占据了重要的地位。它的运用,改变了护士转抄、查对医嘱的方式,节省了时间和人力资源,减轻了护士的工作强度,为进一步提高临床护理工作质量和效率奠定了基础。目前,较多医院已全面应用计算机处理医嘱。

(一)医嘱处理方式的计算机化

1. 医嘱信息库的建立 在建立医嘱信息库的过程中,结合临床实践,从用药、检验、放射、护理等各个方面广泛收集信息,经过反复调查、运行、修改、补充,组成强大的医嘱信息库,保证医嘱信息的完整性、系统性,同时对医嘱信息的范围、内容进行标准化和规范化,以便更好地应用信息。

2. 医嘱的录入 医生通过医生工作站直接录入医嘱,系统自动下达到护士工作站。

3. 医嘱的处理

(1)提取医嘱:护士录入工作代码及个人密码,进入护士工作站系统后提取医生录入的医嘱。

(2)核对医嘱:处理医嘱前先核对医嘱,核对内容包括医嘱类别、内容及执行时间等,核对无误后方可确认执行。对有疑问的医嘱及时向医生查询,严防盲目执行医嘱。

(3)执行医嘱:医嘱汇总生成后,中心药房根据网络信息摆口服药、分发针剂等;护士通过各自的终端机打印当天各种药物治疗单,包括注射、口服、输液等长期医嘱治疗单并执行;如果有掌上电脑设备(personal digital assistant, PDA),执行医嘱时需用 PDA 扫描患者腕带、打印的执行条码,进行再次核对后执行医嘱。

4. 查对医嘱 医嘱的查对遵循"每班查对、每日核对、每周总查对"的原则。查对内容包括医嘱单、执行卡、各种标识（饮食、护理级别、隔离）等。

5. 医嘱处理的监控

（1）在医嘱录入、校对、汇总、生成、删除等每一个处理环节中，实行操作码管理。操作码与操作人员一一对应，由操作人员自行管理，操作人员只有凭借操作码才能进入计算机医嘱处理系统。

（2）职能部门可通过监视系统浏览、查对住院患者或出院患者的全部医嘱，从而监控各个科室医嘱处理的环节质量和终末质量。

（二）医嘱处理计算机化管理的优点

1. 缓解工作压力 医嘱处理的计算机化，使护士从过去反复转抄医嘱的烦琐事务中解脱出来，可以有更多的时间为患者提供身心护理，充分体现了护理工作以人为本和人性化的服务理念。

2. 责任到人，减少医疗差错 在医嘱处理的各个环节中均实行操作码管理，从而使得每次操作责任到人，加强了护士操作的责任心。计算机管理后，医嘱处理实时，护士在执行医嘱中，由计算机自动化打印代替了传统的手工转抄医嘱，降低了差错发生的概率。医生只需要在系统上下达医嘱，护士在系统上依据医嘱执行医嘱，药房根据相关信息发药、摆药即可。医嘱的计算机输入加强了医嘱的查对，护士可参考电脑上的药物剂型、剂量及用法，及时发现医嘱中的错误，防止医疗事故的发生。实行计算机管理后，办理出、入院手续迅速方便，结账速度快、准确性高等，赢得了患者的好评，也提高了工作效率。

3. 提高工作透明度，改善护患关系 在护理工作中，护士需要不断回答患者及家属对病情、费用和治疗方案的询问，这不仅影响护士的精力，而且有可能因护士回答的不够准确、过于简单而产生误解。采取计算机管理后，可向患者及家属提供清晰的用药、检查、治疗及费用情况，也减少了欠费、乱收费现象的发生，使治疗过程更加透明，有效改善护患关系。

4. 有利于医疗护理文书的整理和保护 医疗护理文书数量大，且占空间、查询费时、管理困难，实行计算机管理后，可使大量患者的基本信息实现一次性输入，供全院共享，避免了重复劳动和大量的手工作业。并且在借阅与查询医嘱档案时，计算机网络系统在短时间内即可完成。

实践证明，建立完整的计算机住院患者医嘱处理系统具有比较明显的经济和社会效益。医院需投入较大的人力物力，需用较长的周期实施并完善该系统。另外，医院需要培养相应的计算机应用人才，建立计算机系统障碍应急预案及流程，防止因计算机系统故障导致医疗工作受到影响，甚至处于瘫痪状态。

附 9-2　体温单（HIS 系统绘制范例）

××× 医院
体　温　单

姓名：吴××　科别：　×××科医疗单元病室：第46护理单元　床号：003床　登记号：0009619167

日　期	2017-12-20				2017-12-21				2017-12-22				2017-12-23				2017-12-24				2017-12-25				2017-12-26			
住院日数	1				2				3				4				5				6				7			
手术后日数																												
时　间	上午		下午		上午		下午		上午		下午		上午		下午		上午		下午		上午		下午		上午		下午	
	4	8 12	4	8 12	4	8 12	4	8 12	4	8 12	4	8 12	4	8 12	4	8 12	4	8 12	4	8 12	4	8 12	4	8 12	4	8 12	4	8 12

大便（次）	1	6/E	*/E	14/E	16/E	12/E	11/E
血压（mmHg）	152/92						151/98
体重（kg）	75						卧床
输入液量（ml）							
尿量（ml）							
24小时出量	1 093	4 395	5 880	7 800	5 310	4 850	3 420
24小时入量	5 050	9 150	6 150	5 650	4 100	4 450	3 920

第1周

附9-3 长期医嘱单(范例)

××医院
长期医嘱单

姓名:周××　　　科别:××　　　床号:11床　　　住院号:0018977276

起始				长期医嘱	停止			
日期	时间	医生签名	护士签名	××科护理常规	日期	时间	医生签名	护士签名
2017-12-12	9:57	郭××	李××	一级护理				
2017-12-12	9:57	郭××	李××	禁食	2017-12-16	9:00	郭××	杨××
2017-12-12	9:57	郭××	李××	记24小时出入量	2017-12-16	9:00	郭××	杨××
2017-12-12	9:57	郭××	李××	测血糖(床旁)一天四次				
2017-12-13	8:00	郭××	李××	0.9%氯化钠注射液100ml 静滴一天一次 注射用泮托拉唑钠40mg 静滴一天一次				

附9-4 临时医嘱单(范例)

××医院
临时医嘱单

姓名:周××　　　科别:××　　　床号:11床　　　住院号:0018977276

日期	时间	医嘱名称	医生签名	执行时间	护士签名
2017-12-12	8:57	床旁心电图	郭××	2017-12-12 9:30	朱××
2017-12-12	8:57	复方消化酶胶囊2粒口服	郭××	2017-12-12 9:00	陈××
2017-12-12	8:59	请消化科会诊	郭××		
2017-12-12	9:57	拟:××手术	郭××		
2017-12-12	9:57	术前8小时禁饮禁食	郭××	2017-12-12 10:00	李××
2017-12-12	9:57	0.9%氯化钠注射液100ml 静滴 注射用泮托拉唑钠40mg 静滴	郭××	2017-12-12 10:36	李××

附9-5 患者入院护理评估单（范例）

××医院
患者入院护理评估单

基本信息	姓名：×× 科别：×× 床号：57 床 住院号：0018977276 性别：男 年龄：43 岁 民族：汉族 婚姻：已婚 文化程度：大专 职业：职员 联系人：窦×× 关系：夫妻 电话号码：135689827×× 入院方式：急诊 入院形式：轮椅 入院日期及时间：2017-12-09 23：26 入院诊断：急性胰腺炎
一般情况	T：37.2℃ P：92 次/min R：18 次/min BP：137/87mmHg 身高：179cm 体重（KG）：78 药物过敏：无（药物名称：过敏表现：） 沟通能力：正常 皮肤状况：正常 活动状况：正常 进食状况：正常 睡眠状况：正常 大便状况：正常 小便状况：正常
专项评估	自理能力评估分数：100 自理能力等级：无须依赖（总分100分） 疼痛评估分数：2 疼痛等级：轻度疼痛（1～3分） 跌倒/坠床风险评估分数：未涉及 压疮风险评估分数：未涉及 非计划拔管风险评估分数：未涉及 风险等级：
专科评估	神志清楚，精神可，情绪稳定，自诉腹胀腹痛轻微，感口干口苦，查体：全腹柔软，左上腹压痛明显，反跳痛不明显，四肢温暖。处理：一级护理，禁食，记24小时出入量，予静脉补液、参麦、灯盏细辛等药物静脉输入。
护理处置	入院宣教：病室环境，医护人员介绍，探视制度，消防安全，膳食安排。离院须知 特别指导：禁食及记录24小时出入量的重要性 其他：

评估人：李×× 评估时间：2017-12-09 23：59
以上记录属实
家属/患者签字： 签字日期： 年 月 日

附9-6 护理记录单（范例）

××医院
护理记录单

姓名：周×× 　　科别：×× 　　床号：009 　　床住院号：0003397940

护理记录	护士
2017-12-05 09：27　T: 36.6℃, P: 79 次/min, R: 22 次/min, BP: 98/65mmHg。 患者神志清楚，精神较差，自诉口干口苦，中腹部轻微胀痛。查体：全腹柔软，中上腹轻微压痛，无反跳痛。动后感心累气紧，四肢乏力。予持续鼻塞吸氧 3L/min，静脉输入韦迪、乐加等药物。今日跌倒、坠床风险评估 4 分，属于高危，压疮风险评估 14 分，为高度危险，向病员及家属行防跌倒、防压疮健康教育，病员及家属表示理解和配合。	余××
2017-12-05 20：50　T: 36.4℃, P: 78 次/min, R: 20 次/min, BP: 97/61mmHg。 经双人三查八对无误后 20：50 遵医嘱予静脉输入"O"型 RH（+）红细胞悬液 1.5U，将输血滴数调整为 15 滴/min，向患者及家属讲解输血相关注意事项，病员及家属表示理解和配合。	高××
2017-12-05 21：05　T: 36.6℃, P: 80 次/min, R: 20 次/min, BP: 100/65mmHg。 患者"O"型 RH（+）红细胞悬液 1.5U 输血顺利，留置针穿刺处无红肿，患者未诉心慌、气紧、腰痛等特殊不适，将输血滴数调整为 40 滴/min。	高××
2017-12-05 21：20　T: 36.6℃, P: 82 次/min, R: 20 次/min, BP: 102/66mmHg。 患者"O"型 RH（+）红细胞悬液 1.5U 输血顺利，患者未诉心慌、气紧、腰痛等特殊不适，输血滴数为 40 滴/min。	高××
2017-12-05 23：20　T: 36.6℃, P: 79 次/min, R: 20 次/min, BP: 102/70mmHg， 23：20 患者"O"型 RH（+）红细胞悬液 1.5U 输血完毕，留置针穿刺处无红肿，患者未诉不适，予以生理盐水 100ml 冲管。	高××

附9-7 患者出入量记录单（范例）

××医院
出入量记录单

姓名：夏×× 　　科别：×× 　　床号：002 　　住院号：0018970782

日期	时间	饮入量 ml	输入液量 ml	尿量 ml	大便 g	胸腔引流 ml	关节腔引流 ml	腹腔引流 ml	T管引流 ml	脑室引流 ml	胃肠引流 ml	24小时入量 ml	24小时出量 ml	签名
2017-9-1	11：00	100	450	600	200									李××
2017-9-1	17：00	200	1 800	600	200						100			李××
2017-9-2	01：00	200	1 200	950	950						150			钟××
2017-9-2	07：00		500	250	250							4 450	4 250	李××
2017-9-2	11：00	200	500	350	350									朱××
2017-9-2	17：00	200	1 850	350	350									朱××

附9-8 患者自理能力评估单(范例)××医院

患者自理能力评定表

科别：××　　　姓名：夏××　　　床号：02床　　　性别：男　　　年龄：56岁

诊断：急性胰腺炎　　住院号：0018970782

	项目		填写日期		
			2017-12-10　11：37		
评估内容	进食	0分需极大帮助或完全依赖他人或留置胃管 5分需部分帮助 10分可独立进食	0分		
	洗澡	0分在洗澡过程中需他人帮助 5分准备好洗澡水后可自己独立完成洗澡过程	0分		
	修饰	0分需他人帮助 5分可自己独立完成	0分		
	穿衣	0分需极大帮助或完全依赖他人 5分需部分帮助 10分可独立完成	5分		
	控制大便	0分完全失控 5分偶尔失控或需要他人提示 10分可控制大便	10分		
	控制小便	0分完全失控或留置尿管 5分偶尔失控或需要他人提示 10分可控制小便	10分		
	如厕	0分需极大帮助或完全依赖他人 5分需部分帮助 10分可独立完成	0分		
	床椅转移	0分完全依赖他人　　5分需极大帮助 10分需部分帮助　　15分可独立完成	5分		
	平地移走	0分完全依赖他人 5分需极大帮助 10分需部分帮助 15分可独立在平地行走45m	5分		
	上下楼梯	0分需极大帮助或完全依赖他人 5分需部分帮助 10分可独立上下楼梯	0分		

续表

	项目		填写日期		
			2017-12-10　11：37		
评估结果	总分	100 分	35 分		
	自理能力等级	重度依赖 中度依赖 轻度依赖 无须依赖	重度依赖		
	需要照护程度	全部需要他人照护 大部分需要他人照护 少部分需要他人照护 无须他人照护	全部需要他人照护		
评估护士			李××		

审核护士签名：张××　　　　　　　　　　　　打印日期：2017-12-12

（程桂兰　黎贵湘）

第十章

中医护理技术

第一节　刮　痧　技　术

刮痧技术是在中医经络腧穴理论指导下，应用边缘钝滑的器具，如牛角类、砭石类等刮板或匙，蘸上刮痧油、水或润滑剂等介质，在体表一定部位反复刮动，使局部出现瘀斑，通过其疏通腠理、驱邪外出、疏通经络、通调营卫、和谐脏腑功能，达到防治疾病的一种中医外治技术。

一、适用范围

适用于外感性疾病所致的不适，如高热头痛、恶心呕吐、腹痛腹泻等；各类骨关节病引起的疼痛，如腰腿痛、肩关节疼痛等症状。

二、评估

1. 病室环境，室温适宜。
2. 主要症状、既往史、是否有出血性疾病、妊娠或月经期。
3. 体质及对疼痛的耐受程度。
4. 刮痧部位皮肤情况。

三、告知

1. 刮痧的作用、简单的操作方法及局部感觉。
2. 刮痧部位的皮肤有轻微疼痛、灼热感，刮痧过程中如有不适及时告知护士。
3. 刮痧部位出现红紫色痧点或瘀斑，为正常表现，数日可消除。
4. 刮痧结束后最好饮用一杯温水，不宜即刻食用生冷食物，出痧后30分钟内不宜洗冷水澡。
5. 冬季应避免感受风寒，夏季避免风扇、空调直吹刮痧部位。

四、用物准备

治疗盘、刮痧板（牛角类、砭石类等刮痧类板或匙），介质（刮痧油、清水、润肤乳等），毛巾、卷纸，必要时备浴巾、屏风等物。

五、基本操作方法

1. 核对医嘱，评估患者，遵照医嘱确定刮痧部位，排空二便，做好解释。

2. 检查刮具边缘有无缺损，备齐用物，携至床旁。

3. 协助患者取合理体位，暴露刮痧部位，注意保护隐私及保暖。

4. 用刮痧板蘸取适量介质涂抹于刮痧部位。

5. 单手握板，将刮痧板放置于掌心，用拇指和示指、中指夹住刮痧板，无名指、小指紧贴刮痧板边角，从三个角度固定刮痧板。刮痧时利用指力和腕力调整刮痧板角度，使刮痧板与皮肤之间夹角约为45°，以肘关节为轴心，前臂做有规律的移动。

6. 刮痧顺序一般为先头面后手足，先腰背后胸腹，先上肢后下肢，先内侧后外侧逐步按顺序刮痧。

7. 刮痧时用力要均匀，由轻到重，以患者能耐受为度，单一方向，不要来回刮。一般刮至皮肤出现红紫为度，或出现粟粒状、丘疹样斑点，或条索状斑块等形态变化，并伴有局部热感或轻微疼痛。对一些不易出痧或出痧较小的患者，不可强求出痧。

8. 观察病情及局部皮肤颜色变化，询问患者有无不适，调节手法力度。

9. 每个部位一般刮20～30次，局部刮痧一般5～10分钟。

10. 刮痧完毕，清洁局部皮肤，协助患者穿衣，安置舒适体位，整理床单位。

六、注意事项

1. 操作前应了解病情，特别注意下列疾病者不宜进行刮痧，如严重心血管疾病、肝肾功能不全、出血倾向疾病、感染性疾病、极度虚弱、皮肤疖肿包块、皮肤过敏者。

2. 空腹及饱食后不宜进行刮痧术。

3. 急性扭挫伤、皮肤出现肿胀破溃者不宜进行刮痧术。

4. 刮痧不配合者，如醉酒、精神分裂症、抽搐者不宜进行刮痧术。

5. 孕妇的腹部、腰骶部不宜进行刮痧术。

6. 刮痧过程中若出现头晕、目眩、心慌、出冷汗、面色苍白、恶心欲吐，甚至神昏扑倒等晕刮现象，应立即停止刮痧，取平卧位，立刻通知医生，配合处理。

【知识拓展】

常用刮痧手法

1. 轻刮法 刮痧板接触皮肤下压刮拭的力量小，被刮者无疼痛及其他不适感。轻刮后皮肤仅出现微红，无瘀斑。本法宜用于老年体弱者、疼痛敏感部位及虚证的患者。

2. 重刮法 刮痧板接触皮肤下压刮拭的力量较大，以患者能承受为度。本法宜用于腰背部脊柱两侧、下肢软组织较丰富处、青壮年体质较强的患者，及实证、热证、痛症患者。

3. 快刮法 刮拭的频率在每分钟30次以上。此法宜用于体质强壮者，主要用于刮拭背部、四肢，以及辨证属于急性、外感证的患者。

4. 慢刮法 刮拭的频率在每分钟30次以内。本法主要用于刮拭头面部、胸部、下肢内侧等部位，以及辨证属于体虚的慢性病患者。

5. 直线刮法 又称直板刮法。用刮痧板在人体体表进行有一定长度的直线刮拭。本法宜用于身体比较平坦的部位，如背部、胸腹部、四肢部位。

6. 弧线刮法 刮拭方向呈弧线形，刮拭后体表出现弧线形的痧痕，操作时刮痧方向多循肌肉走行或根据骨骼结构特点而定。本法宜用于胸背部肋间隙、肩关节和膝关节周围等部位。

7. 摩擦法 将刮痧板与皮肤直接紧贴，或隔衣布进行有规律的旋转移动，或直线式往返移动，使皮肤产生热感。此法适宜用于麻木、发凉或绵绵隐痛的部位，如肩胛内侧、腰部和腹部；也可用于刮痧前，使患者放松。

8. 梳刮法 使用刮痧板或刮痧梳从前额发际处，即双侧太阳穴处向后发际处做有规律的单向刮拭，如梳头状。此法适宜用于头痛、头晕、疲劳、失眠和精神紧张等病证。

9. 点压法（点穴法） 用刮痧板的边角直接点压穴位，力量逐渐加重，以患者能承受为度，保持数秒后快速抬起，重复操作5～10次。此法适宜用于肌肉丰满处的穴位，或刮痧力量不能深达，或不宜直接刮拭的骨关节凹陷部位，如环跳、委中、犊鼻、水沟和背部脊柱棘突之间等。

10. 按揉法 刮痧板在穴位处做点压按揉，点压后做往返或顺逆旋转。操作时刮痧板应紧贴皮肤不滑动，每分钟按揉50～100次。此法适宜用于太阳、曲池、足三里、内关、太冲、涌泉、三阴交等穴位。

11. 角刮法 使用角形刮痧板或让刮痧板的棱角接触皮肤，与体表成45°角，自上而下或由里向外刮拭。此法适宜用于四肢关节、脊柱两侧、骨骼之间和肩关节周围，如风池、内关、合谷、中府等穴位。

12. 边刮法 用刮痧板的长条棱边进行刮拭。此法适宜用于面积较大部位，如腹部、背部和下肢等。

附10-1 刮痧技术操作流程图

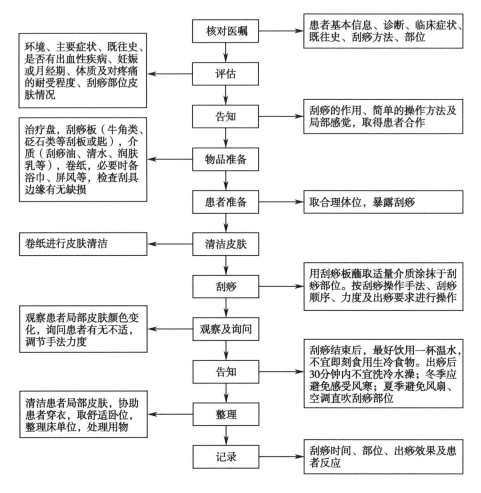

附10-2 刮痧技术操作考核评分标准

项目	分值	技术操作要求	评分等级				评分说明
			A	B	C	D	
仪表	2	仪表端庄、戴表	2	1	0	0	一项未完成扣1分
核对	2	核对医嘱	2	1	0	0	未核对扣2分；内容不全面扣1分
评估	6	临床症状、既往史、是否有出血性疾病、是否妊娠或经期	4	3	2	1	一项未完成扣1分
		刮痧部位皮肤情况、对疼痛的耐受程度	2	1	0	0	一项未完成扣1分

续表

项目	分值	技术操作要求	评分等级				评分说明
			A	B	C	D	
告知	4	解释作用、简单的操作方法、局部感受，取得患者配合	4	3	2	1	一项未完成扣1分
用物准备	6	洗手，戴口罩	2	1	0	0	未洗手扣1分；未戴口罩扣1分
		备齐并检查用物	4	3	2	1	少备一项扣1分；未检查一项扣1分，最高扣4分
环境与患者准备	8	病室整洁、保护隐私、注意保暖、避免对流风	4	3	2	1	一项未完成扣1分
		协助患者取舒适体位，暴露刮痧部位	4	3	2	1	未进行体位摆放扣2分；体位不舒适扣1分；未充分暴露刮痧部位皮肤扣2分
操作过程	50	核对医嘱	2	1	0	0	未核对扣2分；内容不全面扣1分
		刮痧板蘸取适量介质涂抹于刮痧部位	6	4	2	0	未蘸取刮痧介质扣4分；介质量过多或过少扣2分；部位不准确扣2分
		拇指、示指和中指夹住刮板，无名指、小指紧贴刮板边角，从三个角度固定，刮板与皮肤之间夹角约为45°	4	2	0	0	握板不正确扣2分；刮板与皮肤之间夹角过大或过小扣2分
		刮痧顺序：先头面后手足，先腰背后胸腹，先上肢后下肢，先内侧后外侧	4	3	2	1	刮痧顺序一项不正确扣1分
		用力均匀，由轻到重，以患者能耐受为度，单一方向，不要来回刮	10	8	6	4	用力不均匀扣2分；未由轻到重扣2分；来回刮扣2分；皮肤受损扣10分
		观察皮肤出痧情况，询问患者感受，调节手法力度	8	6	4	2	未观察皮肤扣2分；未询问患者感受扣2分；未调整手法力度扣4分
		每部位刮20~30次，局部刮痧5~10分钟，至局部出现红紫色痧点或瘀斑，不可强求出痧	4	2	0	0	刮痧方法一项不正确扣2分
		告知相关注意事项	4	2	0	0	未告知扣4分；告知不全扣2分
		清洁皮肤	2	1	0	0	未清洁皮肤扣2分；清洁不彻底扣1分
		协助患者取舒适体位，整理床单位	4	2	0	0	未安置体位扣2分；未整理床单位扣2分
		洗手、再次核对	2	1	0	0	未洗手扣1分；未核对扣1分

续表

项目	分值	技术操作要求	评分等级				评分说明
			A	B	C	D	
操作后处置	6	用物按《医疗机构消毒技术规范》处理	2	1	0	0	处置方法不正确扣1分/项，最高扣2分
		洗手	2	0	0	0	未洗手扣2分
		记录	2	1	0	0	未记录扣2分；记录不完全扣1分
评价	6	流程合理、技术熟练、局部皮肤无损伤、询问患者感受	6	4	2	0	一项不合格扣2分，最高扣6分
理论提问	10	刮痧的禁忌证	5	3	0	0	回答不全面扣2分/题；未答出扣5分/题
		刮痧的注意事项	5	3	0	0	
得分							

第二节 拔 罐 技 术

拔罐技术是以罐为工具，利用燃烧、抽吸、蒸汽等方法形成罐内负压，使罐吸附于腧穴或相应体表部位，使局部皮肤充血或瘀血，达到温通经络、祛风散寒、消肿止痛、吸毒排脓等防治疾病的中医外治技术，包括留罐法、闪罐法及走罐法。

一、适应范围

适应于头痛、腰背痛、颈肩痛、失眠及风寒型感冒所致咳嗽等症状，疮疡、毒蛇咬伤的急救排毒等。

二、评估

1. 病室环境及温度。
2. 主要症状、既往史、凝血机制、是否妊娠或月经期。
3. 患者体质及对疼痛的耐受程度。
4. 拔罐部位的皮肤情况。
5. 对拔罐操作的接受程度。

三、告知

1. 拔罐的作用、操作方法，留罐时间一般为10～15分钟。应考虑个体差异，儿童酌情递减。
2. 由于罐内空气负压吸引的作用，局部皮肤会出现与罐口相当大小的紫红色瘀斑，此为正常表现，数日方可消除。治疗当中如果出现不适，及时通知护士。

3. 拔罐过程中如出现小水疱不必处理，可自行吸收，如水疱较大，护士会做相应处理。

4. 拔罐后可饮一杯温开水，夏季拔罐部位忌风扇或空调直吹。

四、物品准备

治疗盘、罐数个（包括玻璃罐、陶罐、竹罐、抽气罐等）、润滑剂、止血钳、95%乙醇棉球、打火机、广口瓶、清洁纱布或自备毛巾，必要时备屏风、毛毯。

五、基本操作方法（以玻璃罐为例）

1. 核对医嘱，根据拔罐部位选择火罐的大小及数量，检查罐口周围是否光滑，有无缺损裂痕。排空二便，做好解释。

2. 备齐用物，携至床旁。

3. 协助患者取合理、舒适体位。

4. 充分暴露拔罐部位，注意保护隐私及保暖。

5. 以玻璃罐为例　使用闪火法、投火法或贴棉法将罐体吸附在选定部位上。

6. 观察罐体吸附情况和皮肤颜色，询问有无不适感。

7. 起罐时，左手轻按罐具，向左倾斜，右手示指或拇指按住罐口右侧皮肤，使罐口与皮肤之间形成空隙，空气进入罐内，顺势将罐取下。不可硬行上提或旋转提拔。

8. 操作完毕，协助患者整理衣着，安置舒适体位，整理床单位。

9. 常用拔罐手法

（1）闪罐：以闪火法或抽气法使罐吸附于皮肤后，立即拔起，反复吸拔多次，直至皮肤潮红发热的拔罐方法，以皮肤潮红、充血或瘀血为度。适用于感冒、皮肤麻木、面部病症、中风后遗症或虚弱病症。

（2）走罐：又称推罐，先在罐口或吸拔部位上涂一层润滑剂，将罐吸拔于皮肤上，再以手握住罐底，稍倾斜罐体，前后推拉，或做环形旋转运动，如此反复数次，至皮肤潮红、深红或起痧点为止。适用于急性热病或深部组织气血瘀滞之疼痛、外感风寒、神经痛、风湿痹痛及较大范围疼痛等。

（3）留罐：又称坐罐，即火罐吸拔在应拔部位后留置10～15分钟。适用于临床大部分病症。

10. 其他拔罐方法

（1）煮罐法：一般使用竹罐，将竹罐倒置在沸水或药液中，煮沸1～2分钟，用镊子夹住罐底，提出后用毛巾吸去表面水分，趁热按在皮肤上半分钟左右，令其吸牢。

（2）抽气罐法：用抽气罐置于选定部位上，抽出空气，使其产生负压而吸于体表。

六、注意事项

1. 凝血机制障碍、呼吸衰竭、重度心脏病、严重消瘦的患者不宜拔罐，孕妇的腹部、腰骶部及严重水肿等不宜拔罐。

2. 拔罐时要选择适当体位和肌肉丰满的部位，骨骼凹凸不平及毛发较多的部位均不适宜。

3. 面部、儿童、年老体弱者拔罐的吸附力不宜过大。

4. 拔罐时要根据不同部位选择大小适宜的罐，检查罐口周围是否光滑，罐体有无裂痕。

5. 拔罐和留罐中要注意观察患者的反应，患者如有不适感，应立即起罐；严重者可让患者平卧，保暖并饮热水或糖水，还可揉内关、合谷、太阳、足三里等穴。

6. 起罐后，皮肤会出现与罐口相当大小的紫红色瘀斑，为正常表现，数日方可消除，如出现小水疱不必处理，可自行吸收，如水疱较大，消毒局部皮肤后，用注射器吸出液体，覆盖消毒敷料。

7. 嘱患者保持体位相对固定；保证罐口光滑无破损；操作中防止点燃后乙醇下滴烫伤皮肤；点燃乙醇棉球后，切勿较长时间停留于罐口及罐内，以免将火罐烧热烫伤皮肤；拔罐过程中注意防火。

8. 闪罐　操作手法纯熟，动作轻、快、准；至少选择 3 个口径相同的火罐轮换使用，以免罐口烧热烫伤皮肤。

9. 走罐　选用口径较大、罐壁较厚且光滑的玻璃罐；施术部位应面积宽大、肌肉丰厚，如胸背、腰部、腹部、大腿等。

10. 留罐　儿童拔罐力量不宜过大，时间不宜过长；在肌肉薄弱处或吸拔力较强时，则留罐时间不宜过长。

附 10-3　拔罐技术操作流程图

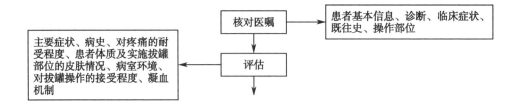

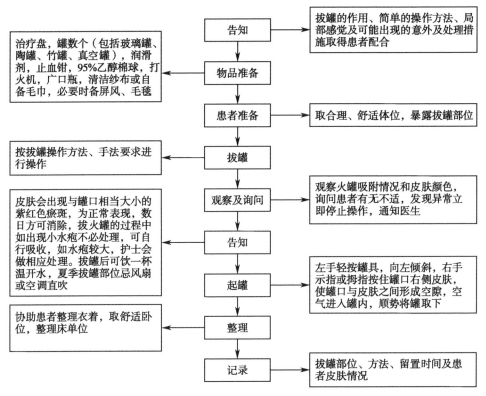

治疗盘，罐数个（包括玻璃罐、陶罐、竹罐、真空罐），润滑剂，止血钳，95%乙醇棉球，打火机，广口瓶，清洁纱布或自备毛巾，必要时备屏风、毛毯 → 物品准备

告知 → 拔罐的作用、简单的操作方法、局部感觉及可能出现的意外及处理措施取得患者配合

患者准备 → 取合理、舒适体位，暴露拔罐部位

按拔罐操作方法、手法要求进行操作 → 拔罐

观察及询问 → 观察火罐吸附情况和皮肤颜色，询问患者有无不适，发现异常立即停止操作，通知医生

皮肤会出现与罐口相当大小的紫红色瘀斑，为正常表现，数日方可消除，拔火罐的过程中如出现小水疱不必处理，可自行吸收，如水疱较大，护士会做相应处理。拔罐后可饮一杯温开水，夏季拔罐部位忌风扇或空调直吹 → 告知

起罐 → 左手轻按罐具，向左倾斜，右手示指或拇指按住罐口右侧皮肤，使罐口与皮肤之间形成空隙，空气进入罐内，顺势将罐取下

协助患者整理衣着，取舒适卧位，整理床单位 → 整理

记录 → 拔罐部位、方法、留置时间及患者皮肤情况

附 10-4　拔罐技术操作考核评分标准

项目	分值	技术操作要求	评分等级 A	B	C	D	评分说明
仪表	2	仪表端庄、戴表	2	1	0	0	一项未完成扣1分
核对	2	核对医嘱	2	1	0	0	未核对扣2分；内容不全面扣1分
评估	6	临床症状、既往史、凝血机制、是否妊娠或月经期	4	3	2	1	一项未完成扣1分
		拔罐部位皮肤情况、对疼痛的耐受程度	2	1	0	0	一项未完成扣1分
告知	4	解释作用、简单的操作方法、局部感受，取得患者配合	4	3	2	1	一项未完成扣1分
用物准备	7	洗手，戴口罩	2	1	0	0	未洗手扣1分；未戴口罩扣1分
		备齐并检查用物	5	4	3	2	少备一项扣1分；未检查一项扣1分，最高扣5分
环境与患者准备	7	病室整洁、保护隐私、注意保暖、避免对流风	3	2	1	0	一项未完成扣1分，最高扣3分
		协助患者取舒适体位，充分暴露拔罐部位	4	3	2	1	未进行体位摆放扣2分；体位不舒适扣1分；未充分暴露拔罐部位扣1分

续表

项目		分值	技术操作要求	评分等级				评分说明
				A	B	C	D	
操作过程	拔罐	38	核对医嘱	2	1	0	0	未核对扣2分；内容不全面扣1分
			用止血钳夹住干湿度适宜的酒精棉球，点燃，勿烧罐口，稳、准、快速将罐吸附于相应的部位上	10	8	6	4	酒精棉球过湿扣2分；部位不准确扣2分；吸附不牢扣2分；动作生硬扣2分；烧罐口扣2分
			灭火动作规范	6	4	2	0	灭火不完全扣4分；未放入相应灭火容器扣2分
			询问患者感受：舒适度、疼痛情况	2	1	0	0	未询问患者感受扣2分；内容不全面扣1分
			观察皮肤：红紫程度、水疱、破溃	6	2	0	0	未观察皮肤扣2分/项
			告知相关注意事项	4	2	0	0	未告知扣4分；告知不全扣2分
			协助患者取舒适体位，整理床单位	4	2	0	0	未安置体位扣2分；未整理床单位扣2分
			洗手，再次核对，记录时间	4	3	2	1	未洗手扣1分；未核对扣1分；未记录时间扣2分
	起罐	12	手法：一手扶罐具，一手手指按住罐口皮肤	4	2	0	0	手法不正确扣4分；手法不熟练扣2分
			观察并清洁皮肤，有水疱或破溃及时处理	4	3	2	1	未观察扣1分；未清洁皮肤1分；有水疱或破溃未处理扣2分
			协助患者取舒适体位，整理床单位	4	2	0	0	未安置体位扣2分；未整理床单位扣2分
操作后处置		6	用物按《医疗机构消毒技术规范》处理	2	1	0	0	处置方法不正确扣1分/项，最高扣2分
			洗手	2	0	0	0	未洗手扣2分
			记录	2	1	0	0	未记录扣2分；记录不完全扣1分
评价		6	流程合理、技术熟练、局部皮肤无损伤、询问患者感受	6	4	2	0	一项不合格扣2分，最高扣6分；出现烫伤扣6分
理论提问		10	拔罐的禁忌证	5	3	0	0	回答不全面扣2分/题；未答出扣5分/题
			拔罐的注意事项	5	3	0	0	
得分								

第三节 艾 灸 技 术

艾灸是采用点燃的艾条悬于选定的穴位或病痛部位之上，通过温热和药力作用刺激穴位或病痛部位，达到温经散寒、扶阳固脱、消瘀散结、防治疾病的一种操作方法。

一、适用范围

适用于各种慢性虚寒型疾病及寒湿所致的疼痛,如胃脘痛、腰背酸痛、四肢凉痛、月经寒痛等;中气不足所致的急性腹痛、吐泻、四肢不温等症状。

二、评估

1. 病室环境及温度。

2. 主要症状、既往史及是否妊娠。

3. 有无出血病史或出血倾向、哮喘病史或艾绒过敏史。

4. 对热、气味的耐受程度。

5. 施灸部位皮肤情况。

三、告知

1. 施灸过程中出现头昏、眼花、恶心、颜面苍白、心慌出汗等不适现象,及时告知护士。

2. 个别患者在治疗过程中艾灸部位可能出现水疱。

3. 灸后注意保暖,饮食宜清淡。

四、物品准备

艾条、治疗盘、打火机、弯盘、广口瓶、纱布,必要时备浴巾、屏风、计时器。

五、基本操作方法

1. 核对医嘱,评估患者,做好解释。

2. 备齐用物,携用物至床旁。

3. 协助患者取合理、舒适体位。

4. 遵照医嘱确定施灸部位,充分暴露施灸部位,注意保护隐私及保暖。

5. 点燃艾条,进行施灸。

6. 常用施灸方法

(1)温和灸:将点燃的艾条对准施灸部位,距离皮肤约2~3cm,使患者局部有温热感为宜,每处灸10~15分钟,至皮肤出现红晕为度。

(2)雀啄灸:将点燃的艾条对准施灸部位约2~3cm,一上一下进行施灸,如此反复,一般每穴灸10~15分钟,至皮肤出现红晕为度。

(3)回旋灸:将点燃的艾条悬于施灸部位上方约2cm处,反复旋转移动范围约3cm,每处灸10~15分钟,至皮肤出现红晕为度。

7. 及时将艾灰弹入弯盘,防止灼伤皮肤。

8. 施灸结束,立即将艾条插入广口瓶,熄灭艾火。

9. 施灸过程中询问患者有无不适,观察患者皮肤情况,如有艾灰,用纱布清洁,协助患者穿衣,取舒适卧位。

10. 酌情开窗通风,注意保暖,避免吹对流风。

六、注意事项

1. 大血管处,孕妇腹部和腰骶部,皮肤感染、溃疡、瘢痕处,有出血倾向者不宜施灸。空腹或餐后一小时左右不宜施灸。

2. 一般情况下,施灸顺序自上而下,先头身,后四肢。

3. 施灸时防止艾灰脱落烧伤皮肤或衣物。

4. 注意观察皮肤情况,对糖尿病、肢体麻木及感觉迟钝的患者,尤应注意防止烧伤。

5. 如局部出现小水疱,无须处理,自行吸收;水疱较大,可用无菌注射器抽吸疱液,用无菌纱布覆盖。

附10-5 艾灸技术操作流程图

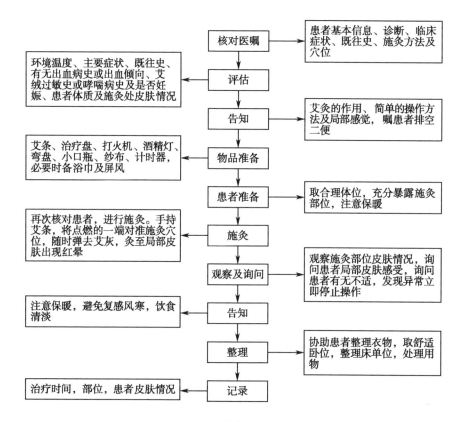

附10-6 艾灸技术操作考核评分标准

项目	分值	技术操作要求	评分等级				评分说明
			A	B	C	D	
仪表	2	仪表端庄、戴表	2	1	0	0	一项未完成扣1分
核对	2	核对医嘱	2	1	0	0	未核对扣2分;内容不全面扣1分
评估	7	临床症状、既往史、是否妊娠、是否患出血性疾病	4	3	2	1	一项未完成扣1分
		施灸部位皮肤情况,对热、气味的耐受程度	3	2	1	0	一项未完成扣1分
告知	3	解释作用、操作方法、局部感受,取得患者配合	3	2	1	0	一项未完成扣1分
用物准备	5	洗手,戴口罩	2	1	0	0	未洗手扣1分;未戴口罩扣1分
		备齐并检查用物	3	2	1	0	少备一项扣1分;未检查一项扣1分,最高扣3分
环境与患者准备	7	病室整洁、光线明亮,避免对流风	2	1	0	0	未进行环境准备扣2分;准备不全扣1分
		协助患者取舒适体位	2	1	0	0	未进行体位摆放扣2分;体位不舒适扣1分
		暴露施灸部位皮肤,注意保暖,保护隐私	3	2	1	0	未充分暴露施灸部位扣1分;未保暖扣1分;未保护隐私扣1分
操作过程	52	核对医嘱	2	1	0	0	未核对扣2分;内容不全面扣1分
		确定施灸部位	4	2	0	0	未确定施灸部位扣4分;穴位不准确扣2分
		点燃艾条,将点燃的一端对准施灸穴位,艾条与皮肤距离符合要求	4	2	0	0	艾条与皮肤距离不符合要求扣2分/穴位,最高扣4分
		选择三种手法,方法正确	12	8	4	0	少一种手法扣4分;距离不符合要求扣4分
		随时弹去艾灰,灸至局部皮肤出现红晕	8	4	0	0	未弹艾灰扣4分;施灸时间不合理扣4分
		观察施灸部位皮肤,询问患者感受,以患者温热感受调整施灸距离	4	3	2	1	未观察皮肤扣2分;未询问患者感受扣1分;未及时调整施灸距离扣1分
		灸后艾条放入小口瓶中彻底熄灭,清洁局部皮肤	4	2	0	0	艾条熄灭方法不正确扣2分;未清洁皮肤扣2分
		协助患者取舒适体位,整理床单位	4	2	0	0	未安置体位扣2分;未整理床单位扣2分

续表

项目	分值	技术操作要求	评分等级				评分说明
			A	B	C	D	
操作过程	52	观察患者局部皮肤,询问患者感受	4	2	0	0	施灸后未观察皮肤扣2分;未询问患者感受扣2分
		告知相关注意事项,酌情开窗通风	4	3	2	1	注意事项内容少一项扣1分,最高扣2分;未酌情开窗扣2分
		洗手,再次核对	2	1	0	0	未洗手扣1分;未核对扣1分
操作后处置	6	用物按《医疗机构消毒技术规范》处理	2	1	0	0	处置方法不正确扣1分/项,最高扣2分
		洗手	2	0	0	0	未洗手扣2分
		记录	2	1	0	0	未记录扣2分;记录不完全扣1分
评价	6	流程合理、技术熟练、局部皮肤无损伤、询问患者感受	6	4	2	0	一项不合格扣2分,最高扣6分;出现烫伤扣6分
理论提问	10	艾灸的禁忌证	5	3	0	0	回答不全面扣2分/题;未答出扣5分/题
		艾灸的注意事项以及三种操作手法	5	3	0	0	
得分							

第四节 穴位敷贴技术

穴位敷贴技术是将药物制成一定剂型,敷贴到人体穴位,通过刺激穴位,激发经气,达到通经活络、清热解毒、活血化瘀、消肿止痛、行气消痞、扶正强身作用的一种操作方法。

一、适用范围

适用于恶性肿瘤、各种疮疡及跌打损伤等疾病引起的疼痛;消化系统疾病引起的腹胀、腹泻、便秘;呼吸系统疾病引起的咳喘等症状。

二、评估

1. 病室环境,温度适宜。
2. 主要症状、既往史、药物及敷料过敏史、是否妊娠。
3. 敷药部位的皮肤情况。

三、告知

1. 出现皮肤微红为正常现象,若出现皮肤瘙痒、丘疹、水疱等,应立即告知护士。

2. 穴位敷贴时间一般为 6~8 小时,可根据病情、年龄、药物、季节调整时间,小儿酌减。

3. 若出现敷料松动或脱落及时告知护士。

4. 局部贴药后可出现药物颜色、油渍等污染衣物。

四、物品准备

治疗盘、棉纸或薄胶纸、遵医嘱配制的药物、压舌板、无菌棉垫或纱布、胶布或绷带、0.9% 生理盐水棉球,必要时备屏风、毛毯。

五、基本操作方法

1. 核对医嘱,评估患者,做好解释,注意保暖。

2. 备齐用物,携至床旁。根据敷药部位,协助患者取适宜的体位,充分暴露患处,必要时屏风遮挡患者。

3. 更换敷料,以 0.9% 生理盐水或温水擦洗皮肤上的药渍,观察创面情况及敷药效果。

4. 根据敷药面积,取大小合适的棉纸或薄胶纸,用压舌板将所需药物均匀地涂抹于棉纸上或薄胶纸上,厚薄适中。

5. 将药物敷贴于穴位上,做好固定。为避免药物受热溢出污染衣物,可加敷料或棉垫覆盖。以胶布或绷带固定,松紧适宜。

6. 温度以患者耐受为宜。

7. 观察患者局部皮肤,询问有无不适感。

8. 操作完毕后擦净局部皮肤,协助患者着衣,安排舒适体位。

六、注意事项

1. 孕妇的脐部、腹部、腰骶部,及某些敏感穴位如合谷、三阴交等处都不宜敷贴,以免局部刺激引起流产。

2. 药物应均匀涂抹于绵纸中央,厚薄一般以 0.2~0.5cm 为宜,覆盖敷料大小适宜。

3. 敷贴部位应交替使用,不宜单个部位连续敷贴。

4. 除拔毒膏外,患处有红肿及溃烂时不宜敷贴药物,以免发生化脓性感染。

5. 对于残留在皮肤上的药物不宜采用肥皂或刺激性物品擦洗。

6. 使用敷药后,如出现红疹、瘙痒、水疱等过敏现象,应暂停使用,报告医师,配合处理。

附 10-7 穴位敷贴技术操作流程图

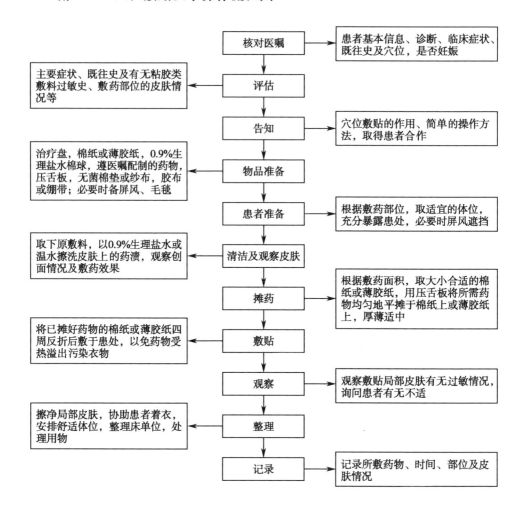

附 10-8 穴位敷贴技术操作考核评分标准

项目	分值	技术操作要求	评分等级				评分说明
			A	B	C	D	
仪表	2	仪表端庄、戴表	2	1	0	0	一项未完成扣 1 分
核对	2	核对医嘱	2	1	0	0	未核对扣 2 分；内容不全面扣 1 分
评估	5	临床症状、既往史、药物及敷料过敏史、是否妊娠	4	3	2	1	一项未完成扣 1 分
		敷药部位皮肤情况	1	0	0	0	一项未完成扣 1 分

续表

项目	分值	技术操作要求	评分等级 A	B	C	D	评分说明
告知	4	解释作用、简单的操作方法、敷贴时间，取得患者配合	4	3	2	1	一项未完成扣1分
用物准备	6	洗手，戴口罩	2	1	0	0	未洗手扣1分；未戴口罩扣1分
		备齐并检查用物	4	3	2		少备一项扣1分；未检查一项扣1分，最高扣4分
环境与患者准备	10	病室整洁、光线明亮	2	1	0	0	未进行环境准备扣2分；环境准备不全扣1分
		协助患者取舒适体位	2	1	0	0	未进行体位摆放扣2分；体位不舒适扣1分
		充分暴露治疗部位，保暖，保护隐私	6	4	2	0	未充分暴露治疗部位扣2分；未保暖扣2分；未保护隐私扣2分
操作过程		核对医嘱	2	1	0	0	未核对扣2分；内容不全面扣1分
		清洁局部皮肤，观察局部皮肤情况	4	3	2	0	未清洁扣2分；清洁不彻底扣1分；未观察扣2分
	敷药	根据敷药面积，取大小合适的棉纸或薄胶纸，将所需药物均匀地平摊于棉纸或薄胶纸上，厚薄适中	12	8	4	0	棉质敷料大小不合适扣4分；摊药面积过大或过小或溢出棉质敷料外扣4分；药物过厚或过薄扣4分
	41	将药物敷贴于穴位或患处，避免药液溢出污染衣物	10	6	4	0	部位不准确扣6分；药液外溢扣4分
		使用敷料或棉垫覆盖，固定牢固	4	2	0	0	未使用敷料或棉垫覆盖扣2分；固定不牢固扣2分
		询问患者有无不适	1	0	0	0	未询问扣1分
		告知注意事项	2	1	0	0	未告知扣2分；告知不全面扣1分
		协助患者取舒适体位，整理床单位	4	2	0	0	未安置体位扣2分；未整理床单位扣2分
		洗手，再次核对	2	1	0	0	未洗手扣1分；未核对扣1分
	取药	取下敷药，清洁皮肤	2	1	0	0	未清洁扣2分；清洁不彻底扣1分
	8	观察局部皮肤，询问患者有无不适	4	2	0	0	未观察皮肤扣2分；未询问扣2分
		洗手，再次核对	2	1	0	0	未洗手扣1分；未核对扣1分

续表

项目	分值	技术操作要求	评分等级				评分说明
			A	B	C	D	
操作后处置	6	用物按《医疗机构消毒技术规范》处理	2	1	0	0	处置方法不正确扣1分/项,最高扣2分
		洗手	2	0	0	0	未洗手扣2分
		记录	2	1	0	0	未记录扣2分;记录不完全扣1分
评价	6	流程合理、技术熟练、局部皮肤无损伤、询问患者感受	6	4	2	0	一项不合格扣2分,最高扣6分
理论提问	10	穴位敷贴的使用范围	5	3	0	0	回答不全面扣2分/题;未答出扣5分/题
		穴位敷贴的注意事项	5	3	0	0	
得分							

第五节　中药熏蒸技术

中药熏蒸技术是借用中药热力及药理作用熏蒸患处达到疏通腠理、祛风除湿、温经通络、活血化瘀的一种操作方法。

一、适用范围

适用于风湿免疫疾病、骨伤、妇科、外科、肛肠科及皮肤科等各科疾病引起的疼痛、炎症、水肿、瘙痒等症状。

二、评估

1. 病室环境,温度适宜。
2. 主要症状、既往史及过敏史、是否妊娠或经期。
3. 体质及局部皮肤情况。
4. 进餐时间。

三、告知

1. 熏蒸时间约20~30分钟。
2. 熏蒸过程中如出现不适及时告知护士。
3. 熏蒸前要饮淡盐水或温开水200ml,避免出汗过多引起脱水。餐前餐后

30 分钟内,不宜熏蒸。

4. 熏蒸完毕,注意保暖,避免直接吹风。

四、用物准备

治疗盘、药液、中单、容器(根据熏蒸部位的不同选用)、水温计,治疗巾或浴巾,必要时备屏风及坐浴架(支架)。

五、基本操作方法

1. 核对医嘱,评估患者,做好解释,调节室内温度。

2. 备齐用物,携至床旁。协助患者取合理、舒适体位,暴露熏蒸部位。

3. 将 43～46℃药液倒入容器内,对准熏蒸部位。

4. 随时观察患者病情及局部皮肤变化情况,询问患者感受并及时调整药液温度。

5. 治疗结束观察并清洁患者皮肤,协助患者整理着衣,取舒适体位。

六、注意事项

1. 心脏病、严重高血压病、妇女妊娠和月经期间慎用。肢体动脉闭塞性疾病、糖尿病足、肢体干性坏疽者,熏蒸时药液温度不可超过 38℃。

2. 熏蒸过程中密切观察患者有无胸闷、心慌等症状,注意避风,冬季注意保暖,洗毕应及时擦干药液和汗液,暴露部位尽量加盖衣被。

3. 包扎部位熏蒸时,应去除敷料。

4. 所用物品需清洁消毒,用具一人一份一消毒,避免交叉感染。

5. 施行熏蒸时,应注意防止烫伤。

附 10-9 中药熏蒸技术操作流程图

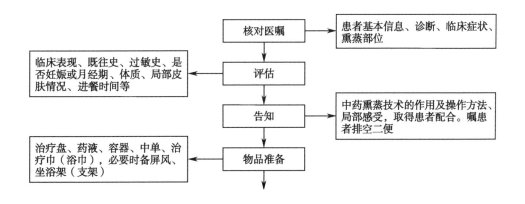

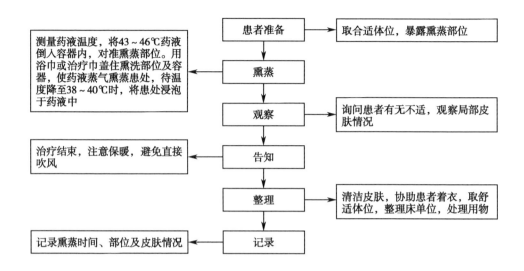

附10-10 中药熏蒸技术操作考核评分标准

项目	分值	技术操作要求	评分等级				评分说明
			A	B	C	D	
仪表	2	仪表端庄、戴表	2	1	0	0	一项未完成扣1分
核对	2	核对医嘱	2	1	0	0	未核对扣2分；内容不全面扣1分
评估	6	主要症状、既往史、过敏史、是否妊娠	4	3	2	1	一项未完成扣1分
		体质及局部皮肤情况、进餐时间	2	1	0	0	一项未完成扣1分
告知	4	解释作用、操作方法、熏蒸时间、局部感受，取得患者配合	4	3	2	1	一项未完成扣1分
用物准备	6	洗手，戴口罩	2	1	0	0	未洗手扣1分；未戴口罩扣1分
		备齐并检查用物	4	3	2	1	少备一项扣1分；未检查一项扣1分，最高扣4分
环境与患者准备	6	病室整洁、温度适宜	2	1	0	0	一项未完成扣1分
		熏蒸前饮淡盐水或温开水200ml	1	0	0	0	未饮水扣1分
		协助患者取合理、舒适体位，暴露熏蒸部位	3	2	1	0	未摆放体位扣2分；体位不合理或不舒适扣1分；未充分暴露熏蒸部位扣1分

续表

项目	分值	技术操作要求	评分等级				评分说明
			A	B	C	D	
操作过程	52	核对医嘱	2	1	0	0	未核对扣2分；内容不全面扣1分
		药液温度：43～46℃，倒入容器内，对准熏蒸部位	10	8	6	4	药液温度过高或过低扣4分；药液漏出容器扣4分；未对准熏蒸部位扣2分
		熏蒸时间：20～30分钟，观察并询问患者感受	8	6	4	2	熏蒸时间不正确扣2分；未观察病情扣2分；未询问患者感受扣4分
		观察患者局部皮肤变化，调整药液温度	8	4	0	0	未观察皮肤变化扣4分；未及时调节药温扣4分
		治疗结束，清洁患者皮肤，观察局部皮肤有无烫伤、过敏	8	4	0	0	未清洁皮肤扣4分；未观察皮肤扣4分
		操作过程保持衣服、床单位清洁	6	3	0	0	药液污染衣服扣3分；药液污染被服扣3分
		告知相关注意事项，如有不适及时通知护士	4	2	0	0	未告知扣2分/项
		协助患者取舒适体位，整理衣着、床单位	4	3	2	1	未安置体位扣2分；未整理衣着扣1分；未整理床单位扣1分
		洗手，再次核对	2	1	0	0	未洗手扣1分；未核对扣1分
操作后处置	6	用物按《医疗机构消毒技术规范》处理	2	1	0	0	处置方法不正确扣1分/项，最高扣2分
		洗手	2	0	0	0	未洗手扣2分
		记录	2	1	0	0	未记录扣2分；记录不完全扣1分
评价	6	流程合理、技术熟练、局部皮肤无损伤、询问患者感受	6	4	2	0	一项不合格扣2分，最高扣6分；出现烫伤扣6分
理论提问	10	中药熏蒸的禁忌证	5	3	0	0	回答不全面扣2分/项；未答出扣5分/题
		中药熏蒸的注意事项	5	3	0	0	
得分							

第六节 中药热熨敷技术

中药热熨敷是将中药加热后装入布袋，在人体局部或一定穴位上移动，利用温热之力使药性通过体表透入经络、血脉，从而达到温经通络、行气活血、散寒止痛、祛瘀消肿等作用的一种操作方法。

一、适用范围

适用于风湿痹证引起的关节冷痛、酸胀、沉重、麻木；跌打损伤等引起的局部瘀血、肿痛；扭伤引起的腰背不适、行动不便；脾胃虚寒所致的胃脘疼痛、腹冷泄泻、呕吐等症状。

二、评估

1. 病室环境，温度适宜。
2. 主要症状、既往史、药物过敏史、月经期及是否妊娠。
3. 对热和疼痛的耐受程度。
4. 热熨部位的皮肤情况。

三、告知

1. 药熨前，排空二便。
2. 感觉局部温度过高或出现红肿、丘疹、瘙痒、水疱等情况，应及时告知护士。
3. 操作时间：每次15～30分钟，每日1～2次。

四、物品准备

治疗盘、遵医嘱准备药物及器具、凡士林、棉签、纱布袋2个、大毛巾、纱布或纸巾，必要时备屏风、毛毯、温度计等。

五、基本操作方法

1. 核对医嘱，评估患者，做好解释。嘱患者排空二便。调节病室温度。
2. 备齐用物，携至床旁。取适宜体位，暴露药熨部位，必要时屏风遮挡患者。
3. 根据医嘱，将药物加热至60～70℃，备用。
4. 先用棉签在药熨部位涂一层凡士林，将药袋放到患处或相应穴位处用力来回推熨，以患者能耐受为宜。力量要均匀，开始时用力要轻，速度可稍快，随着药袋温度的降低，力量可增大，同时速度减慢。药袋温度过低时，及时更换药袋或加温。
5. 药熨操作过程中注意观察局部皮肤的颜色情况，及时询问患者对温度的感受。
6. 操作完毕擦净局部皮肤，协助患者着衣，安排舒适体位。嘱患者避风保暖，多饮温开水。

六、注意事项

1. 大血管处、皮肤破损及炎症、局部感觉障碍处忌用，孕妇腹部及腰骶部忌用。

2. 操作过程中应保持药袋温度，温度过低则需及时更换或加热。

3. 药熨温度适宜，一般保持 50～60℃，不宜超过 70℃，年老、婴幼儿及感觉障碍者，药熨温度不宜超过 50℃。操作中注意保暖。

4. 药熨过程中应随时听取患者对温度的感受，观察皮肤颜色变化，一旦出现水疱或烫伤时应立即停止，并给予适当处理。

附 10-11　中药热熨敷技术操作流程图

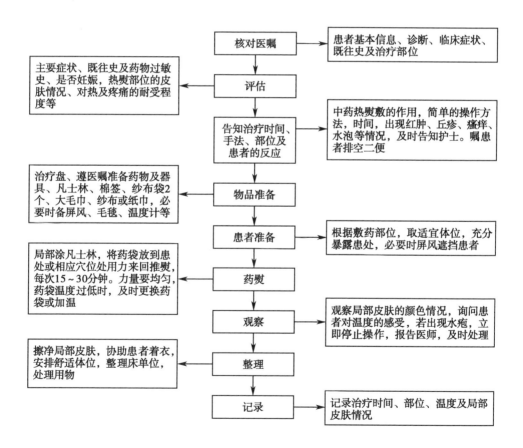

附 10-12　中药热熨敷技术操作考核评分标准

项目	分值	技术操作要求	A	B	C	D	评分说明
仪表	2	仪表端庄、戴表	2	1	0	0	一项未完成扣1分
核对	2	核对医嘱	2	1	0	0	未核对扣2分;内容不全面扣1分
评估	6	临床症状、既往史、药物过敏史、是否妊娠	4	3	2	1	一项未完成扣1分
		热熨部位皮肤情况、对热的耐受程度	2	1	0	0	一项未完成扣1分
告知	4	解释作用、简单的操作方法、局部感受、热熨前排空二便,取得患者配合	4	3	2	1	一项未完成扣1分
用物准备	6	洗手,戴口罩	2	1	0	0	未洗手扣1分;未戴口罩扣1分
		备齐并检查用物	4	3	2	1	少备一项扣1分;未检查一项扣1分,最高扣4分
环境与患者准备	10	病室整洁、光线明亮	2	1	0	0	未进行环境准备扣2分;环境准备不全扣1分
		协助患者取舒适体位	2	1	0	0	未进行体位摆放扣2分;体位不舒适扣1分
		暴露热熨部位,用垫巾保护衣物,注意保暖,保护隐私	6	4	2	0	未保护患者衣物扣2分;未注意保暖扣2分;未保护隐私扣2分
操作过程	48	核对医嘱	2	1	0	0	未核对扣2分;内容不全面扣1分
		将药物加热至60~70℃备用	4	0	0	0	温度不符合要求扣4分
		药熨部位涂少量凡士林	2	1	0	0	未涂抹扣2分;涂抹不均匀扣1分
		药熨温度应保持在50~60℃,老人、婴幼儿及感觉障碍者不宜超过50℃	2	0	0	0	温度不正确扣2分
		推熨:力量均匀,开始时用力要轻,速度可稍快,随着药袋温度的降低,力量可增大,同时速度减慢。药袋温度过低时,及时更换药袋或加温。熨烫时间约15~30分钟。操作中询问患者的感受	16	12	8	4	力度过轻或过重扣4分;未及时加温扣4分;时间过短或过长扣4分;未询问患者感受扣4分
		观察局部皮肤,询问患者对温度的感受,及时调整速度、温度或停止操作,防止烫伤	12	8	4	0	未观察皮肤扣4分;未询问患者扣4分;发现异常未及时处理扣4分

续表

项目	分值	技术操作要求	A	B	C	D	评分说明
操作过程	48	操作完毕后擦净局部皮肤，协助患者着衣，安排舒适体位，整理床单位	4	3	2	1	未清洁皮肤扣1分；未协助着衣扣1分；体位不舒适扣1分；未整理床单位扣1分
		询问患者对操作的感受，告知注意事项	4	2	0	0	未询问患者感受扣2分；未告知注意事项扣2分
		洗手，再次核对	2	1	0	0	未洗手扣1分；未核对扣1分
操作后处置	6	用物按《医疗机构消毒技术规范》处理	2	1	0	0	处置方法不正确扣1分/项，最高扣2分
		洗手	2	0	0	0	未洗手扣2分
		记录	2	1	0	0	未记录扣2分；记录不完全扣1分
评价	6	流程合理、技术熟练、局部皮肤无烫伤、询问患者感受	6	4	2	0	一项不合格扣2分，最高扣6分；出现烫伤扣6分
理论提问	10	中药热熨敷的适应证	5	3	0	0	回答不全面扣2分/题；未答出扣5分/题
		中药热熨敷的注意事项	5	3	0	0	
得分							

第七节　穴位注射技术

穴位注射技术又称水针，是将小剂量药物注入腧穴内，通过药物和穴位的双重作用，达到治疗疾病的一种操作方法。

一、适用范围

适用于多种慢性疾病引起的如眩晕、呃逆、腹胀、尿潴留、疼痛等症状。

二、评估

1. 主要症状、既往史、药物过敏史、是否妊娠。
2. 注射部位局部皮肤情况。
3. 对疼痛的耐受程度及合作程度。

三、告知

注射部位会出现疼痛、酸胀的感觉属于正常现象，如有不适及时告知护士。

四、物品准备

治疗盘、药物、一次性注射器、无菌棉签、皮肤消毒剂、污物碗、利器盒。

五、基本操作方法

1. 核对医嘱，评估患者，做好解释，嘱患者排空二便。

2. 配制药液。

3. 备齐用物，携至床旁。

4. 协助患者取舒适体位，暴露局部皮肤，注意保暖。

5. 遵医嘱取穴，通过询问患者感受确定穴位的准确位置。

6. 常规消毒皮肤。

7. 再次核对医嘱，排气。

8. 一手绷紧皮肤，另一手持注射器，对准穴位快速刺入皮下，然后用针刺手法将针身推至一定深度，上下提插至患者有酸胀等"得气"感应后，回抽无回血，即可将药物缓慢推入。

9. 注射完毕拔针，用无菌棉签按压针孔片刻。

10. 观察患者用药后症状改善情况，安置舒适体位。

六、注意事项

1. 局部皮肤有感染、瘢痕、有出血倾向及高度水肿者不宜进行注射。

2. 孕妇下腹部及腰骶部不宜进行注射。

3. 严格执行三查七对及无菌操作规程。

4. 遵医嘱配置药物剂量，注意配伍禁忌。

5. 注意针刺角度，观察有无回血。避开血管丰富部位，避免药液注入血管内，患者有触电感时针体往外退出少许后再进行注射。

6. 注射药物患者如出现不适症状时，应立即停止注射并观察病情变化。

附 10-13　穴位注射技术操作流程图

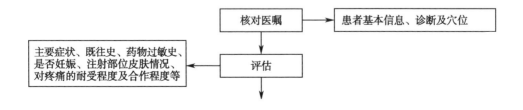

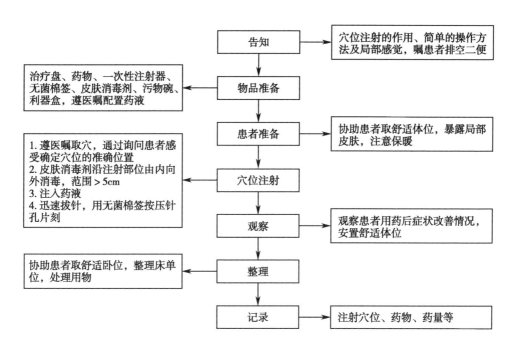

告知 → 穴位注射的作用、简单的操作方法及局部感觉，嘱患者排空二便

治疗盘、药物、一次性注射器、无菌棉签、皮肤消毒剂、污物碗、利器盒，遵医嘱配置药液 ← 物品准备

患者准备 → 协助患者取舒适体位，暴露局部皮肤，注意保暖

1. 遵医嘱取穴，通过询问患者感受确定穴位的准确位置
2. 皮肤消毒剂沿注射部位由内向外消毒，范围 > 5cm
3. 注入药液
4. 迅速拔针，用无菌棉签按压针孔片刻 ← 穴位注射

观察 → 观察患者用药后症状改善情况，安置舒适体位

协助患者取舒适卧位，整理床单位，处理用物 ← 整理

记录 → 注射穴位、药物、药量等

附 10-14 穴位注射技术操作考核评分标准

项目	分值	技术操作要求	评分等级 A	B	C	D	评分说明
仪表	2	仪表端庄、戴表	2	1	0	0	一项未完成扣1分
核对	2	核对医嘱	2	1	0	0	未核对扣2分；内容不全面扣1分
评估	7	临床症状、既往史、药物过敏史、是否妊娠	4	3	2	1	一项未完成扣1分
		注射部位皮肤情况、对疼痛的耐受程度及患者合作程度	3	2	1	0	一项未完成扣1分
告知	4	解释作用、简单的操作方法、局部感受，取得患者配合	4	3	2	1	一项未完成扣1分
用物准备	9	洗手，戴口罩	2	1	0	0	未洗手扣1分；未戴口罩扣1分
		核对医嘱，配置药液	3	2	1	0	未核对扣2分；内容不全扣1分；配药不规范扣1分
		备齐并检查用物	4	3	2	1	少备一项扣1分；未检查一项扣1分，最高扣4分
环境与患者准备	5	病室整洁、光线明亮	2	1	0	0	未进行环境准备扣2分；环境准备不全扣1分
		协助患者取舒适体位，暴露操作部位，注意保暖	3	2	1	0	未进行体位摆放扣2分；体位不舒适扣1分；暴露不充分扣1分；未保暖扣1分，最高扣3分

续表

项目	分值	技术操作要求	评分等级 A	B	C	D	评分说明
操作过程	49	核对医嘱	2	1	0	0	未核对扣2分;内容不全面扣1分
		确定穴位,询问患者感受	4	3	2	1	动作不规范扣1分;穴位不准确扣2分;未询问患者感受扣1分
		消毒方法正确:以所取穴中心由内向外消毒,范围>5cm	4	2	0	0	消毒方法不正确扣2分;消毒范围不规范扣2分
		再次核对医嘱,排气	4	3	2	1	未核对扣2分;内容不全面扣1分;未排气扣2分;排气不规范扣1分
		注射手法正确	8	6	4	2	未绷紧皮肤扣2分;未对准穴位扣4分;注射方法不正确扣2分
		将针身推至一定深度,询问患者感受	6	4	2	0	手法不规范扣4分;未询问患者感受扣2分
		确认无回血后,缓慢注入药液	6	4	2	0	未抽回血扣4分;注入药液速度不规范扣2分
		注射过程应观察是否有晕针、弯针、折针等异常情况	4	2	0	0	未观察扣4分;观察不全面扣2分
		拔针后用无菌棉签按压针孔片刻	2	0	0	0	未按要求按压扣2分
		观察注射部位皮肤,询问患者是否有不适	2	1	0	0	未观察皮肤扣1分;未询问患者扣1分
		告知患者注射部位24小时内避免着水	2	0	0	0	未告知扣2分
		协助患者着衣、取舒适体位、整理床单位	3	2	1	0	未协助着衣扣1分;体位不舒适扣1分;未整理床单位扣1分
		洗手,再次核对	2	1	0	0	未洗手扣1分;未核对扣1分
操作后处置	6	用物按《医疗机构消毒技术规范》处理	2	1	0	0	处置方法不正确扣1分/项,最高扣2分
		洗手	2	0	0	0	未洗手扣2分
		记录	2	1	0	0	未记录扣2分;记录不完全扣1分
评价	6	无菌观念、流程合理、技术熟练、询问患者感受	6	4	2	0	一项不合格扣2分,最高扣6分
理论提问	10	穴位注射的适应证、禁忌证	5	3	0	0	回答不全面扣2分/题;未答出扣5分/题
		穴位注射的注意事项	5	3	0	0	
得分							

第八节　耳穴贴压技术

耳穴贴压法是采用王不留行籽、莱菔子等丸状物贴压于耳廓上的穴位或反应点,通过其疏通经络,调整脏腑气血功能,促进机体的阴阳平衡,达到防治疾病、改善症状的一种操作方法,属于耳针技术范畴。

一、适用范围

适用于减轻各种疾病及术后所致的疼痛、失眠、焦虑、眩晕、便秘、腹泻等症状。

二、评估

1. 主要症状、既往史,是否妊娠。
2. 对疼痛的耐受程度。
3. 有无对胶布、药物等过敏情况。
4. 耳部皮肤情况。

三、告知

1. 耳穴贴压的局部感觉:热、麻、胀、痛,如有不适及时通知护士。
2. 每日自行按压 3～5 次,每次每穴 1～2 分钟。
3. 耳穴贴压脱落后,应通知护士。

四、物品准备

治疗盘、王不留行籽或莱菔子等丸状物、胶布、75% 酒精、棉签、探棒、止血钳或镊子、弯盘、污物碗,必要时可备耳穴模型。

五、基本操作方法

1. 核对医嘱,评估患者,做好解释。
2. 备齐用物,携至床旁。
3. 协助患者取合理、舒适体位。
4. 遵照医嘱,探查耳穴敏感点,确定贴压部位。
5. 75% 酒精自上而下、由内到外、从前到后消毒耳部皮肤。
6. 选用质硬而光滑的王不留行籽或莱菔子等丸状物黏附在 0.7×0.7cm 大小的胶布中央,用止血钳或镊子夹住贴敷于选好耳穴的部位上,并给予适当按压(揉),使患者有热、麻、胀、痛感觉,即"得气"。

7. 观察患者局部皮肤,询问有无不适感。

8. 常用按压手法

(1)对压法:用示指和拇指的指腹置于患者耳郭的正面和背面,相对按压,至出现热、麻、胀、痛等感觉,示指和拇指可边压边左右移动,或做圆形移动,一旦找到敏感点,则持续对压20~30秒。对内脏痉挛性疼痛、躯体疼痛有较好的镇痛作用。

(2)直压法:用指尖垂直按压耳穴,至患者产生胀痛感,持续按压20~30秒,间隔少许,重复按压,每次按压3~5分钟。

(3)点压法:用指尖一压一松地按压耳穴,每次间隔0.5秒。本法以患者感到胀而略沉重刺痛为宜,用力不宜过重。一般每次每穴可按压27下,具体可视病情而定。

9. 操作完毕,安排舒适体位,整理床单位。

六、注意事项

1. 耳郭局部有炎症、冻疮,或表面皮肤有溃破者、有习惯性流产史的孕妇不宜施行。

2. 耳穴贴压每次选择一侧耳穴,双侧耳穴轮流使用。夏季易出汗,留置时间1~3天,冬季留置3~7天。

3. 观察患者耳部皮肤情况,留置期间应防止胶布脱落或污染;对普通胶布过敏者改用脱敏胶布。

4. 患者侧卧位耳部感觉不适时,可适当调整。

附10-15 耳穴贴压技术操作流程图

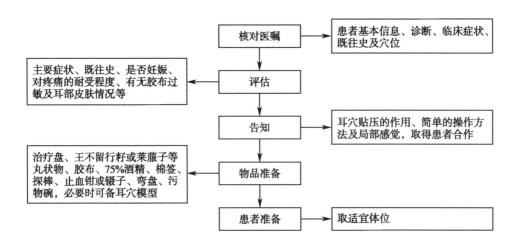

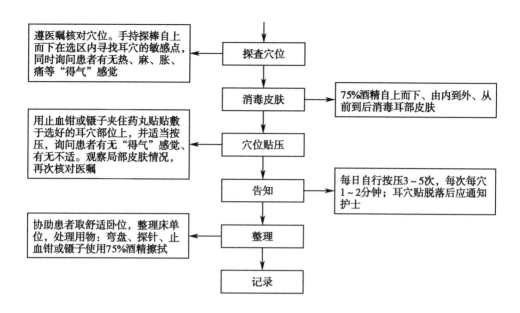

附 10-16 耳穴贴压技术操作考核评分标准

项目	分值	技术操作要求	评分等级				评分说明
			A	B	C	D	
仪表	2	仪表端庄、戴表	2	1	0	0	一项未完成扣1分
核对	2	核对医嘱	2	1	0	0	未核对扣2分；内容不全面扣1分
评估	5	临床症状、既往史、是否妊娠	3	2	1	0	一项未完成扣1分
		耳部皮肤情况、对疼痛的耐受程度	2	1	0	0	一项未完成扣1分
告知	3	解释作用、操作方法、局部感受，取得患者配合	3	2	1	0	一项未完成扣1分
用物准备	6	洗手，戴口罩	2	1	0	0	未洗手扣1分；未戴口罩扣1分
		备齐并检查用物	4	3	2	1	少备一项扣1分；未检查一项扣1分，最高扣4分
环境与患者准备	6	病室整洁、光线明亮	2	1	0	0	未进行环境准备扣2分；环境准备不全扣1分
		协助患者取舒适体位	2	1	0	0	未进行体位摆放扣2分；体位不舒适扣1分
		暴露耳部皮肤	2	0	0	0	未充分暴露耳部皮肤扣2分

续表

项目		分值	技术操作要求	评分等级				评分说明
				A	B	C	D	
操作过程	贴豆	48	核对医嘱	2	1	0	0	未核对扣2分；内容不全面扣1分
			持探棒由上而下寻找敏感点	6	4	2	0	动作生硬扣2分；穴位不准确扣2分/穴位，最高扣6分
			消毒方法：使用75%酒精自上而下、由内到外、从前到后消毒皮肤，待干	6	4	2	0	消毒液使用不规范扣2分；消毒顺序不正确扣2分；未待干扣2分
			用止血钳或镊子夹住药贴，贴敷于选好的穴位上	10	8	6	4	贴敷穴位不准确扣2分/穴位，最高扣6分；贴敷不牢固扣2分/穴位，最高扣4分
			按压力度适宜，询问患者感受	8	6	4	2	按压力度过轻或过重2分/穴位，最高扣4分；未询问患者感受扣4分
			观察局部皮肤有无红肿、过敏或贴敷不牢固	6	3	0	0	未观察皮肤扣3分；贴敷不牢固扣3分
			告知相关注意事项：按压方法、疼痛难忍或药贴脱落及时通知护士	4	2	0	0	未告知扣2分/项
			协助患者取舒适体位，整理床单位	4	2	0	0	未安置体位扣2分；未整理床单位扣2分
			洗手，再次核对	2	1	0	0	未洗手扣1分；未核对扣1分
	取豆	6	用止血钳或镊子夹住胶布一角取下	2	1	0	0	未使用止血钳（镊子）扣1分；使用不当扣1分
			观察、清洁皮肤	2	1	0	0	未观察扣1分；未清理扣1分
			洗手，再次核对	2	1	0	0	未洗手扣1分；未核对扣1分
操作后处置		6	整理用物：探针、止血钳（镊子）用75%酒精擦拭	2	1	0	0	消毒方法不正确扣1~2分
			洗手	2	0	0	0	未洗手扣2分
			记录	2	1	0	0	未记录扣2分；记录不完扣1分
评价		6	流程合理、技术熟练、询问患者感受	6	4	2	0	一项不合格扣2分
理论提问		10	耳穴贴压的禁忌证	5	3	0	0	回答不全面扣2分/题；未答出扣5分/题
			耳穴贴压的注意事项	5	3	0	0	
得分								

主要参考文献

[1] 李小寒，尚少梅. 基础护理学[M]. 6版. 北京：人民卫生出版社，2017.

[2] 刘成玉，罗春丽. 临床检验基础[M]. 5版. 北京：人民卫生出版社，2014.

[3] 吕静. 急救护理学[M]. 3版. 北京：中国中医药出版社，2016.

[4] 陈红. 中国医学生临床技能操作指南[M]. 2版. 北京：人民卫生出版社，2016.

[5] 熊薇，赖晓全，徐敏. 医院感染预防与控制指南[M]. 北京：科学出版社，2013.

[6] 马小琴. 护理学基础[M]. 2版. 北京：人民卫生出版社，2016.

[7] 杨巧菊. 护理学基础[M]. 3版. 北京：中国中医药出版社，2016.

[8] 丁淑贞，姜平. 实用护理职业防护管理[M]. 北京：中国协和医科大学出版社，2014.

[9] 卫生部. 中华人民共和国卫生行业标准 WS/T367-2012：医疗机构消毒技术规范[EB/OL].
(2012-4-17)[2022-11-01]. http://www.nhc.gov.cn/cms-search/downFiles/2c7560199b9d42d
7b4fce28eed1b7be0.PDF

[10] 李小寒，尚少梅. 基础护理学[M]. 5版. 北京：人民卫生出版社，2012.

[11] 刘红梅，张吉红. 动脉血气分析标本的采集方法[J]. 中国社区医师（医学专业），2011，
13（31）：205.

[12] 姜安丽. 新编护理学基础[M]. 2版. 北京：人民卫生出版社，2012.

[13] 刘华，温贤秀. 基础护理学[M]. 2版. 成都：西南交通大学出版社，2011.

[14] 温贤秀. 四川省医院护理质量管理评价标准（试行）-2014版[M]. 成都：西南交通大学
出版社，2014.

[15] 湖南省中医药管理局. 中医医院护理工作规范[M]. 北京：科学技术文献出版社，2012.

[16] 张捷，高祥福. 医患沟通技巧[M]. 北京：人民卫生出版社，2015.

[17] 姜柏生，万建华，王炜. 医事法学[M]. 4版. 南京：东南大学出版社，2014.

[18] 皮红英，王社芬. 新护士岗前培训教材[M]. 北京：人民军医出版社，2013.